U0224450

脑电图图谱 | 第2卷

癫痫和癫痫综合征（第2版）

The Epilepsies：EEG and Epileptic Syndromes（2nd Edition）

原著 ［法］菲利普·盖利斯
Philippe Gélisse
［法］艾丽尔·克雷斯佩尔
Arielle Crespel
［法］米歇尔·比罗
Michelle Bureau
［法］皮埃尔·格通
Pierre Genton

主译 任连坤 单永治 遇 涛 赵国光

中国协和医科大学出版社
北 京

著作权合同登记图字：01-2024-5575

Atlas of Electroencephalography：The Epilepsies：EEG and Epileptic Syndromes（2nd Edition）

Vol.2© 2019，John Libbey Eurotext. All rights reserved.

ISBN：978-2-7420-1591-7

Unauthorized duplication contravenes applicable laws.

It is prohibited to reproduce this work or any part of it without authorisation of the publisher or of the Centre Français d'Exploitation du Droit de Copie（CFC），20，rue des Grands-Augustins，75006 Paris.

未经授权，不得以任何形式复制本书的任何部分。

图书在版编目（CIP）数据

癫痫和癫痫综合征：第2版 / (法) 菲利普·盖利斯等著；任连坤等译. -- 北京：中国协和医科大学出版社, 2024. 12. -- (脑电图图谱). -- ISBN 978-7-5679-2585-4

Ⅰ. R742.1

中国国家版本馆CIP数据核字第2024QN1360号

原 著	［法］菲利普·盖利斯（Philippe Gélisse） ［法］艾丽尔·克雷斯佩尔（Arielle Crespel）
	［法］米歇尔·比罗（Michelle Bureau） ［法］皮埃尔·格通（Pierre Genton）
主 译	任连坤 单永治 遇 涛 赵国光
责任编辑	杨小杰
封面设计	邱晓俐
责任校对	张 麓
责任印制	黄艳霞
出版发行	中国协和医科大学出版社
	（北京市东城区东单三条9号 邮编100730 电话010-65260431）
网 址	www.pumcp.com
印 刷	北京天恒嘉业印刷有限公司
开 本	889mm×1194mm 1/16
印 张	29.25
字 数	700千字
版 次	2024年12月第1版
印 次	2024年12月第1次印刷
定 价	242.00元

（版权所有，侵权必究，如有印装质量问题，由本社发行部调换）

作者简介

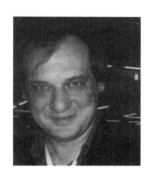

菲利普·盖利斯（Philippe Gélisse）

  法国Montpellier医院癫痫病区神经科医生和癫痫专科医生。其主要研究方向为青少年肌阵挛性癫痫、伴中央－颞区棘波的良性癫痫、精神疾病与癫痫，以及抗癫痫药物药理学。在国际期刊上发表了多篇文章，并参编了相关专业的书籍。

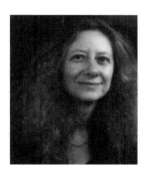

艾丽尔·克雷斯佩尔（Arielle Crespel）

  法国Montpellier医院癫痫病区神经科医生和癫痫专科医生，主治儿童及成人难治性癫痫。其主要研究方向为睡眠与癫痫、内侧颞叶癫痫的病理生理学，以及抗癫痫药物药理学。在国际期刊上发表了多篇文章，并参编了相关专业的书籍。

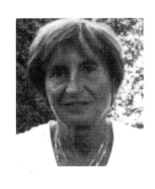

米歇尔·比罗（Michelle Bureau）

电生理学家和癫痫专科医生，曾在法国马赛的Saint-Paul中心与Henri Gastaut教授共同工作，担任脑电图实验室的负责人。她与接受其临床脑电图培训的多位国际癫痫领域专家合作，是2005年法国抗癫痫联盟颁发的国际Henri Gastaut奖的获得者，是著名的"蓝色指南"（《婴儿、儿童和青少年癫痫综合征》）连续版本的主要发起人。发表的文章聚焦于儿童癫痫脑电图，对几种癫痫综合征的描述做出了贡献。

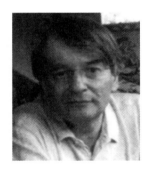

皮埃尔·格通（Pierre Genton）

神经科医生和癫痫专科医生。曾在法国、德国和美国学习，曾与Henri Gastaut和Saint-Paul中心团队，包括Joseph Roger、Charlotte Dravet和Michelle Bureau等众多专家合作。曾担任法国抗癫痫联盟主席（2004—2005），并在欧洲和全球范围内开展了国家、地区和国际合作项目。他编写的出版物涵盖了癫痫遗传学、特发性全面性癫痫、进行性肌阵挛性癫痫及难治性癫痫诊疗等领域。担任多部癫痫学教材的主编或联合主编。

译者名单

顾　　问　吴　逊　北京大学第一医院　　　　　　　　吴立文　中国医学科学院北京协和医院
　　　　　刘晓燕　北京大学第一医院　　　　　　　　王玉平　首都医科大学宣武医院

主　　译　任连坤　单永治　遇　涛　赵国光

副 主 译　杨莹雪　徐翠萍　陈　佳　吴　迪　程岳阳

译　　者（按姓氏笔画排序）
　　　　　马灿灿　江苏省苏北人民医院　　　　　　　刘文婧　北京丰台右安门医院
　　　　　王　巧　首都医科大学宣武医院　　　　　　刘亚青　兰州大学第二医院
　　　　　王　迪　北京航空航天大学　　　　　　　　安　红　首都医科大学附属朝阳医院
　　　　　王小鹏　徐州医科大学附属医院　　　　　　许贤瑞　宁夏医科大学总医院
　　　　　王丹慧　许昌市中心医院　　　　　　　　　孙凤侨　北京大学国际医院
　　　　　王雨珂　首都医科大学宣武医院　　　　　　杜佳琳　首都医科大学宣武医院
　　　　　亓　蕾　首都医科大学宣武医院　　　　　　李荣杰　南宁市第一人民医院
　　　　　朴媛媛　首都医科大学宣武医院　　　　　　吴　迪　首都医科大学宣武医院
　　　　　任连坤　首都医科大学宣武医院　　　　　　吴戊辰　深圳大学总医院
　　　　　刘丹丹　深圳大学总医院　　　　　　　　　何　柳　首都医科大学宣武医院

张华强　首都医科大学宣武医院　　　　　　徐国卫　郑州大学附属郑州中心医院

张夏婷　首都医科大学宣武医院　　　　　　徐翠萍　首都医科大学宣武医院

陈　佳　首都医科大学宣武医院　　　　　　高　颖　首都医科大学宣武医院

陈卫碧　首都医科大学宣武医院　　　　　　唐毅斯　柳州市人民医院

陈元宏　首都医科大学宣武医院　　　　　　黄昕祺　首都医科大学宣武医院

林　楠　中国医学科学院北京协和医院　　　崔　璨　郑州大学附属第一医院

金萍萍　北京大学第三医院秦皇岛医院　　　章晓富　郑州大学附属郑州中心医院

周晓霞　首都医科大学宣武医院　　　　　　蒋德明　首都医科大学宣武医院

单永治　首都医科大学宣武医院　　　　　　遇　涛　首都医科大学宣武医院

赵　毅　山东省立第三医院　　　　　　　　程岳阳　首都医科大学宣武医院

赵国光　首都医科大学宣武医院　　　　　　靳光远　首都医科大学宣武医院

郝贵亮　首都医科大学宣武医院　　　　　　薛　青　首都医科大学宣武医院

胡旻靖　南通大学附属医院　　　　　　　　薛岩松　首都医科大学宣武医院

段立晖　江苏省人民医院　　　　　　　　　魏　妍　清华大学附属玉泉医院

学术秘书　刘婧溃　首都医科大学宣武医院　　　　乔子宸　首都医科大学宣武医院

　　　　　杨浩勋　首都医科大学宣武医院　　　　高润石　首都医科大学宣武医院

序

癫痫方面的教科书在描述各种癫痫综合征的同时，往往会附带典型的脑电图模式示例，有时也会展示一部分不典型的脑电图。在临床中，不典型的病例常见，无论是临床表现还是脑电图，都可能具有一些不典型的特点。当我们遇到这些情况时，一本全面的综合性脑电图图谱是非常有帮助的。

由菲利普·盖利斯、艾丽尔·克雷斯佩尔、米歇尔·比罗和皮埃尔·格通编写的这本图谱对癫痫进行了全面而有条理的阐述，包含大量的典型和非典型的癫痫病例，以及作者多年来积累的一些罕见病例。

这本图谱的独特优势在于其坚实的临床实践基础。每章的开头都简要描述了所有病例的临床特征，并尽可能地展示与病情相关的脑电图示例。

此外，作者还遵循了超越个体间差异的原则，充分展现了脑电图的图谱特征，这些脑电图表现可能见于另一位患者，也可能见于同一患者的不同情况。这种方法的教学优势是显而易见的，因为它增加了我们的临床知识，即临床脑电图学需要来自不同功能状态（发作间期和发作期）的大量数据积累，才能得出完全可靠的诊断结论。

这本图谱的作者们与我们分享了他们丰富的临床经验，因此，对于脑电图正确解读存在疑问的临床医生将从这本图谱的查阅过程中获益良多。

国际抗癫痫联盟主席（2005—2009）

彼得·沃尔夫（Peter Wolf）

前　言

本卷是"脑电图图谱"丛书第2卷第2版。丛书第1卷主要介绍正常清醒和睡眠脑电图，第三卷主要介绍神经系统疾病和重症监护脑电图。本卷主要讲述癫痫脑电图。

本卷（英文版）与"蓝色指南"（《婴儿、儿童和青少年癫痫综合征》，第6版，2019年）同时出版，该专著主要讲述癫痫综合征。我们仍然认为，癫痫综合征的诊断是我们所有人努力实现的目标，尽管在许多情况下可能实现不了。请至少记住，临床工作中此脑电图图谱可供查阅。

癫痫发作和癫痫类型的新分类方法于2017年正式发布，我们在本卷中特别是在术语方面采纳了新分类方法的许多内容。我们也保留了一些旧术语，这些术语并没有完全被现代观点所替代，并且在许多情况下仍具有重要的临床意义，如"特发性"或"良性"。新的分类方法促使我们改变了对于各种癫痫类型的展示顺序，但读者将发现临床癫痫病学的各个部分都有所涵盖。

我们深知，本卷不可能涵盖癫痫相关所有临床脑电图学方面的内容，因此，必须有所侧重。本卷的第2版不仅仅是为脑电图专家设计的，并且我们决定不包括颅内电极脑电图，也不过多关注新生儿癫痫发作或其他罕见的癫痫发作情况。

在临床工作实践中，我们了解到临床医生和脑电图专家或技术人员，在管理癫痫患者时不仅会遇到一些常见问题（脑电图解读的问题），也会遇到一些罕见的问题（更具挑战性的问题，但不常见）。我们侧重于实践中遇到的常见问题，但针对罕见的病理情况也提供一些示例。我们希望这种平衡之举能够满足读者们的需求。

编　者

译者前言

薪火相传，脑电图百年

1924年7月6日，第一次世界大战后的德国满目疮痍，在一个相对简陋的实验室里，神经精神专科医生Hans Berger正目不转睛地观察发光二极管屏幕上微弱的光芒。在经历了多次失败后，他终于第一次观察到一位在战争中受头外伤导致颅骨缺损患者枕部出现规律的波动，当时的他并没有意识到，这微弱的电波标志着人类第一次记录到自身的脑电活动，开启了人类脑电图发展的序幕。1929年，Hans Berger正式发表了人类脑电图研究系列成果，各国科学家们纷纷开始了对人类大脑活动的研究。1934年，Gibbs夫妇在哈佛记录到来自2名癫痫患者的3Hz棘慢复合波脑电活动，脑电图开始聚焦于癫痫诊断。1936年，美国学者Grass开发了脑电图模型，同年第一台脑电图仪问世。1948年，可移动8导联脑电图仪问世，此后逐渐出现了12、16等多导联脑电图仪。1958年，加拿大Jasper教授和Ajmone教授提出了10-20国际头皮脑电电极标准系统，在1985年的国际脑电图大会上被正式制定，并成为全球脑电图的标准。20世纪50年代，加拿大Jasper教授在蒙特利尔初步创立了硬膜下电极的颅内脑电图；在法国圣安妮医院，Talairach和Bancaud逐步发展了立体定向脑电图。20世纪50—60年代，基于脑电图逐步发展出了事件相关电位分析。20世纪80年代以后，睡眠脑电图、动态脑电图开始应用于临床。20世纪90年代，美国和德国研制出了脑电图监测装置，以及基于计算机的脑电图功率谱分析、脑电地形图等定量技术，模拟脑电图逐渐被数字化脑电图替代。

在我国，南京精神病院的王慰曾教授于1948年购入了第一台脑电图仪。新中国成立后，各大城市开始陆续建立脑电图检查室，我国的脑电生理技术也快速发展。1957年，在北京协和医院著名医学家冯应琨教授的牵头下，我国举办了首届临床脑电图培训班，力求普及脑电图知识，越来越多的临床医生开始应用脑电图进行疾病诊治。20世纪60年代末，国产脑电图仪问世，配备脑电图仪的医院比例大幅度增加，越来越多的医院有条件引入脑电图仪，同期国内也出版了多部有关脑电图的书籍，如1959年张葆樽翻译的《临床脑电图学》、1960年刘普和翻译的《脑电图描记法研究技术》，以及1984年黄远桂教授主编的《临床脑电图学》等，为国内医生学习脑电图提供了丰富的中文理论资料。北京大学第一医院的吴逊教授深耕脑电图领域50年，是我国脑电图学的奠基者和传播者之一，目前90岁高龄仍然坚持在临床一线。1978年改革开放后，脑电图仪的使用率进一步扩大，县级医院、区级医院都开始使用脑电图仪帮助癫痫诊断。1982年，冯应琨教授成立了北京医学会脑电图学学组（1992年更名为北京医学会脑电图及神经电生理学分会），中国开始有了自己的脑电图专业学会。同年，第一届脑电图与临床神经生理学术会议召开。20世纪90年代前后，我国涌现出大批优秀的脑电图专家。例如，北京协和医院吴立文教授师从冯应琨教授，在1995年牵头建立了我国第一个以脑电生理为核心、多学科团队协作的国际标准癫痫中心；北京大学第一医院刘晓燕教授为我国推广和普及高质量标准化脑电图作出突出贡献；首都医科大学宣武医院王玉平教授率先应用颅内脑电图精确定位癫痫灶；李世绰教授于2005年倡导成立中国抗癫痫协会，在我国癫痫和电生理事业发展中发挥了重要作用。

百年后的今天，坐在现代化的脑电生理室回望恢弘过往，我感受到了脑电图发展的强烈脉动。自远古以来，人类对于自身思想溯源充满了好奇和猜测，Hans Berger的开拓性工作使人类脑电活动实现了可视化、可描述化和可测量化，为人类研究自身思维和脑疾病打开了一扇窗户。陆续发展起来的颅内脑电图，包括皮质脑电图和立体定向脑电图，使直接记录脑电活动成为可能，高时间和空间分辨率的特征揭示了更多的脑电信号细节。脑电图展现了一幅人类大脑在三维空间清醒和睡眠中频率、波幅、波形、时相时刻变化的动态画卷，波澜壮阔，节律振荡，循环往复，生生不息。在大数据的背景下，脑电图的解读正经历变革的时代。数字化技术的发展推动了宽频带脑电信号的记录，从传统的定性分析逐步过渡到定量分析，呈现人工判读结合人工智能解读的趋势。计算神经科学的发展对于脑电信息的提取，从一元脑电特征到多元特征分析，从单频带分析到跨频带分析，从局部脑区到脑区间神经协调机制的网络分析及脑电连接组学，拓展了对于脑电特征的认识。而从脑电生理单模态到联合神经成像技术，包括功能磁共振、多种示踪剂正电子扫描等多模态分析及影像转录组学分析，从基因水平、细胞类型、神经递质和神经环路及功能系统的多层级水平分析，深化了脑电信号的神经生物学基础理解，并对于增进理解脑功能和脑功能障碍疾病具有潜在的重要价值。

脑电信号异常是癫痫的本质特征。在癫痫领域中，长期以来，脑电图可识别出特异性放电形态特征、多种特征组合放电模式，成为癫痫的基础诊断工具，也是划分特定癫痫综合征类型和发作类型的关键依据之一，为癫痫的准确药物治疗和疗效观察提供了重要信息。同时，脑电图也是构架癫痫临床发作症状和大脑功能解剖的核心。脑电图或脑电指纹对于癫痫灶的准确定位和探讨癫痫发作空间动态网络机制具有至关重要的作用，并推

动癫痫是脑网络疾病的概念革新。目前，脑电图已广泛应用于睡眠障碍、认知障碍、运动障碍、意识障碍及精神障碍等疾病。从脑电角度，由于具有疾病特异性环路脑电节律异常，这类疾病可以理解为脑电节律疾病。而脑电图正是通过对于包括癫痫在内的一系列疾病特异性环路脑电节律改变的认识，使得其不仅仅是诊断工具，而且更多地揭示了疾病发生和发展的内在机制，并助力发展新颖的治疗手段，推动了以调节和改善脑电节律，并恢复正常脑电节律的调控治疗的发展，对于包括癫痫的脑电节律疾病的治疗，特别是经典的药物和手术治疗不能有效改善的患者，为有效控制疾病，改善患者的生活质量带来新的希望。

近年来，脑电信号解码能力的跃升重新激发了人类对于大脑功能的无限憧憬和想象，在解码的基础上进一步人工编码信息从而模拟人类脑功能的理论和技术发展，使脑机接口已能够初步替代并模拟简单的人类大脑初级功能，为解决一系列神经系统疾病造成的功能缺损带来了希望。然而，不得不承认，在目前的时代，尽管我们可以多维度地理解脑电信号，但仅基于脑电信号来理解人类的行为和疾病，依然是以现象解释现象。对于简单的大脑初级功能，我们能够大致建立脑电－行为的因果联系，但对于物理层面的电信号如何能涌现出人类复杂的思想和行为这一最终问题的解答，技术的发展仅仅是基础，还需要更多的生物学理解、数学的解释，更需要思想局限的突破，新理论的提出，甚至哲学领域的发展。人类对于大脑工作规律和细节的进一步了解，或许在可以预见的未来，将使脑机接口技术能够模拟人类复杂的脑功能和行为，为人类的发展、突破自身局限带来无限可能。

今天，随着中国经济与科技的不断进步，21世纪的脑电图学充满了机遇。脑电技术的发展也为我国培养相关人才提出了多视角立体理解和运用脑电图的更高要求，但对于脑电图理论和基础实践的深入理解和系统掌握

仍然是重中之重。多年前，我在国外系统学习了由法国学者编写的"脑电图图谱"丛书，共3卷，为国际公认的脑电图经典著作。我萌发了将这套佳作译作中文，供同仁学习参考的想法。历经一年时间，在年轻医生的帮助下，我们终于将这套中文版"脑电图图谱"丛书带到了大家面前。在翻译过程中，我们参阅了国内外相关文献、技术指导意见及专家共识，在此表示感谢。

这套图谱从脑电基础知识开始，沿着脑电安装和基本理论徐徐铺开，从伪差的识别，到常被忽略的生理变异的展示，由浅入深地讲解了各种类型的癫痫发作，从常见的疾病到一些相对罕见的情况。本卷收录了各种癫痫和癫痫综合征示例病例，每一个病例都配置了清晰的图片和详细的解释，以帮助读者更好地识别和理解脑电图的特征。这套图谱特别强调了可视化和简洁性，通过直观的图片和简明的文字让读者可以更轻松地掌握复杂的概念。为了满足读者自学的需要，这套图谱的每一个示例病例包含了两页示例脑电图，其中第1页为带有图例注释的脑电图，将相应的脑电图特征进行提取展示；第2页提供了无注释的全尺寸原始脑电图，以配合该病例"脑电图特征"部分的讲解，以更快地掌握核心知识点。我们的目标是将本图谱打造成学习脑电图的经典，不仅适用于专业人士，也适用于对这一领域感兴趣的读者们。

薪火相传，一路追光。纵观脑电图的百年历史，一代代脑电学家们在探索中开创了一条路。今天，我们要有开阔的视野，勇于承担发展的时代重任，才能创建更好的未来。在这里，由衷地感谢我的导师吴立文教授，感谢所有的专家和译者的大力支持，正是你们的支持和信任，我们才能够完成这套图谱的翻译工作。愿我们的努力为脑电图领域的发展和应用贡献出微薄而坚实的一份力量。

任连坤

2024年10月

目　录

脑电图记录

在癫痫学中，采用国际10-20导联系统放置电极。国际10-20导联系统适用于儿童，甚至婴儿。有了集成电极帽，国际10-20导联系统可用于头围发育足够的3个月大婴儿。

电极：

Fp2/Fpz/Fp1：额极（右／中线／左）

F4/Fz/F3：额（右／中线／左）

C4/Cz/C3：中央（右／中线／左）

P4/Pz/P3：顶（右／中线／左）

O2/Oz/O1：枕（右／中线／左）

F8/F7：下额或前颞（右／左）

T4/T3：中颞（右／左）

T6/T5：后颞（右／左）

附加电极和多导睡眠监测

为了增加颞叶的空间分辨率，推荐增加1条下颞线。

·下颞线的起点和终点分别是外耳道和眼外眦，进行三等分。

·T1和T2位于距外耳道1/3处，TA1-TA2（TA：颞前部）位于距眼外眦1/3处，电极置于这些标记点上方1cm处。T1-T2是颧骨电极，TA1-TA2是前下颞电极。

·TP1-TP2（TP：颞后部）可放于乳突区。

脑电图检查时常规放置这些电极，有时也会同时记录肌电和呼吸。

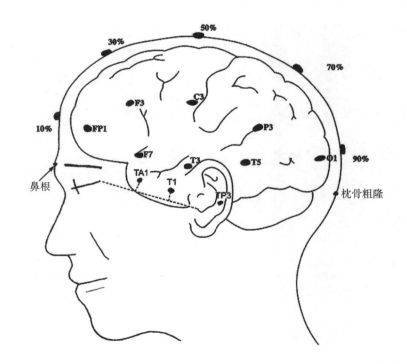

记录方式

纵向导联常用于"后向"研究脑电波活动，前颅顶到后颅顶，右侧和左侧外侧裂上脑区，右侧和左侧外侧裂下脑区。

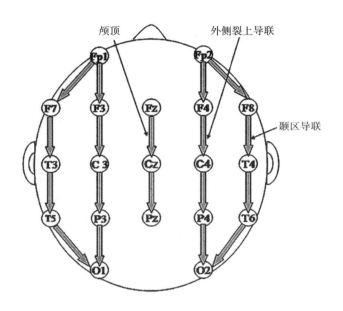

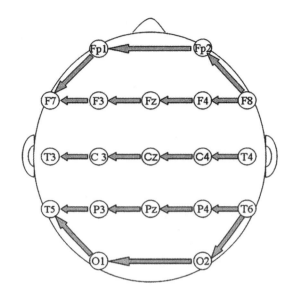

横向导联是从一侧到另一侧记录脑电活动。此外，导联组合的校准可通过给定的参考电极，或几个或所有电极的平均参考（平均参考导联）。

术 语 表

不规则活动（arrhythmic activity）：活动不规则，各波形间隔不一致。

不对称活动（asymmetric activity）：两个半球间存在差异（与对称活动相反）。波形、波幅和频率不对称。

双侧活动（bilateral activity）：发生在双侧半球的活动（但不一定同时发生）。活动可以双侧同步，如儿童失神癫痫的3Hz棘慢波。

暴发（burst）：突然出现且明显区别于背景活动的波。

弥漫性活动（diffuse activity）：出现在双侧半球的活动，同步或非同步。

放电（discharge）：持续数秒的暴发。放电可能是非病理性的，如节律性中颞区放电，但这一术语常用于描述癫痫事件。

局灶性活动（focal activity）：非常局限区域的活动。

广泛性活动（generalized activity）：理论上，双侧半球所有电极出现放电活动。实际上常用于描述大部分头皮区域记录到的双侧、对称活动。

赫兹（Hz）：指1秒内观察到的脑波数量。等同于循环个数/秒（c/s）。

发作（ictal）：发作期活动对应于癫痫发作，无论临床发作还是亚临床发作。与发作期活动（interictal activity）相反，发作间期活动通常是与发作无关的短暂放电活动。发作后活动（post-ictal activity）对应于发作后记录的活动。

偏侧性活动（lateralized activity）：涉及一侧半球所有或大部分电极的活动。

局灶性活动（localized activity）：涉及几个邻近电极的活动。

多灶性活动（multifocal activity）：一侧或双侧半球存在几个独立的病灶。

阵发性（paroxysm）：一种突然出现的现象，可以明显区别于背景活动。

周期性活动（periodic activity）：持续时间长、间隔规则的活动。间隔时间1秒到几秒。间隔时间在4秒以内时，称为短周期。

位相倒置（phase reversal）：在双极导联中，共用一个电极的两个相邻导联记录到同一个波，具有相反方向的位相。表面电极离发生源较近。

多棘波（polyspike complex）：序列出现两个或更多的棘波。

多棘慢复合波（polyspike-wave complex）：序列出现两个或更多的棘波，其后紧接着出现一个或更多具有相同极性的慢波。

类周期活动（pseudoperiodic activity）：单个波之间的间隔轻度不规则。

节律性活动（rhythmic activity）：两个波的持续时间和两波的间隔时间相似。癫痫发作就是节律性活动的一个例子。

尖波（sharp wave）：持续时间70～200ms的高波幅波，与棘波的区别是棘波持续时间更短。

慢波化（slowing）：指以慢波为特征的一种生理性或病理性模式。

棘波（spike）：持续时间20～70ms。棘波通常是双相的，即由负向偏转和正向偏转组成。

棘慢复合波（spike-wave complex）：棘波之后出现相同极性的慢波。根据每秒的棘慢波数量，可分为慢-棘慢波（≤2.5Hz）和棘慢波（≥3Hz）。

同步性活动（synchronous activity）：两个同步发生的放电活动，与不同步活动相反。

三相波（triphasic wave）（持续性2次/秒，具有三相波形态的广泛性周期放电）：包括在基线附近交替出现的3个成分的慢波。第二个波类似尖波，持续时间最长。

波（wave）：构成单一脑电图要素的电极对之间的电位差。持续时间＞200ms的波称为慢波。

第一章

特发性（遗传性）全面性癫痫综合征

近年来，特发性全面性癫痫（idiopathic generalized epilepsy，IGE）的概念一直在不断演变。癫痫和癫痫发作（1989）分类（Commission，1989）将 IGE 定义为一组综合征。随后陆续描述了许多其他类型的 IGE。这些新的类型已经获得国际认可，并在后续的分类版本中被尝试应用（Engel，2001）。2017 年，新的癫痫和癫痫发作分类出版（Scheffer 等，2017），延用了"全面性"癫痫的概念，同时将"特发性"一词正式更名为"遗传性"（"特发性"因其广泛使用而仍被接受）（表 1-1）。尽管其他情况或可能的综合征也被接受，目前却仅有 4 种综合征被正式认可（更全面和/或更具包容性）。全面性癫痫通常被定义为累及整个大脑皮质的癫痫放电，在临床上仅有少数几种类型的癫痫发作属于其范畴，如强直阵挛发作、肌阵挛发作和失神发作等。参照 2017 年的分类，本章介绍 4 种常见的 IGE：儿童失神癫痫、青少年失神癫痫、青少年肌阵挛性癫痫及仅有全面性强直 - 阵挛发作的癫痫。还将介绍一些不太常见的 IGE 类型：眼睑肌阵挛伴失神发作（Jeavons 综合征）、幻影失神、失神性癫痫持续状态和一些通常在 IGE 背景下讨论的情况，有时被视为鉴别诊断的一部分，包括早发性失神发作（3 岁前起病）、肌阵挛失神、失神伴口周肌阵挛，以及伴睡眠中快波活动的难治性全面性癫痫。此外，还提供了一些不常见的或具有误导性脑电图表现的 IGE 病例。

表 1-1 IGE 的概念

1989 年分类	2001 年分类	2017 年分类
· 良性家族性新生儿惊厥	· 良性婴儿肌阵挛性癫痫	· 儿童失神癫痫
· 良性新生儿惊厥	· 肌阵挛 - 站立不能性癫痫	· 青少年失神癫痫
· 良性婴儿肌阵挛性癫痫	· 儿童失神癫痫	· 青少年肌阵挛性癫痫
· 儿童失神癫痫	· 肌阵挛失神	· 仅有全面强直 - 阵挛发作的癫痫
· 青少年失神癫痫	· 不同表型的 IGE	· 其他，根据临床医生的判断，符合 IGE 的标准
· 青少年肌阵挛性癫痫	-青少年失神癫痫	
· 癫痫伴觉醒期大发作	-青少年肌阵挛性癫痫	
· 未包括在上述类型的其他 IGE	-仅有全面强直 - 阵挛发作的癫痫	
· 发作具有特定诱发模式的癫痫（光源性癫痫）	· 全面性癫痫伴热性惊厥附加症	

IGE 的脑电图特点

IGE 脑电图通常具有正常背景，前头部全面性或弥漫性棘慢波或多棘慢波占优势。在失神癫痫中，棘慢波节律通常为 3Hz，但形态往往轻度不规则，或以弥漫性尖慢波的形式出现。IGE 患者诱发试验常阳性：如可诱发发作间期异常放电，有时可能诱发失神发作或肌阵挛发作。睡眠脑电图监测通常是非常有效的，睡眠起始时发作间期异常放电频率增加，睡眠过程中异常放电明显多于清醒期。快速眼动（rapid eye movement，REM）睡眠期异常放电减少或被抑制，睡眠阶段和清醒之间的转变使发作间期放电增多。自然觉醒或刺激诱发的觉醒是一种强烈的诱发因素，脑电记录应该持续到觉醒后的 15 分钟。觉醒后进行过度换气和闪光刺激可增加异常放电的概率。IGE 患者的脑电图也常出现陷阱，如脑电图出现局灶性，一侧性或不对称性放电。仔细询问病史是非常重要的。睡眠剥夺可增加大多数 IGE 患者发作的风险。发作通常出现在觉醒前后和放松时（如全面强直 - 阵挛发作和肌阵挛发作）。失神发作大多出现在清晨或困倦时。特发性癫痫常有家族史。

儿童失神癫痫

儿童失神癫痫（childhood absence epilepsy，CAE）过去常被称为"小发作"（Petit Mal），在 15 岁以下的人群发病率为（6 ～ 8）/10 万，16 岁以下的人群患病率为 10% ～ 12%（Medina 等，2019）。发病年龄为 4 ～ 10 岁（高峰年龄为 5 ～ 7 岁），女性占 60% ～ 70%，家族史很常见。频繁出现失神发作，在清晨犹为多见，容易由过度换气诱发。失神发作时突然出现完全或不完全意识丧失，持续时间 4 ～ 20 秒。意识丧失通常为唯一的症状，但实际上可能伴有一些自动症和面部轻微肌阵挛。其他类型的癫痫发作通常在 5 ～ 10 年后出现（肌阵挛和全面强直 - 阵挛发作）。预后良好，积极正确的治疗可以使 70% 的患者发作得到缓解。失神发作可以持续到成年，儿童失神也可发展为其他形式的 IGE，如青少年肌阵挛性癫痫。

脑电图背景通常正常。在失神发作前，一些儿童脑电图呈现后头部 δ 活动，频率通常为 3Hz，过度换气可诱发。发作间期脑电图呈现全面性、双侧性、同步性棘慢波，通常以前头部为主。清醒时、呼吸急促时、睡眠开始时、非快速眼动（non rapid eye movement，NREM）睡眠 1 ～ 2 期时、睡眠觉醒时及一些患者在REM睡眠时也可出现3Hz的暴发放电（Passouant等，1974；Billiard等，1982）。

过度换气可以选择性地诱发失神发作。事实上，如果未经治疗的儿童在3次过度换气诱发试验后没有记录到失神发作，可排除这一诊断。发作期放电起始突然，出现高幅、同步、对称的双侧棘慢波，前头部占优势。频率为3Hz（3～4Hz），不高于4Hz或不低于2.5Hz。持续时间为4～20秒，平均10秒，很少超过20秒。在失神发作后期，棘慢波频率会减慢，终止不如起始时突然。每个棘慢复合波可能存在2个或3个棘波（Loiseau等，2002）。这与多棘波不同，在儿童失神癫痫中不会出现多棘波。我们观察到在过度换气时让儿童执行重复任务会出现一个有意思的现象：失神发作时，动作停止，发作结束后患儿继续之前的动作。为了明确是否存在意识障碍，发作时患儿被要求记住一些单词，失神发作后患儿通常不能回忆起这些单词。

青少年失神癫痫

青少年失神癫痫（juvenile absence epilepsy，JAE）的发病率低于儿童失神癫痫和青少年肌阵挛性癫痫。与儿童失神癫痫不同，它的发病年龄更晚（7～17岁，高峰年龄为10～12岁），失神发作更典型（尽管意识丧失不完全，且自动症更多见），但时间更长，发作频率更低（有时几天发作1次，有时在醒来后的1小时内有多次发作），全面性强直-阵挛发作（generalized tonic-clonic seizures，GTCS）更常见（在某些患者失神发作之前即有GTCS），更可能出现肌阵挛发作。失神发作可由过度换气和睡眠剥夺诱发，GTCS常出现在觉醒前后。JAE男女患病率相当。然而，也有研究报道女性的发病率更高（Gélisse等，2012）。本病药物治疗预后良好，但癫痫发作常持续到成年且更难被完全控制，一些患者可出现失神持续状态。JAE比青少年肌阵挛性癫痫更容易出现失神持续状态。癫痫持续状态可能是自发出现的，或由停药或使用不适当的药物特别是卡马西平而诱发（Thomas等，2006）。

可见正常背景和广泛对称性棘慢波或多棘慢波，额叶为主。这些棘慢波可孤立出现或短暂暴发出现。通常频率＞3Hz（3.5～4Hz），放电开始时棘慢波频率甚至可以更快。棘慢波和多棘慢波主要出现在NREM睡眠期，而清醒期脑电图则以失神发作为特征。REM睡眠期棘慢波和多棘慢波均减少。某些患者在NREM睡眠中有时可观察到3Hz的广泛性棘慢波，随后出现觉醒。睡眠结构通常是正常的。局灶性或不对称性异常放电可以被观察到，但不会一直存在于一侧半球。在同一次脑电记录中，异常放电常从一侧半球转移到另一侧半球。NREM睡眠期出现的快波活动提示存在耐药性。睡眠剥夺和过度换气会增加棘慢波放电。与其他形式的IGE相比，光敏性不太常见。与儿童失神癫痫不同，JAE没有3Hz的后头部δ波，但一些患者出现颞区δ波活动（Gélisse等，2011）。在13%的JAE患者中可观察到颞区间歇性节律性δ活动，频率为3Hz左右。这种活动可由过度换气和困倦诱发。在NREM睡眠时减少，在REM睡眠时再次出现。这种活动与在儿童失神癫痫中见到的后头部δ波相似，但位置更靠前，位于颞叶。

JAE发作期脑电图由双侧同步的3.5～4Hz的棘慢波和多棘慢波构成，前头部为著。其失神发作的持续时间比儿童失神癫痫长，且发作可能呈片段化。

青少年肌阵挛性癫痫

青少年肌阵挛性癫痫（juvenile myoclonic epilepsy，JME）是IGE中最常见的类型，占所有类型IGE的5%～10%（Genton等，2019）。女性发病率高于男性（女/男=1.33）。1/3的病例有癫痫家族史（Gélisse等，2001a）。青春期发病（80%在12～18岁）。三联征包括肌阵挛发作、GTCS和失神发作。肌阵挛发作时不伴意识丧失，双侧肢体肌阵挛，有时不对称，主要出现在上肢。当累及下肢时，患者会跌倒在地。肌阵挛发作多发生在早晨睡醒不久或刚睡醒时。JME不会发生面部肌肉抽搐，且这种重复的肢体抽搐没有节律性。诊断有时比较困难，因为这些发作容易被患者忽视，需通过详细的问诊来明确。患者可能会描述为颤抖、过电感，甚至震颤。80%～90%的患者会出现GTCS，通常出现在清醒时，经常由睡眠不足或前一晚饮酒过量引起。GTCS发作起始常出现一连串的肌阵挛。10%～20%的患者可能会出现典型失神发作，但此种发作类型非常少，持续时间很短，且意识改变较儿童失神癫痫更少。JME治疗后总体预后良好，规律的睡眠作息也是治疗的一部分。然而，发作再发的风险伴随大部分患者的一生，这也说明需要保持长期治疗，成人通常使用低剂量药物治疗。这种类型的癫痫被认为具有药物依赖性。

发作间期脑电图为正常背景上出现孤立的或簇发的棘慢波或多棘慢波。Genton等（1994）报道，8%的患者存在异常的背景活动，通常发生在癫痫发作控制不佳时，但后续随访结果均正常。具有癫痫样放电的异常脑电图在不同研究中所能观察到的比例不同，许多JME患者的脑电图可能是正常的。因此，正常脑电图并不能排除JME的诊断。Genton等（1995）发现，有27%的患者常规脑电图正常，20%的患者出现可疑或不明确的放电，54%的患者可见典型的脑电图改变。JME患者有时也可观察到局灶性放电，可被误诊为局灶性癫痫。与定位相关的脑电图异常或不对称改变占6%～40%（Serafini等，2012）。JME睡眠时发作间期放电增多，明显多于清醒期。另外，在REM睡眠期，异常放电减少或消失。睡眠和转醒的转变是最好的诱发因素。癫痫样放电在清晨出现的比例更高。无论在哪个睡眠阶段，诱导觉醒比自然觉醒更有可能诱发发作间期癫痫样放电。因此，建议夜间睡眠剥夺后记录白天睡眠时脑电图，并进行诱发觉醒来诊断。JME经常出现光阵发性反应，伴或不伴肌阵挛发作。在清醒期进行间断闪光刺激非常有意思。在170名患者（104名女性和66名男性）中，38%的病例出现光阵发性反应，女性（48%）高于男性（26%）（Genton等，2000）。

肌阵挛发作通常与短暂的10～27Hz的棘波串有关，其后跟随不规则慢波。棘波数量5～20个，与每次癫痫发作的强度有关，而与发作的持续时间无关。棘波的波幅逐渐增加，额区波幅最高，200～300μV。多棘波前后出现频率为3～4Hz的慢波，组成多棘慢复合波，可持续2～4秒（Serafini等，2012）。同步记录三角肌肌电可监测到临床上无法辨认的肌阵挛发作。肌阵挛发作多发生在睡醒后不久或刚醒时，可出现在REM睡眠期，此睡眠期可见发作间期癫痫样放电（Touchonetal，1982）。当GTCS之前出现肌阵挛发作时，脑电图在通常的泛化模式开始之前显示出不规则的多棘波暴发。

仅有全面强直–阵挛发作的癫痫（早期称为觉醒期大发作）

觉醒期癫痫的概念是由Janz（1953、1962、1974）提出的。一般在10～20岁发病，也有早发或晚发的可能（年龄范围5～25岁）。男性略多，家族史常见。90%的GTCS发生在夜间睡眠结束早晨自然觉醒1小时内，或在自发或引发的中间觉醒期间。癫痫发作的其他小高峰出现在夜间放松时，但没有具体的发作时间。癫痫发作很少，通常是由睡眠不足和前一晚饮酒过量引起。因为发作较少，药物治疗有效，因此，预后通常非常好。

脑电图背景正常，特异性发作间期变化有时难以确定。脑电图通常显示棘慢波和多棘慢波，频率2～4Hz，通常不规则。自然觉醒或被诱发觉醒或睡眠阶段转变可诱发出现癫痫样放电。在某些患者中，脑电图可能记录不到发作间期癫痫样放电，可能需要夜间睡眠剥夺后记录日间睡眠脑电图或长程脑电图。发作期脑电图很少记录到。

其他类型的特发性全面性癫痫及相关情况

·婴幼儿肌阵挛性癫痫（myoclonic epilepsy in infancy，MEI）（婴幼儿良性肌阵挛性癫痫）

该综合征于1981年由Dravet & Bureau命名为"婴儿期良性肌阵挛性癫痫"，仅占儿童癫痫的1%，命名中的"良性"后期用"特发性"取而代之。MEI在婴儿期起病，发病年龄4月龄～3岁。好发于男孩，除早期可能出现的高热惊厥外，一般无既往病史（Dravet & Bureau，2005）。这些婴儿临床表现为每日1次或每日2～4次丛集性肌阵挛发作，没有其他类型的发作。这种发作非常短暂，同时可有点头、上肢外展上抬、下肢屈曲和双眼上视。嗜睡时发作增多。发作可由噪声、身体接触或间断闪光刺激（MEI的反射变异型）诱发，MEI对药物很敏感，反射变异型尤为明显。控制发作为治疗原则，精神运动发育正常，预后良好。极少数情况下，后期可能会出现轻微的发育迟缓或行为异常。儿童患者在停止治疗后很少出现GTCS或失神发作。MEI的诊断主要根据发育和脑电图背景的正常程度及发作的唯一类型是否为肌阵挛发作来确定。MEI很少会进展为更严重的癫痫类型，如肌阵挛–失张力癫痫（Doose综合征）。还有一种发病较晚的变异型，预后也很好。

脑电图表现为正常的背景活动，有时中央区的背景活动稍慢。广泛性棘慢波较少见，睡眠初期和NREM睡眠期广泛性棘慢波增加。肌阵挛发作时可见广泛性棘慢波和多棘慢波。间断闪光刺激可能诱发与肌阵挛发作相关的棘慢波发放。

• 儿童3岁前失神癫痫

3岁之内起病的失神癫痫是一种罕见的明显异质性综合征。临床上，失神发作的持续时间通常很短暂（3～4秒），且每天发作多次。失神发作通常与眼睑阵挛、双眼向上凝视和肌阵挛发作有关，这种肌阵挛有别于肌阵挛失神。早发的失神癫痫患者通常预后较差，经常出现耐药性、认知障碍和行为障碍（Chaix等，2003）。这些患者可能属于儿童失神癫痫的早期形式，也可能与额叶癫痫重叠，有些患者与SLC2A1突变导致的葡萄糖转运蛋白缺乏（De Vivo综合征）有关（Wang等，2019）。

脑电图特征为可见广泛的棘慢波，发作间期频繁的阵发性活动，可能是不对称的或局灶的。过度换气会诱发失神发作，具有晚发型失神癫痫的脑电图特征。与典型的儿童失神癫痫相反，睡眠对早发失神癫痫患者的阵发性放电具有显著的激活作用，且多棘波常见于NREM睡眠期。

• 眼睑肌阵挛伴或不伴失神（Jeavons综合征）

Jeavons于1977年首次描述了这种综合征。可表现为眼睑肌阵挛伴随双眼向上凝视偏转，头部后仰和短暂的意识丧失。发作时间短暂，闭眼可诱发。光敏性特点很突出，发作可自主诱发。随年龄增长，失神发作和光敏性会逐渐下降，这种癫痫可持续到成年。脑电图特征为多棘波或3～5Hz的多棘慢波，更常见的是闭眼时快波活动的短暂发放，以枕区为主的局灶性病变并不少见。进行间断闪光刺激时需谨慎，并仔细分析。

• 肌阵挛失神癫痫

Tassinari等于1969年描述了这种综合征。患者出现失神发作和节律性肌阵挛，意识丧失程度较典型的儿童失神癫痫更轻微。节律性肌阵挛累及肩膀、手臂和腿部的肌肉，主要集中在一侧肢体。肌阵挛发作的同时伴随强直收缩表现，即肩膀逐渐抬高。半数患者会出现GTCS，平均发病年龄为7岁，有些患者可能更早发病。在癫痫发作之前，近一半患者出现精神运动发育迟缓。有1/3的患者发作可缓解，2/3的患者癫痫发作持续存在，发作类型可为失神发作，也可是其他类型，伴有GTCS的患者预后最差。

脑电图背景和睡眠结构是正常的，发作间期出现少量广泛性棘慢波。肌阵挛失神的脑电图特征是出现广泛性3Hz棘慢波，双侧对称同步，与儿童失神癫痫的脑电图表现非常类似。脑电图放电开始后约1秒出现肌阵挛发作。同步肌电记录可见与棘慢波同时出现的肌阵挛发作，与肌肉张力逐渐增加（手臂抬高）有关。肌阵挛失神发作有时可被觉醒和过度换气诱发，也可被间断闪光刺激诱发（15%的病例）。肌阵挛失神发作可以发生于睡眠期，尤其是在NREM睡眠1期（Bureau & Tassinari，2012）。

• 失神伴口周肌阵挛

Panayiotopoulos于1994年描述了失神伴口周肌阵挛发作。患者具有典型的、通常时间很短暂的失神发作，同时伴口、唇和下颌节律性收缩。GTCS和失神持续状态很常见，发病年龄为2～13岁（中位年龄为10岁）。这种综合征通常具有耐药性，且患者不会在青春期缓解（Panayiotopoulos，2005）。

发作间期脑电图异常放电很短暂，通常为双侧不对称的广泛性多棘慢波（Panayiotopoulos，2010），可出现局灶性异常改变。失神发作时可见3～4Hz的多棘慢波，但异常放电中会频繁出现不规则的现象（复合波中棘波的数量，波幅的波动，片段化）。患者不具有光敏性。

• 特发性全面性癫痫伴幻影失神

Panayiotopoulos等于1997首次描述了特发性全面性癫痫伴幻影失神。"幻影"的意思是失神发作的表现非常不明显，在出现GTCS前都不易诊断，通常出现于成年期。50%的患者都会出现失神发作持续状态（Panayiotopoulos，2005）。棘慢波放电至少持续2秒。在脑电图检查过程中，要进行意识测试。失神发作时仅伴有轻微的或不明显的意识障碍不应被诊断为青少年失神癫痫（Panayiotopoulos，2010）。

• 失神发作持续状态

典型的失神发作持续状态（absence status，AS）是一种以意识模糊为特征的长程、全面、非惊厥性癫痫发作，意识障碍程度不一，包括轻微的主观意识障碍到严重的昏迷，半数患者会出现轻微的运动症状，如双眼睑阵挛或面部肌肉抽搐。在90%的患者中，意识模糊症状会有波动，GTCS的出现会终止这种持续状态。脑电图表现为双侧同步、对称、阵发性节律性电活动，且对感觉刺激无反应。事实上任何泛化的连续或近连续的异常都可能是该综合征的基础（Porter & Penry，1983）。静脉注射抗癫痫发作药物通常可以使AS停止。药物试验阳性是指静脉注射苯二氮䓬后脑电图和意识均恢复正常

事实上，所有伴典型失神发作的IGE都可能出现典型的AS。儿童失神

癫痫很少发生AS，6.7%的青少年肌阵挛性癫痫患者可见AS，青少年失神癫痫患者常发生AS（约20%）。在失神伴口周肌阵挛患者中，AS的发生率为57.1%，在伴有眼睑肌阵挛失神发作或Jeavons综合征患者中，AS发生率较低（约占18.2%）（Agathonikou等，1998）。大约50%的幻影失神癫痫患者会出现AS，可以自发发生，也可以由突然停药或其他外部因素诱发，如睡眠不足、饮酒过量、月经或代谢紊乱。服用不适当的抗癫痫发作药物（如卡马西平）会出现严重的不良反应，导致IGE（如AS）发生（Thomas等，2006）。AS也可能表现为"新发"（de novo）特征，这种情境相关的现象在老年患者多见（Thomas等，1992）。"新发"AS的特点是既往无癫痫病史的人由毒性或代谢性因素诱发出现癫痫发作。苯二氮䓬类药物急性戒断时经常发生。

Genton等于2008年提出失神发作持续状态是IGE的一种特殊表现，其特点为青春期后或成年早期出现反复无诱因的典型AS发作。这些患者很少出现GTCS，几乎没有典型的失神发作，无癫痫家族史，神经系统评估正常，神经影像检查正常，发作间期脑电图表现为正常背景基础上出现广泛性棘慢波、多棘慢波发放，缺乏光阵发性反应，对静脉注射苯二氮䓬类药物反应不一，通常丙戊酸钠可以很好地控制癫痫发作。

· 伴睡眠中快活动的"中间型"IGE

除典型的发作形式外，还有一些癫痫发作只是或多或少（或大部分）表现出一些典型失神发作的特点，此类癫痫多见于儿童或青少年，但严格来说并没有相同的临床和脑电图特征。"中间型（intermediate）癫痫小发作"被描述为儿童失神癫痫和更严重情况之间的分界线，失神发作时脑电图表现为慢棘慢波，预后相对较差。脑电图表现不典型，尤其是睡眠期出现多棘波，可能是预后不良、持续癫痫发作和耐药的一个预测因素（Michelucci等，1996；Guye等，2001）。

睡眠期出现快波活动的患者通常有不寻常的病史，如继发GTCS、不典型失神、跌倒发作和耐药史，但他们并没有表现出Lennox-Gastaut综合征患者中观察到的精神运动倒退，因为这些患者发病年龄较晚，已正常发育。因此，这类患者处于特发性和症状性全面性癫痫（癫痫性脑病）之间，不属于公认的综合征类别。

I·1　儿童失神癫痫（1）

临床提示

患儿，男，7岁。因几个月前突发短暂意识丧失就诊。首次发作是在学校中，之后在吃饭时出现发作被其父母发现。通过记录到多次失神发作，诊断为失神癫痫。患儿对药物治疗反应良好，青春期发作逐渐减少，没有再出现失神发作或其他类型的癫痫发作。

脑电图特征

发作初期后头部出现节律性δ波。孩子处于站立状态，双上肢上举。记录到一次持续8秒的典型失神发作，脑电图可见广泛性3Hz棘慢波节律。发作开始之前，后头部的慢波节律逐渐加强；癫痫样放电的开始和结束都非常突出于背景；在发作结束时，后头部慢波也非常明显，且轻度弥散。患儿姿势的短暂丧失通过右侧三角肌的肌电活动消失记录下来。孩子发作时放下双臂，在失神发作结束时，双上肢又恢复了之前的姿势（此过程为非失张力发作）。

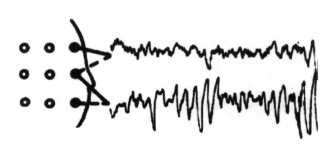

图a　后头部出现节律性δ波

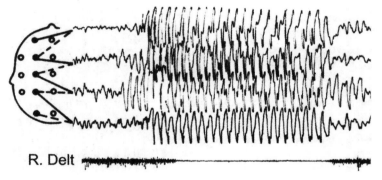

图b　C3-P3导联出现3Hz的棘慢波节律，之后出现后头部δ波。患者上肢上举的姿势消失（右侧三角肌）

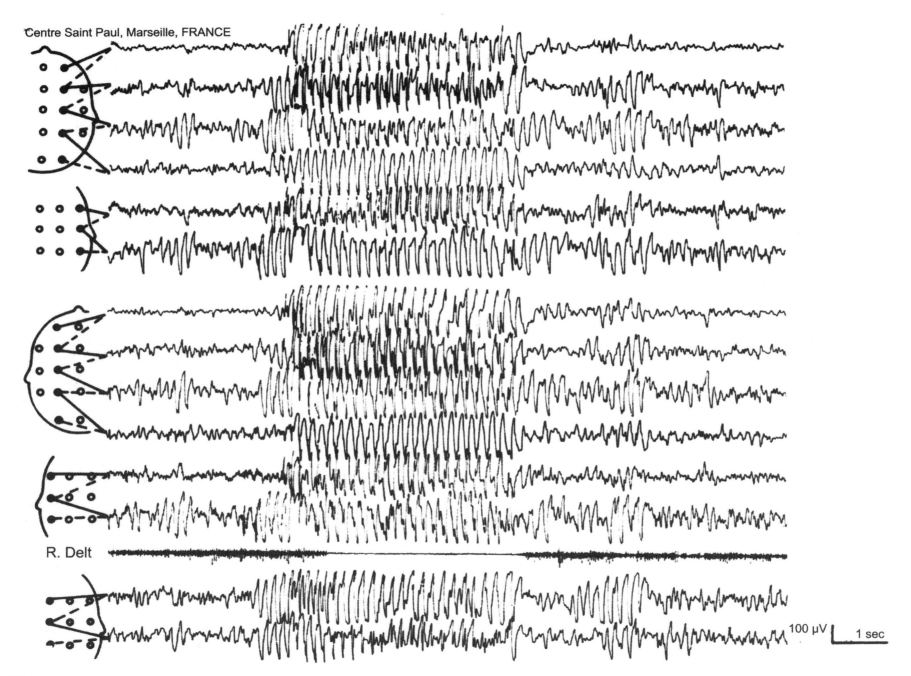

Centre Saint Paul, Marseille, FRANCE

R. Delt

100 μV   1 sec

I·2 儿童失神癫痫（2）

临床提示

患儿，男，7岁。因几个月前开始出现短暂意识丧失就诊。未治疗。

脑电图特征

发作间期，后头部出现少量δ波，在过度换气时会增加，脑电图中间部分可见后头部的δ波逐渐演变为后头部3Hz的δ节律。

评注

后头部δ节律或枕区间断节律性δ活动（occipital intermittent rhythmic delta activity，OIRDA）通常与儿童失神癫痫的典型失神发作有关，可能是双侧不对称的。这种节律通常自发出现，频率约为3Hz，在过度换气时会增强，这种反应如同睁眼时α节律会被抑制一样（Aird & Gastaut，1959）。

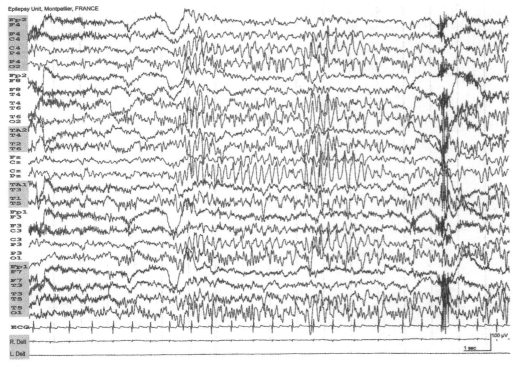

图a 记录速度15mm/s

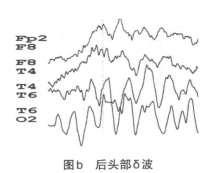

图b 后头部δ波

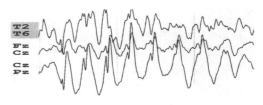

图c 后头部δ波混杂棘波

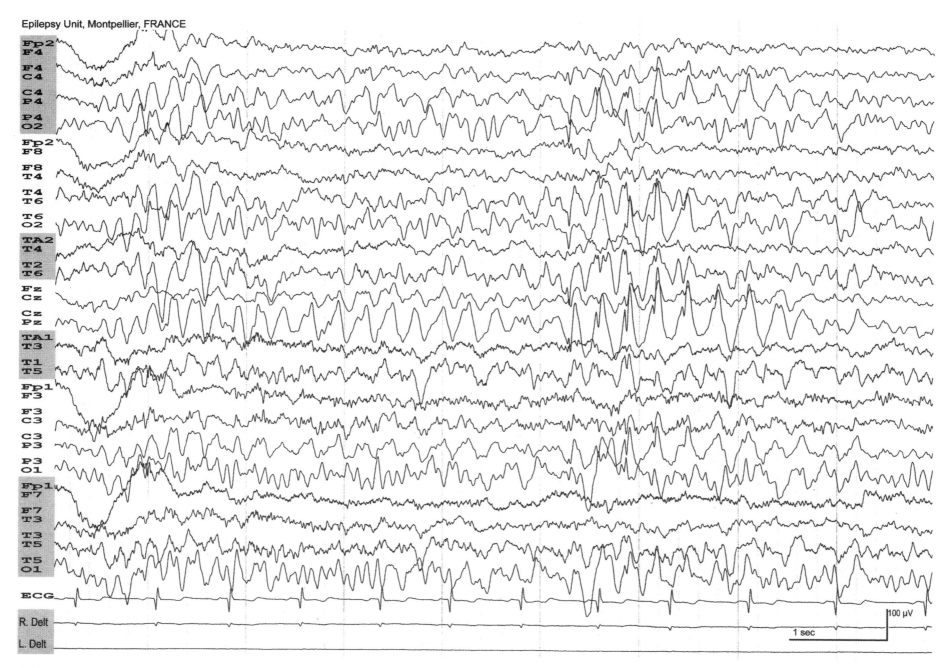

Epilepsy Unit, Montpellier, FRANCE

临床提示

与Ⅰ·2为同一患儿。

脑电图特征

波幅降到20μV/mm，在过度换气2分钟时记录到失神发作，典型的失神发作持续时间为11秒，患儿停止过度换气。双侧同步放电开始之前出现由过度换气引起的δ波，棘慢波从后头部区域开始，需要注意的是棘慢波发放频率为3Hz，3Hz放电突然结束，节律性棘慢波后面会跟随一个正弦样的δ波。

评注

典型失神发作放电呈现双侧同步性，但额区、枕区、单侧或双侧放电起始均有可能，在同一次脑电记录过程中或不同次脑电图记录过程中会出现放电起始侧别不同（Koutroumanidis，2018）。

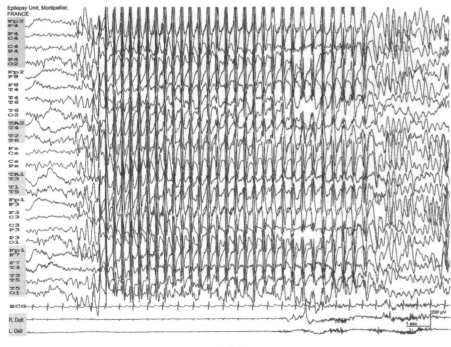

图a　记录速度15mm/s

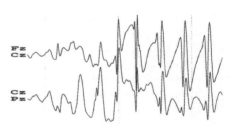

图b　失神发作起始

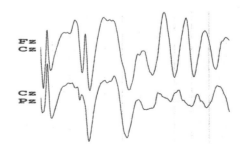

图c　3Hz的棘慢节律结束后出现δ波

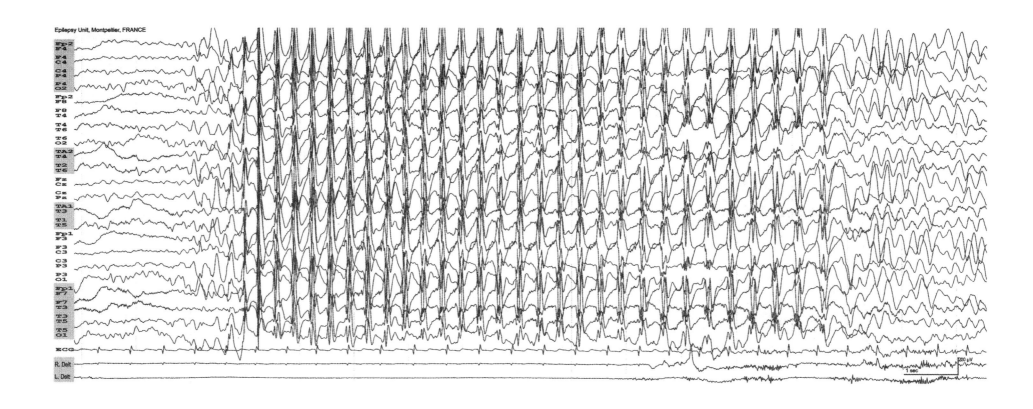

Ⅰ·4 儿童失神癫痫（4）

临床提示

患儿，男，10岁。因数月前出现短暂的意识丧失，伴双眼轻微向上凝视就诊。此类发作每日出现数次。

脑电图特征

过度换气。在图的开始，后头部导联可见高波幅δ波，右侧波幅更高。出现一次短暂的失神发作，持续时间约5秒，3Hz的棘慢波节律突发突止，患儿暂时停止了过度换气，前头部导联棘慢波为著。

评注

对未经正规治疗的儿童失神癫痫进行诊断，必须至少记录到1次失神发作。如果在3次医患配合良好的过度换气测试中未捕捉到失神发作，直接诊断失神癫痫是有问题的。就如本例患儿一样，首次失神发作发生于儿童和青少年失神癫痫的发病年龄，更倾向于诊断儿童失神癫痫，失神发作短暂且频繁，后头部慢波节律在青少年失神癫痫中并不常见。值得注意的是，尽管治疗可以全面控制失神发作，但由过度换气诱发的失神发作可能会继续存在。

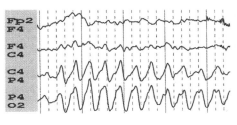

图a 后头部导联δ波

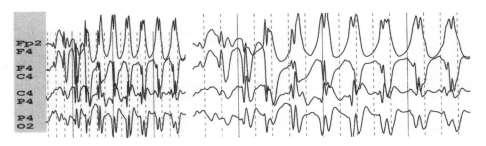

图b 3Hz棘慢波节律，记录速度15mm/s，右侧为节选的相同脑电图片段，记录速度30mm/s

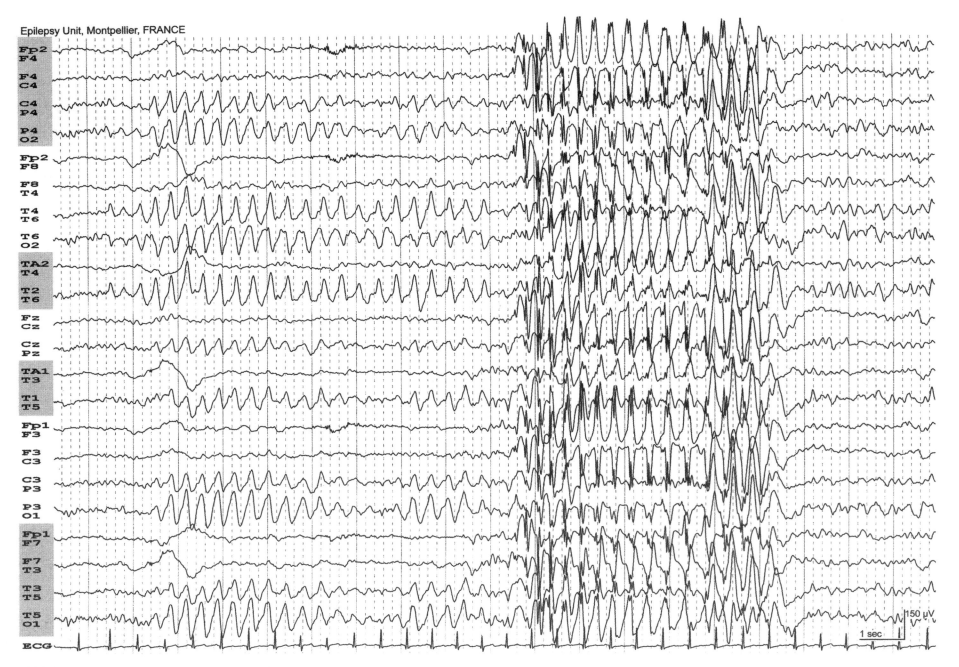

Epilepsy Unit, Montpellier, FRANCE

I · 5　青少年失神癫痫（1）

临床提示

患者，女，20岁。在第一次出现GTCS后确诊青少年失神癫痫，已经出现一段时间明显但不频繁的失神发作。

脑电图特征

背景活动正常，右侧导联的α节律稍显增强。失神发作持续10秒，患者意识完全丧失，发作初期突然出现3.5Hz的棘慢波节律，随着发作进程，节律逐渐变慢，发作突然终止，棘慢波表现为双侧、同步、对称，且包含多棘波成分。

评注

JAE与CAE的区别在于发病年龄较晚，发作持续时间较长，发作不频繁，常与全面强直－阵挛发作相关，并可能出现肌阵挛发作。与CAE相反，没有后头部δ波。失神发作时脑电图为3.5～4Hz的棘慢波或多棘慢波发放。CAE患者发作期脑电图在每个棘慢波中出现棘波或双棘波，不超过3个棘波成分（Loiseau等，2002）。

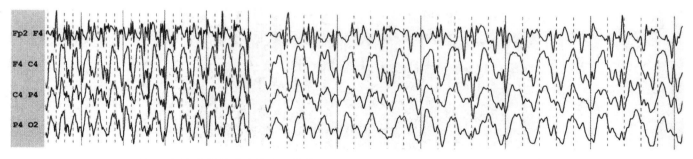

图a　混有多棘波成分的全面性棘慢波发放，记录速度30mm/s时呈现得更清晰

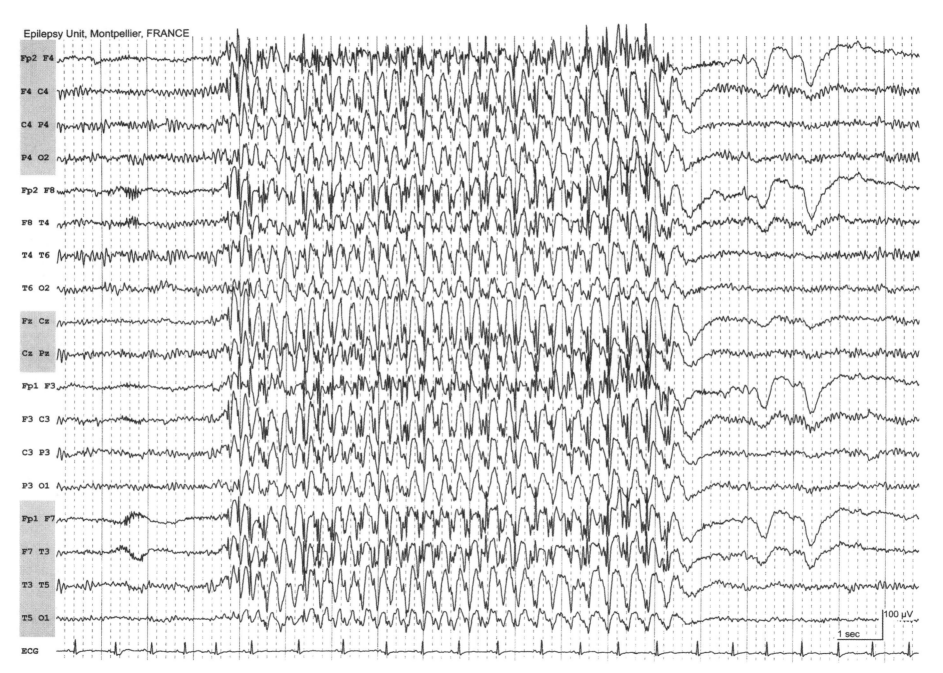

I · 6　青少年失神癫痫（2）

临床提示

患者，男，18岁。因短暂性意识丧失多年就诊。发作不频繁。

脑电图特征

清醒期，记录到一次典型失神发作，持续时间32秒。发作起始突然出现4Hz棘慢波节律，在接近发作结束时，节律逐渐变慢，双侧额区起始，前头部导联棘慢波的波幅较高，发作过程中伴随一些简单的自动症行为。注意颞区可见咀嚼所致的肌电伪差，发作结束时可见三角肌出现短暂轻微的收缩。

评注

与CAE相比，JAE的发作频率相对低，发作持续时间较长，当失神发作超过10秒时，患儿可出现自动症。

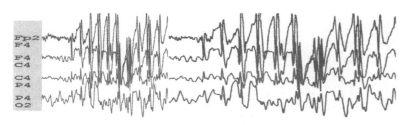

图a　棘慢波发放开始（记录速度分别为15mm/s和30mm/s）

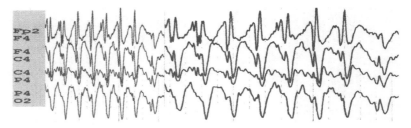

图b　发作突然停止，接近失神发作结束时，放电频率逐渐变慢（记录速度分别为15mm/s和30mm/s）

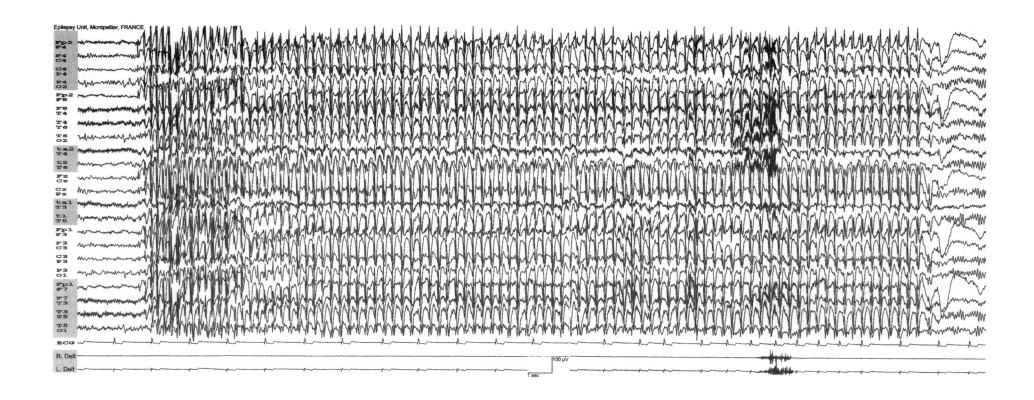

I·7　青少年失神癫痫（3）

临床提示

患者，男，18岁。因14岁和16岁清醒时分别出现过一次GTCS就诊。其祖母在青春期时患有全面性癫痫，其姐姐患有JME，服用丙戊酸钠可缓解。

脑电图特征

夜间睡眠中觉醒，患者处于清醒状态。右：记录到40秒的脑电图，其中包含22秒的失神发作。发作起始突然出现全面性多棘慢波，发作的前半程呈现多棘慢波暴发，在后半程，棘慢波更规则，频率为3Hz。在觉醒的15分钟内，本例患者出现了3次失神发作。在NREM睡眠期，脑电图又出现了3Hz棘慢波短暂发放，并在异常放电和多棘慢波发放后出现觉醒反应（见 I·8 的图）。

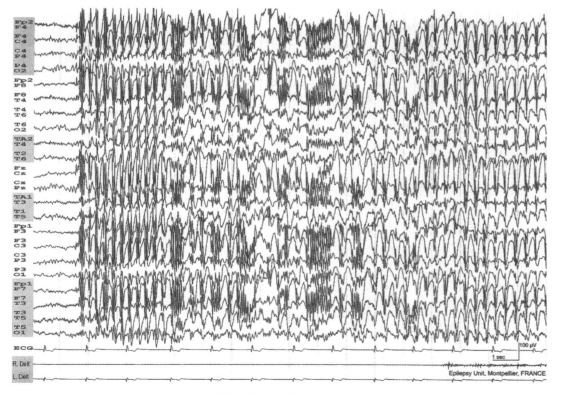

图a　记录速度15mm/s

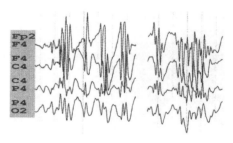

图b　发作突然开始，可见多棘慢波发放，右侧脑电图可见多棘波暴发

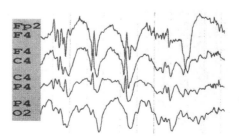

图c　发作突然结束，在发作接近结束时，放电频率变慢

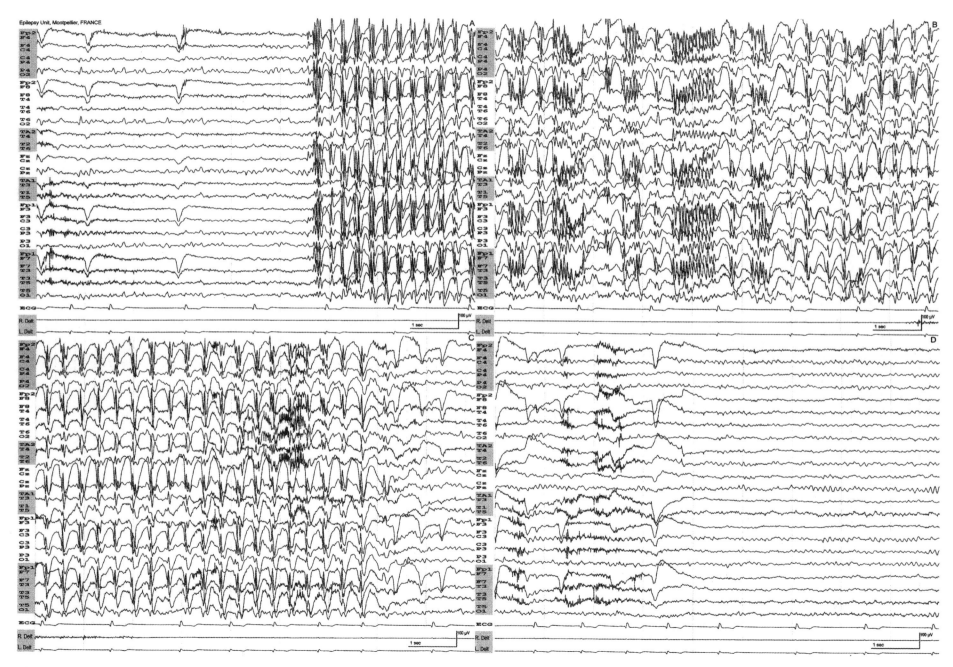

Ⅰ·8 青少年失神癫痫（4）

临床提示

与Ⅰ·7为同一患者。

脑电图特征

NREM睡眠2期可见睡眠纺锤波和枕区的正向尖波。左右半球呈现不对称的、双侧独立的异常放电。图右侧可见广泛性棘慢波暴发。

评注

在一些IGE患者中，脑电图可能会出现局灶性、不对称性特点，与典型的全面性放电有关（Panayiotopoulos，1991；Lancman等，1994）。局灶性放电可能出现在一侧半球，或在双侧半球独立出现，在不同次脑电图记录中会出现侧别转变的情况。

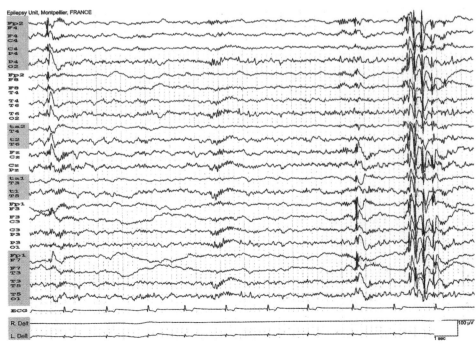

图a 记录速度15mm/s

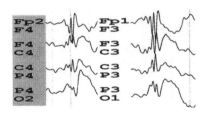

图b 放电不对称

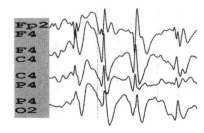

图c 棘慢波暴发

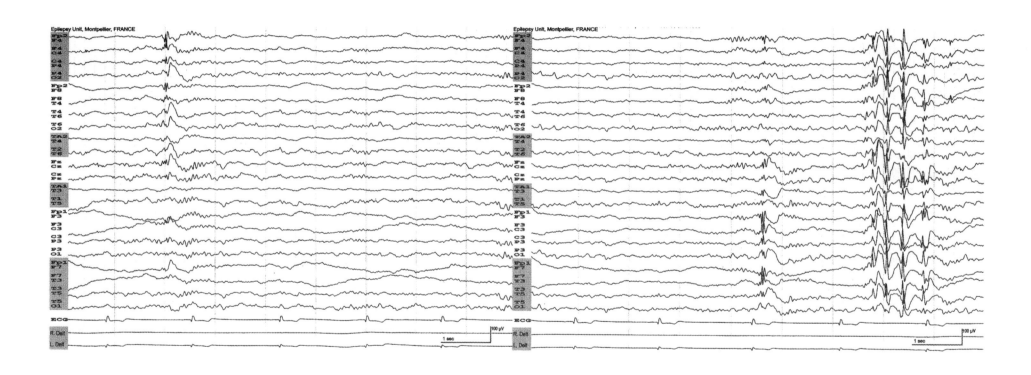

Ⅰ·9　青少年失神癫痫（5）

临床提示

患者，女，51岁。因曾患有JAE就诊。首次发作年龄为25岁。曾出现持续时间不同的失神发作，发作频率低，有时意识不会完全丧失。本次就诊前从未接受过药物治疗，也没有出现过其他类型的癫痫发作。

脑电图特征

左：正常背景活动和明显的临床下放电，双侧对称、同步的3～4Hz棘慢波，可夹杂多棘波成分。发作突发突止。中：右侧半球可见稍慢的棘慢波，颞区为著。右：右颞区可见1个棘慢波。

评注

在所有类型的IGE中，可能出现不对称或局灶性改变，均与典型的全面性改变有关。局灶性改变既可以出现在一侧半球，又可以独立出现在任意一侧半球，再游走到另一侧。如Ⅰ·8所示，必须明确临床情况及可能存在的局灶性改变。在临床不确定的情况下，必须依照特定的脑电图流程来阅图（长程、睡眠期、觉醒期……）。

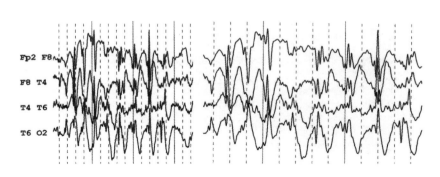

图a　3～4Hz的全面性棘慢波放电，其中夹杂多棘波（记录速度左侧15mm/s、右侧30mm/s）

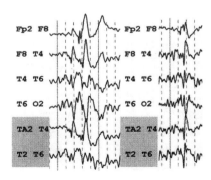

图b　右颞棘慢波和孤立的棘慢波

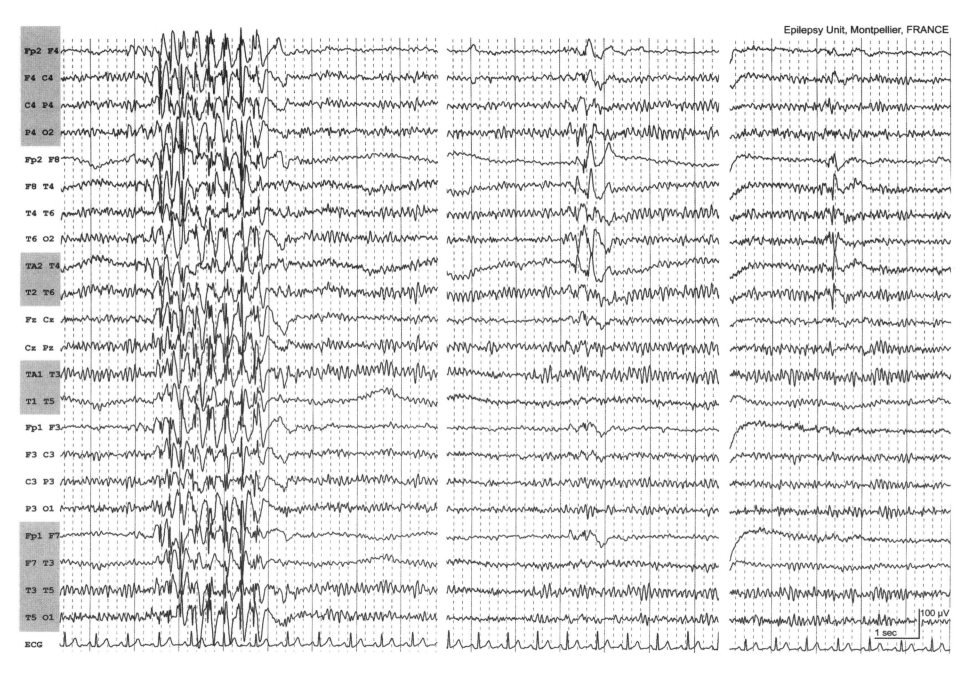

I · 10　青少年失神癫痫（6）

临床提示

患者，男，17岁。因发生2次GTCS就诊。14岁开始出现典型失神发作，经诊疗评估，本例患者接受左乙拉西坦治疗（1500mg/d）。头MRI正常。

脑电图特征

夜间睡眠后记录，患者在上午9时20分处于NREM睡眠2期，全导可见全面性3Hz棘慢波发放，失神发作结束时，放电频率逐渐减慢，发作突然结束，患者出现觉醒反应，在放电结束时可见α节律。

评注

在JAE和CAE患者睡眠期失神发作结束时，均可出现觉醒反应。

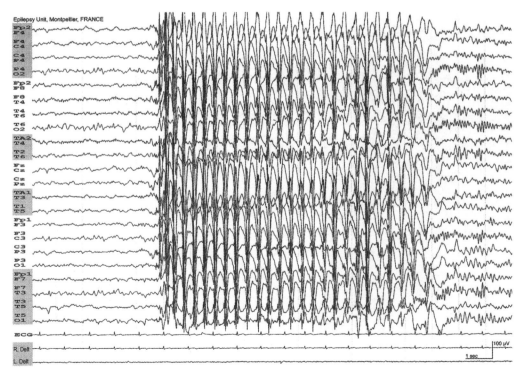

图a　记录速度15mm/s

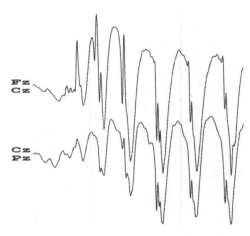

图b　发作起始棘慢波突然出现

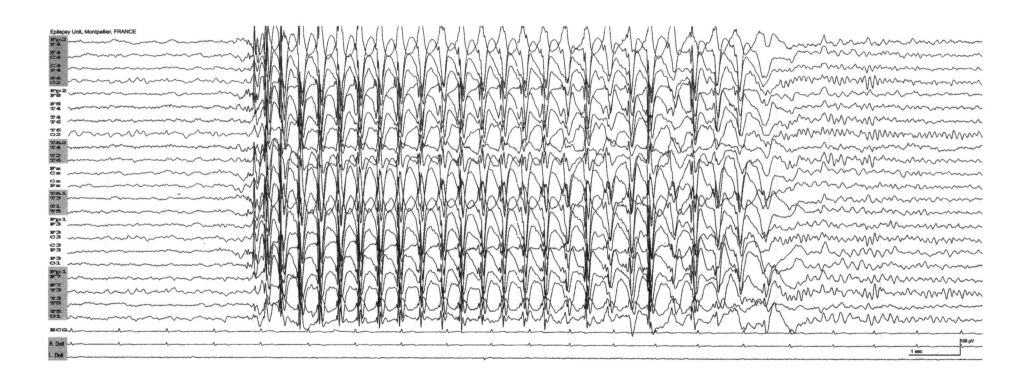

I·11 青少年失神癫痫：颞区间断性δ活动（1）

临床提示

与 I·10 为同一患者。

脑电图特征

患者处于闭眼状态，脑电图可见正常的α节律，左右侧颞区可见δ波，右侧为著。

评注

在13%的JAE患者中可以观察到颞区间断节律性δ活动（Gélisse等，2011），频率约为3Hz。这种活动可能是儿童失神癫痫患者后头部δ波的一个连续产物，但其位于颞叶偏前的位置，这种放电可能会终止发作。

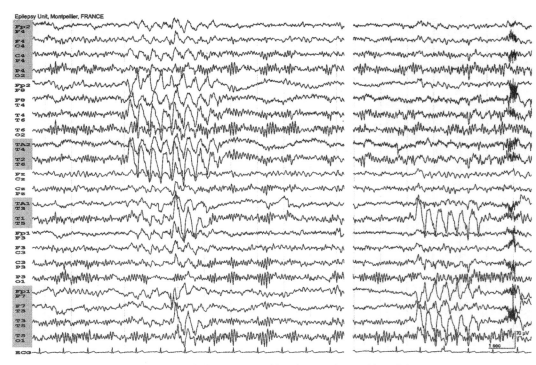

图a　记录速度15mm/s。第二段显示左颞区的δ活动

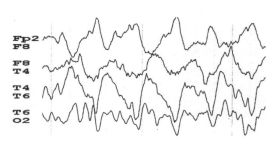

图b　右颞区可见δ波

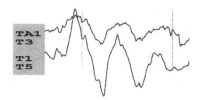

图c　左颞区可见δ波

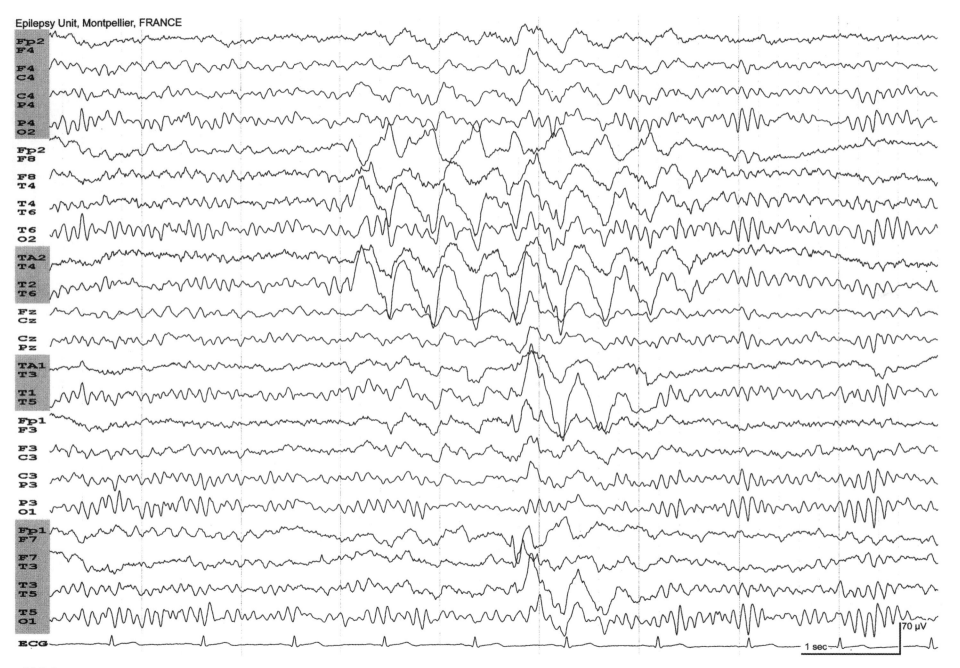

Epilepsy Unit, Montpellier, FRANCE

临床提示

患者，男，29岁。因青春期开始出现典型失神发作就诊。在进行脑电图检查时，患者未曾接受过治疗。

脑电图特征

左：REM睡眠期，左颞可见间断节律性δ波。中和右：NREM睡眠2期，全导可见广泛性多棘慢波，右侧半球可见不对称改变。

评注

在笔者的系列观察中，间断节律性δ活动可被过度换气和困倦诱发，在NREM睡眠期可减少，在REM睡眠期时可以再次出现。

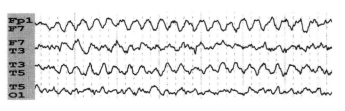

图a　左颞区可见δ波

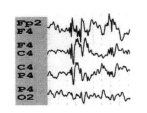

图b　右侧半球可见不对称改变

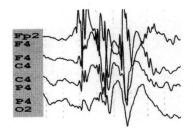

图c　多棘慢波

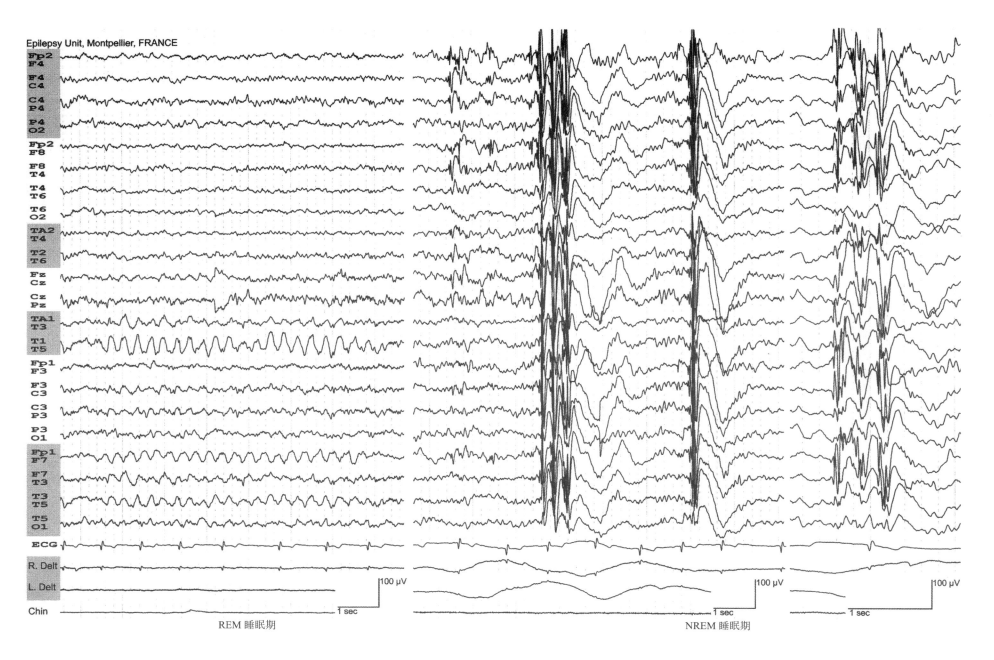

REM 睡眠期   NREM 睡眠期

临床提示

患者，女，19岁。因出现GTCS就诊。她主诉数年来晨醒后经常因为动作笨拙而掉东西。

脑电图特征

左：患者处于困倦状态，脑电背景为后头部α节律，之后该节律消失，出现低波幅θ节律，值得注意的是额极和前下颞区出现不规则活动，是慢速眼动电位，表明患者进入NREM睡眠1期。左图快结束时，出现一个不规则的广泛性棘慢波暴发。右：患者突然觉醒。脑电图显示异常放电明显增多，暴发多棘慢波，未见肌阵挛发作。在闪光刺激和观看日本动画片（《精灵宝可梦》，红光间断刺激）时可见光阵发反应和肌阵挛发作。观看电视诱发了2次不规则的全面性多棘慢波发放和2次肌阵挛发作（三角肌）。

评注

许多研究报道，JME和其他IGE患者睡眠期脑电图可见异常放电激活模式。在JME患者中，最明显的激活通常发生在从睡眠觉醒后，但在睡眠阶段转变时也可见到异常放电的激活（伴或不伴肌阵挛发作）。

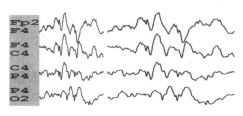

图a　暴发棘慢波（记录速度左侧15mm/s、右侧30mm/s）

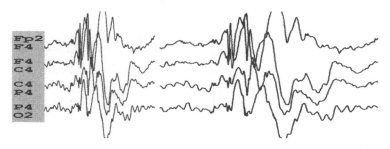

图b　发作间期可见多棘慢波（记录速度左侧15mm/s、右侧30mm/s）

困倦期

清醒期

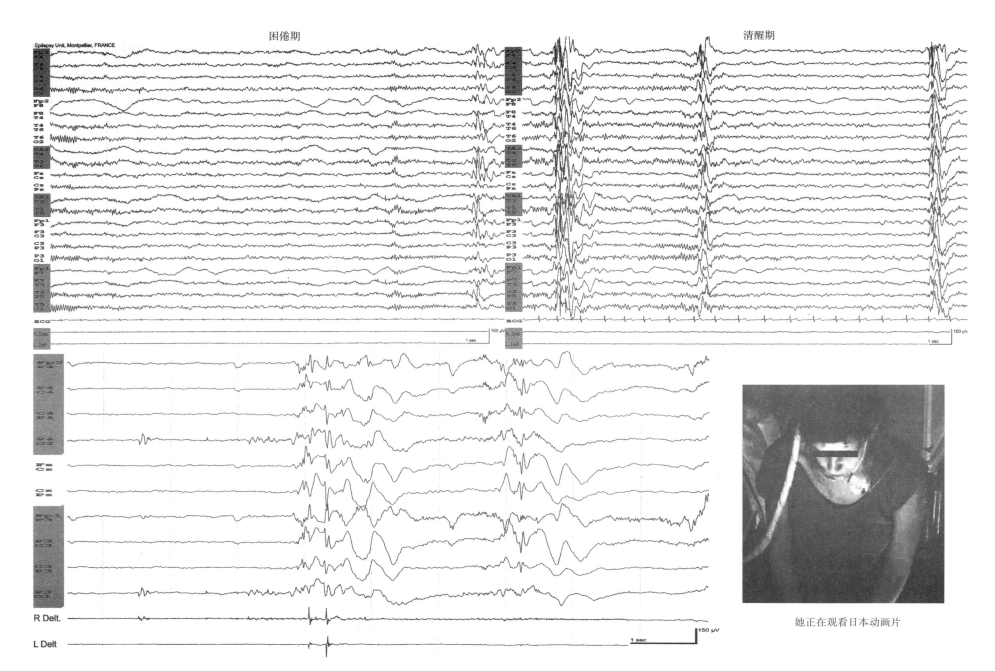

她正在观看日本动画片

临床提示

患者，男，20岁。因酗酒失眠两晚，出现第一次GTCS就诊。在询问病史时发现本例患者在这次发作前的几个月里，曾出现过觉醒后肌阵挛。

脑电图特征

小睡记录。A：脑电图记录开始时，患者半闭眼，眼睑轻微眨动。脑电背景为α活动，O2导联可见脉搏伪差，记录到2个散在的尖波。B：患者进入睡眠状态，45分钟后转醒，脑电图记录了觉醒过程。可见棘慢波和多棘慢波两种形式的异常放电，同时可见肌阵挛发作（三角肌肌电记录）。

评注

脑电图记录到的尖波可能是IGE的标志。这些尖波可以在IGE患者中出现，也可以在非癫痫患者中出现（尤其在有癫痫家族史的患者中）。后者如出现这样的脑电图改变不足以诊断癫痫。然而，有些人可能在一些特定的情况下出现癫痫发作，如严重睡眠剥夺、饮酒、服用引发惊厥的药物后。这种脑电图表现表明可能会出现癫痫发作。反复出现发作才能诊断癫痫。如果在标准脑电图检查时记录到这些放电，则需进行睡眠记录以评估觉醒是否可以引起异常放电激活，从而确定诊断。本例患者诊断JME是基于患者出现了肌阵挛发作和一次GTCS。在疑似JME患者中，在部分夜间睡眠剥夺后进行白天小睡，并记录足够长时间的觉醒脑电图，是一个非常有效的脑电图检查方法。同时，诱发唤醒也非常值得应用。

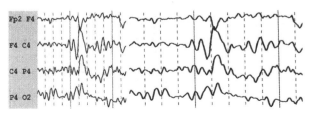

图a　尖波（记录速度左侧15mm/s、右侧30mm/s）

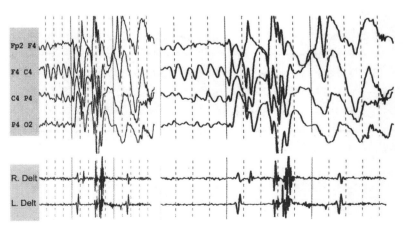

图b　棘慢波和多棘慢波发放，同时可见肌阵挛发作（记录速度左侧15mm/s、右侧30mm/s）

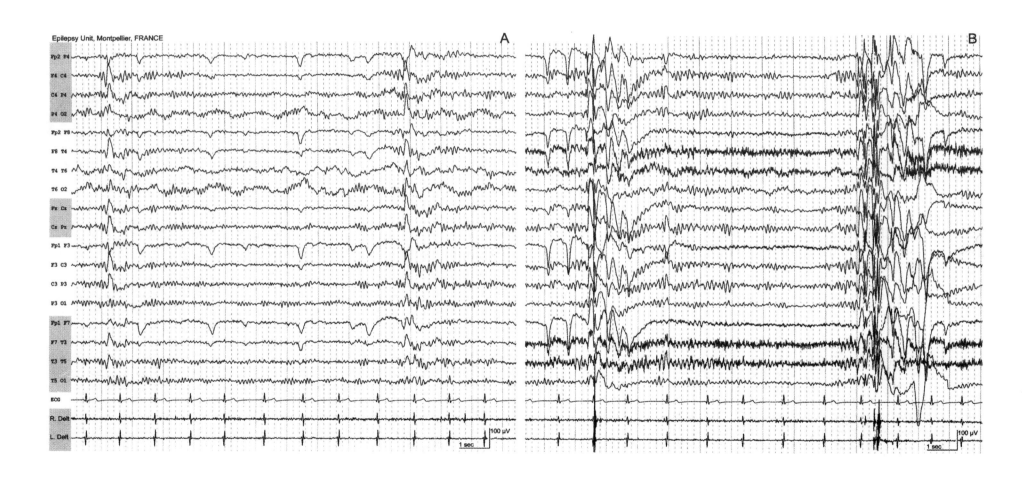

临床提示

与Ⅰ · 14为同一患者。

脑电图特征

午睡醒来后进行间断闪光刺激。左：闪光刺激频率为9Hz，可见3个光阵发性反应，在第一个光阵发反应时可见肌阵挛发作（三角肌表面肌电图）。右：闪光刺激频率为11Hz，可见多棘慢波发放和肌阵挛发作。在闪光刺激结束后，再次出现棘慢波，未见肌阵挛发作。

评注

IGE患者觉醒时脑电图出现阵发性活动的激活，为了增加获得有意义脑电图数据的机会，可进行间断闪光刺激等诱发试验。

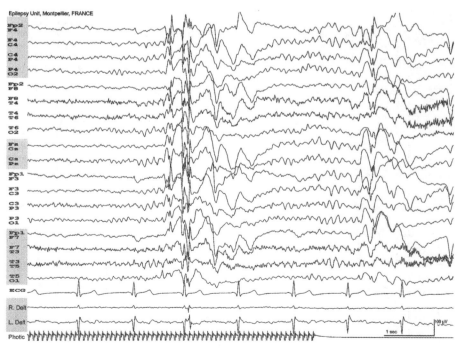

图a　记录速度30mm/s

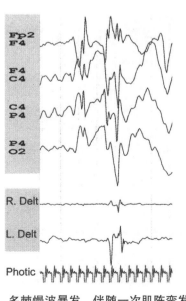

图b　多棘慢波暴发，伴随一次肌阵挛发作

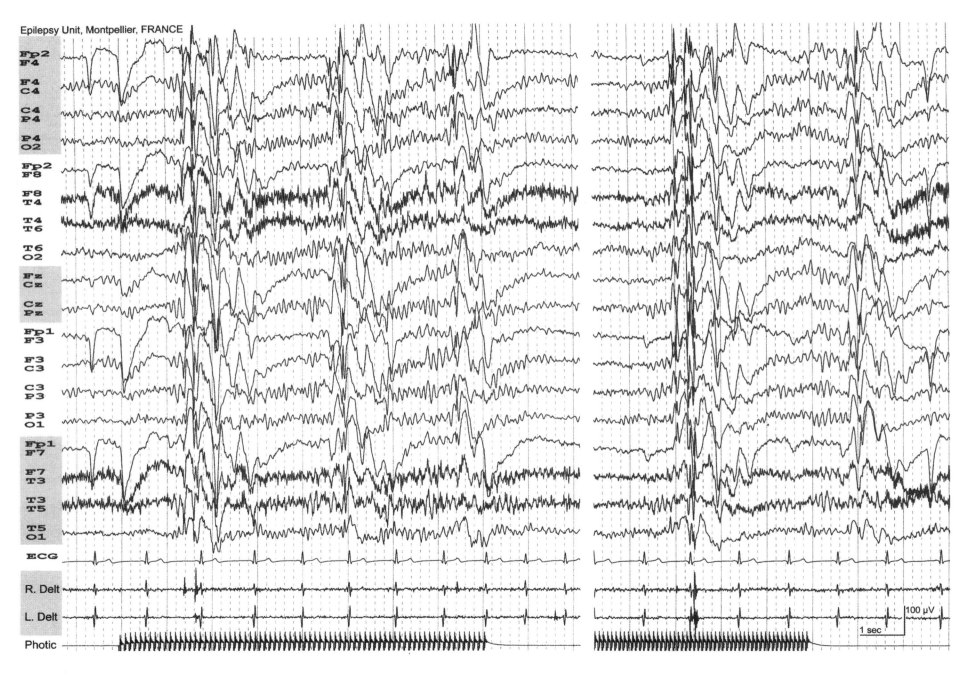

临床提示

患者，女，19岁。因肌阵挛发作和GTCS就诊。13岁起病，自述16岁时频繁出现肌阵挛发作。由于发作形式不对称，也不刻板，被误认为是心因性发作，停止治疗，导致每3天出现一次GTCS，以及每天醒来时出现一次肌阵挛发作伴跌倒。服用唑尼沙胺后，癫痫发作明显减少。脑电图检查后添加丙戊酸钠治疗，发作完全被控制。

脑电图特征

左：患者处于坐位，双上肢上抬。25Hz的间断闪光刺激诱发出现13Hz的多棘波，其后出现一个慢波并伴眨眼伪差。三角肌肌电可见上肢上抬姿势部分消失，尤其是左上肢，此为短暂的失张力（负性肌阵挛）。放电结束后，患者手臂上抬，恢复原来的姿势。右：可见广泛性3Hz棘慢波，患者出现典型失神发作。发作时双眼上视。患者未感知到这次失神发作。

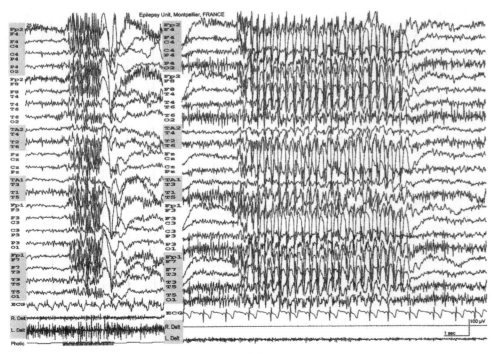

图a　记录速度15mm/s

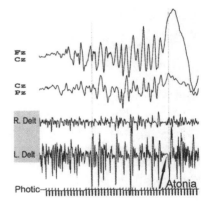

图b　多棘慢波，三角肌短暂失张力（箭头处）

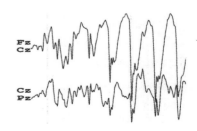

图c　失神发作开始

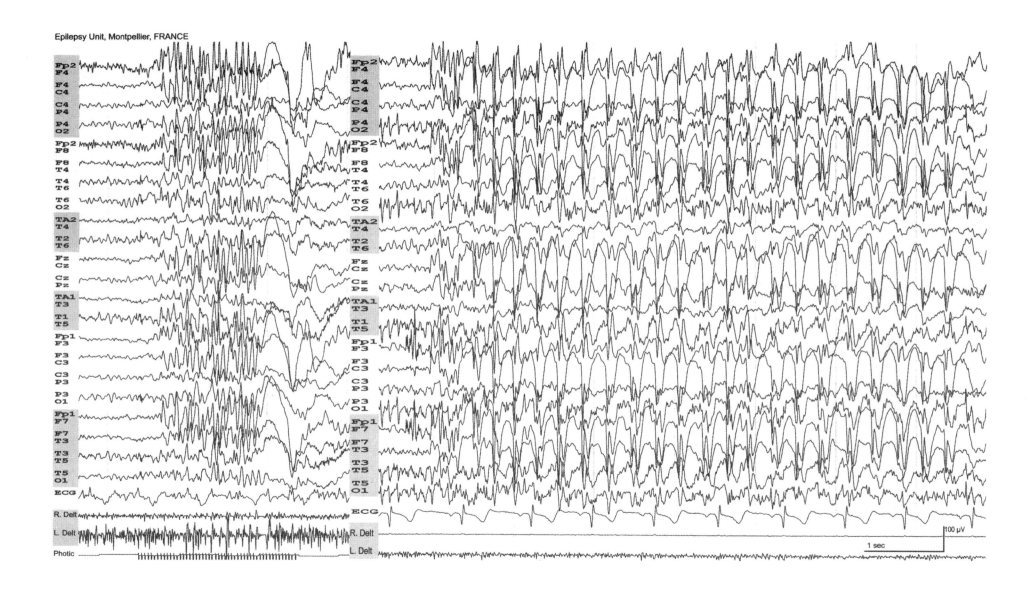

临床提示

患者，女，17岁。因11岁时出现第一次GTCS，几个月后出现第二次GTCS，有身体向左侧偏转就诊。患者描述在GTCS前出现眼前闪光，随后意识丧失。由此诊断为枕叶癫痫。但几年来她一直抱怨醒来时因不自主抽动而出现经常掉东西的现象。

脑电图特征

A：过度换气时出现左侧半球不对称改变。B：放松状态，暴发出现不规则的广泛性3Hz棘慢波。

评注

IGE患者脑电图可出现一侧半球局灶性放电变化或双侧半球独立出现（Panayiotopoulos等，1991；Lancman等，1994）。为了避免误诊为局灶性癫痫，必须牢记临床特点，IGE患者可以出现局灶或不对称的放电变化。视觉先兆如闪光、亮光或看到太阳的感觉已在JME中有报道（Gélisse等，2007），并且可能在肌阵挛发作时出现短暂意识丧失。不同于枕叶癫痫的先兆，这些视觉先兆十分短暂。

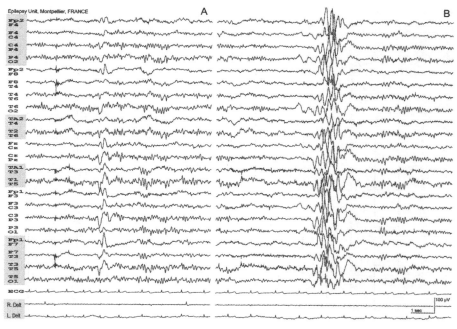

图a　记录速度15mm/s

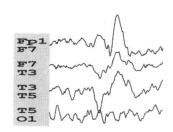

图b　左侧半球不对称性放电

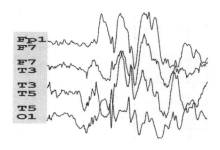

图c　棘慢波暴发

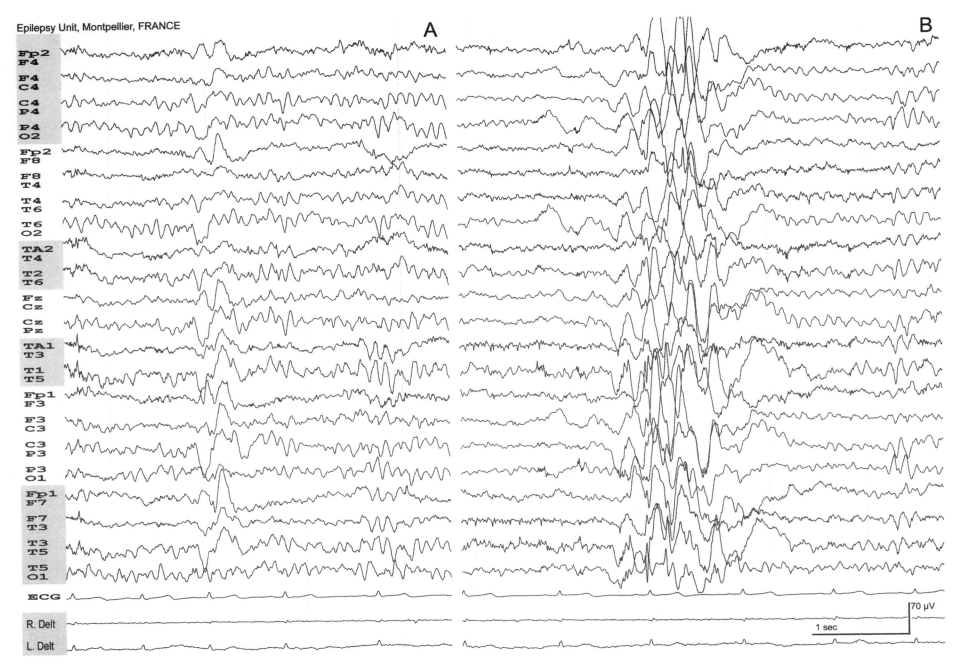

临床提示

与 I·17 为同一患者。

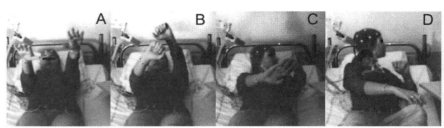

发作演变。A.双臂上抬；B.第二个肌阵挛抽搐；C和D.在癫痫大发作的肢体强直开始阶段，头和身体向一侧偏转

脑电图特征

午睡后脑电图记录。睡眠脑电图显示正常。A：8Hz 间断闪光刺激诱发出现2次广泛性多棘波暴发，伴肌阵挛发作。第一次肌阵挛只涉及右侧三角肌，第二次发作涉及范围更广，心电导联可见明显的伪差。此时闪光刺激应已经停止。1秒钟后出现双侧棘慢波，随后B图出现双侧高波幅δ波，此放电模式对应于失神发作。B：该图结束时出现12～14Hz的低波幅快波活动。C：头和躯体向一侧偏转，随后出现GTCS（可见三角肌肌电伪差）。由于肢体强直，脑电图显示快波活动上叠加肌电伪差。D：发作继续演变，后期肢体抽搐结束。

评注

在GTCS前出现的头和身体偏转不能被认为是局灶性发作。

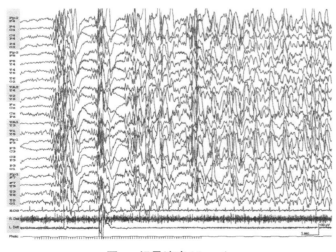

图a　记录速度 15mm/s

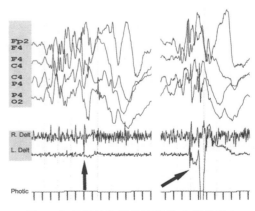

图b　多棘慢波和肌阵挛发作（箭头处）

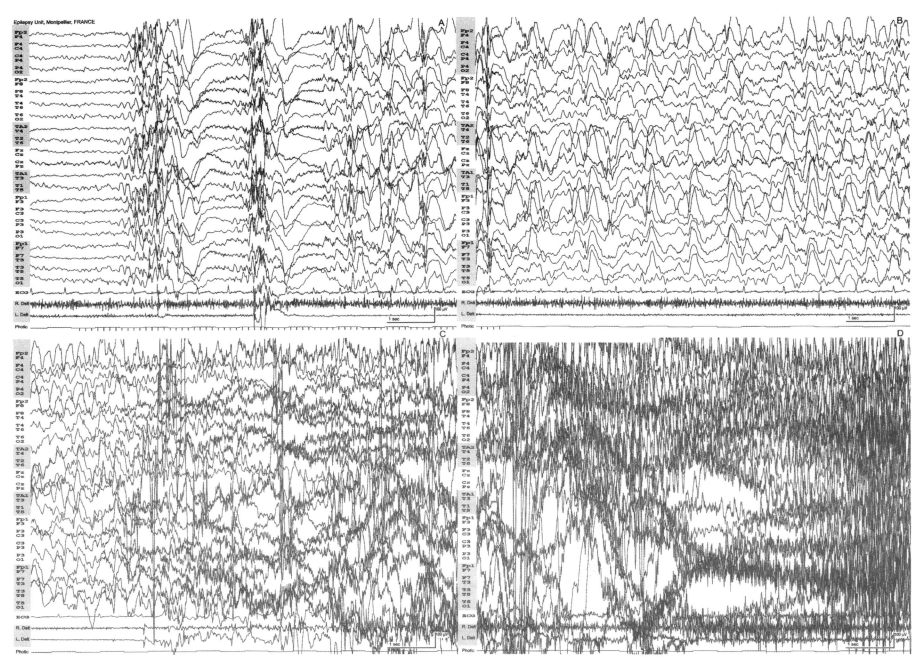

临床提示

患者，男，40岁。评估考虑为药物难治性青少年肌阵挛性癫痫。服用丙戊酸钠、托吡酯和苯巴比妥药物治疗，3年内只出现2次GTCS。43岁时出现癫痫性猝死。

脑电图特征

左：清醒状态，脑电图显示广泛性棘波暴发，右侧三角肌肌电显示右上肢肌阵挛发作。右：NREM睡眠2期，脑电图显示广泛性棘慢波/多棘慢波暴发，没有肌阵挛发作。

评注

青少年肌阵挛性癫痫通常是一种可治疗的癫痫综合征，但15%左右的患者是药物难治性，尤其当3种癫痫发作类型（肌阵挛发作、GTCS和失神发作）同时存在时（Gélisse 等，2001b）。在这项研究中，精神障碍如人格障碍的存在也是影响耐药性的一个独立因素。癫痫的突然意外死亡（sudden unexpected death，SUDEP）在JME中有报道（Gélisse & Genton，2001；Brodie，2016）。

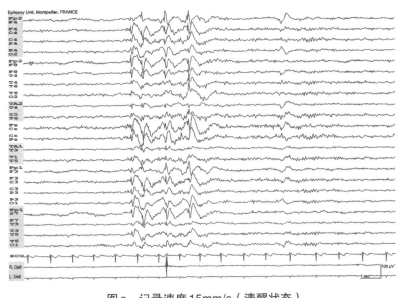

图a　记录速度15mm/s（清醒状态）

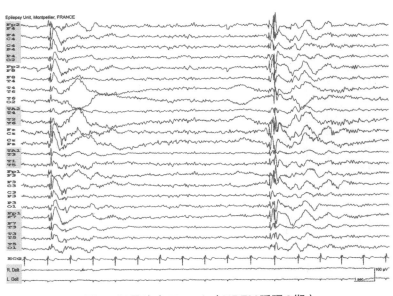

图b　记录速度15mm/s（NREM睡眠2期）

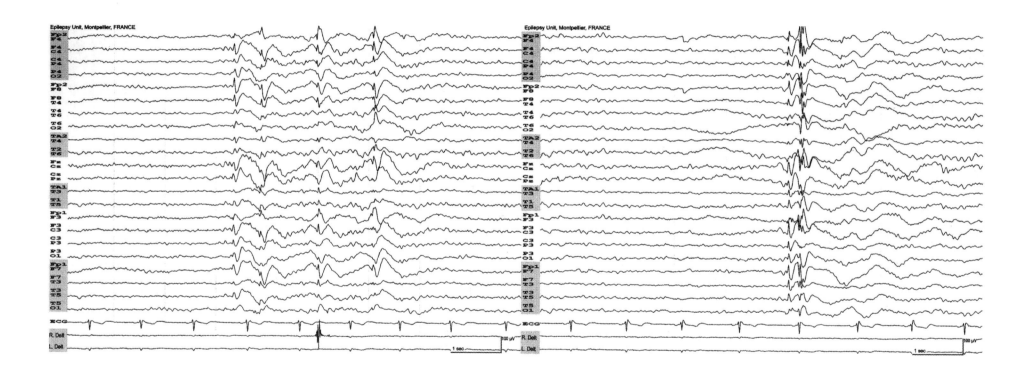

临床提示

与Ⅰ · 19为同一患者。

脑电图特征

清醒期。左：在脑电图记录开始时，患者闭眼。广泛性棘慢波发放，随后出现多棘波和棘慢波。此时患者睁开眼睛。脑电图可见波幅减低，随后出现高波幅多棘慢波发放。患者出现双下肢肌阵挛，随后出现双上肢肌阵挛（可以看到三角肌肌电活动及脑电图上的肌电伪差）。右：脑电图上出现多棘波暴发并叠加肌电伪差（对应于肌阵挛发作）。脑电记录最后，肌电活动波幅增加，对应于癫痫发作的强直阶段。

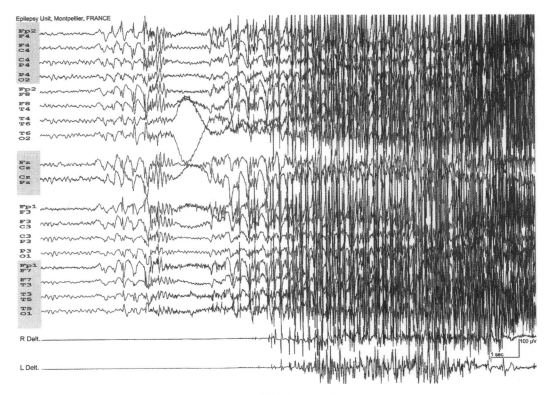

图a　记录速度15mm/s

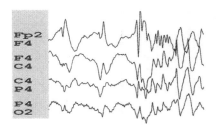

图b　棘慢波之后出现多棘波和棘慢波

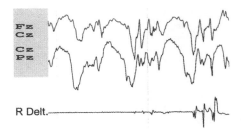

图c　多棘慢波和肌阵挛发作

睁眼　　　　下肢肌阵挛

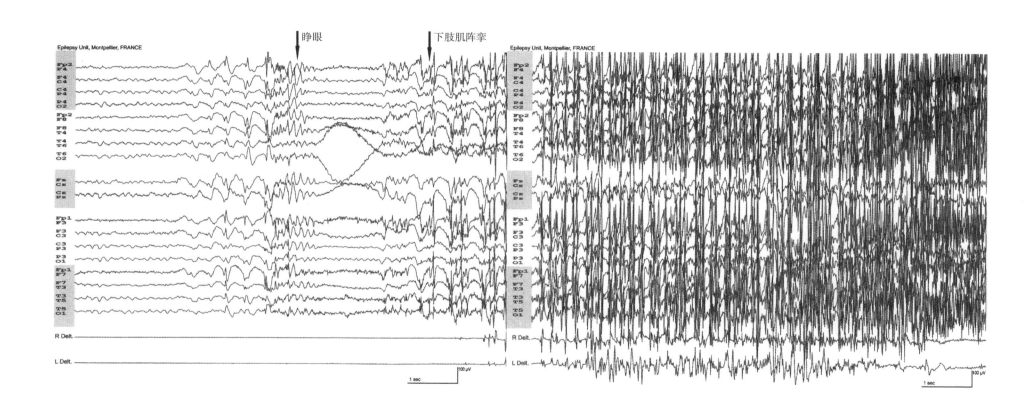

临床提示

患者，女，26岁。孕期。因停用丙戊酸钠，加用拉莫三嗪后症状加重就诊。每天出现肌阵挛发作，每周出现GTCS。

脑电图特征

左：眼睁状态。广泛性多棘慢波发放，伴肌阵挛发作。肌阵挛发作引起肌电伪差，顶区除外（图b所示）。多棘慢波后出现节律性双侧棘慢波，持续3秒。右：患者处于睡眠状态。广泛性3Hz棘慢波暴发，随后出现广泛性多棘慢波，可见肌阵挛发作。脑电图可见肌电伪差。顶区可见多棘波（图c）。肌阵挛发作后患者出现觉醒。

评注

JME患者肌阵挛发作通常是不对称的，有时像本例患者一样发作很严重。肌肉抽搐也会出现打嗝，或导致患者突然跌倒。此时肌阵挛发作可能被误认为是心因性发作。

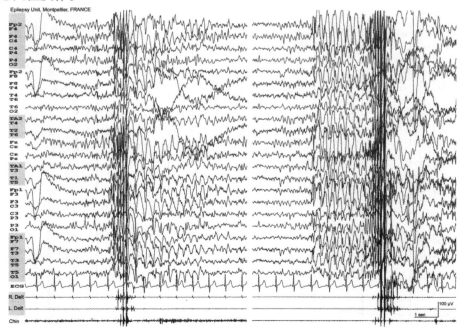

图a　记录速度15mm/s

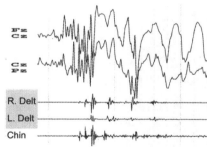

图b　肌阵挛发作，脑电图可见多棘慢波发放，随后出现棘慢波

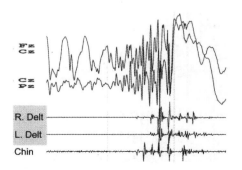

图c　肌阵挛发作，脑电图可见棘慢波发放，随后出现多棘波

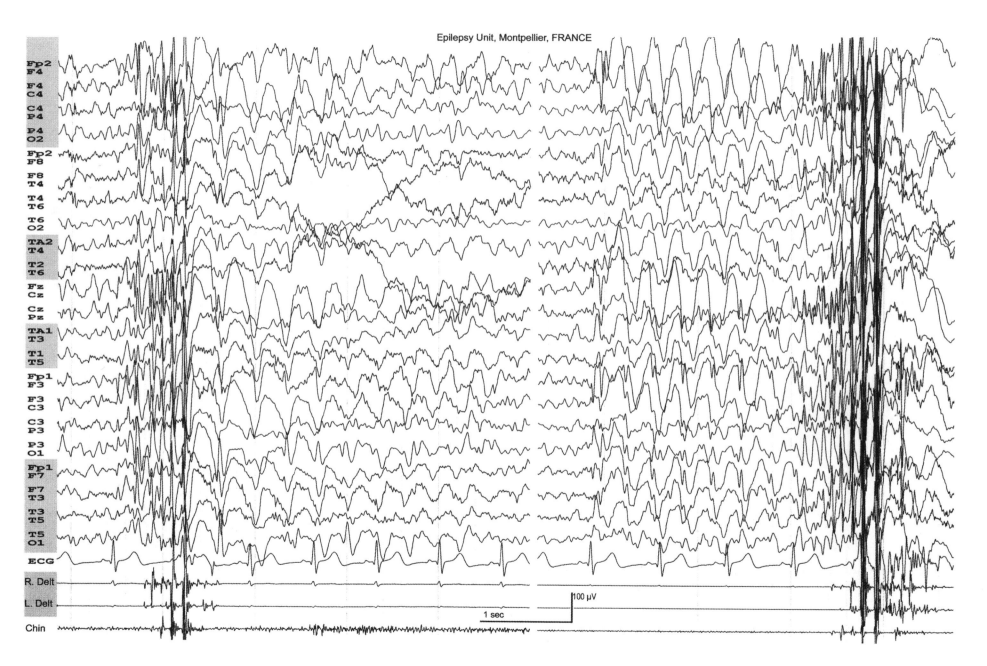

临床提示

与Ⅰ·21为同一患者。

脑电图特征

　　A：脑电图可见多棘慢波，同时有肌阵挛发作（三角肌和颏肌），随后演变为强直阵挛发作。肌强直时出现大量肌电伪差。图B最后可见中央区和中线区发作期放电活动。B：发作期顶区可见12Hz放电活动。C：20秒之后，阵挛期，双侧三角肌抽搐。脑电图仅可见肌电伪差。肌电图可见三角肌和颏肌不同步收缩。随着发作演变，抽搐后的失张力期逐渐延长。D：发作逐渐停止，脑电图可见电静息（发作后广泛性的脑电抑制）。

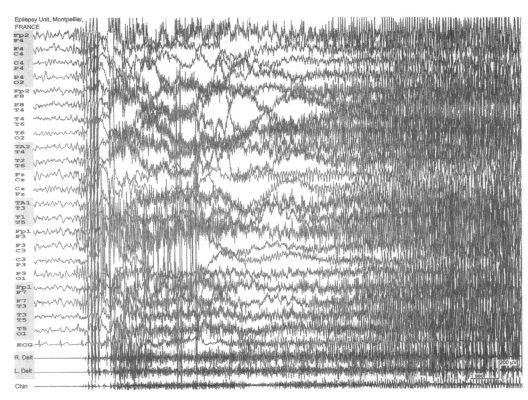

图a　记录速度15mm/s

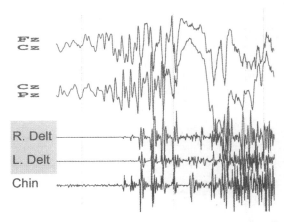

图b　肌阵挛发作，之后出现肌肉强直，脑电图可见多棘慢波发放

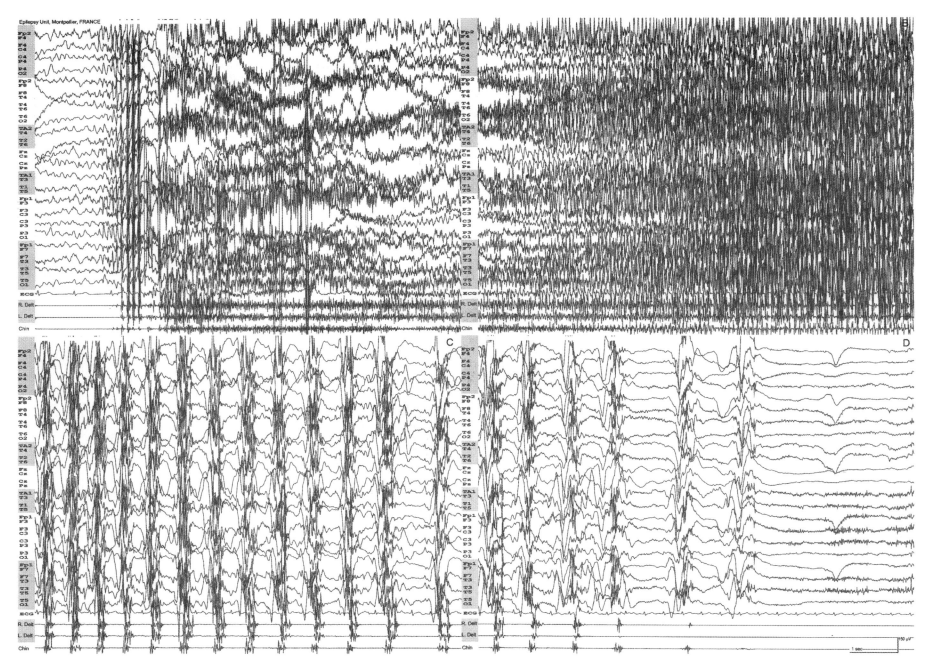

临床提示

患者，男，38岁。因青少年肌阵挛性癫痫就诊。既往患儿童失神癫痫。青春期，患者出现肌阵挛发作和GTCS。患者主要表现为晨起出现肌阵挛发作，有时成簇发作，或肌阵挛发作后出现GTCS（大约每周发作1次）。本例患者接受过不适当的药物治疗，为寻求术前评估而就诊。调整治疗方案后，发作得到完全控制。

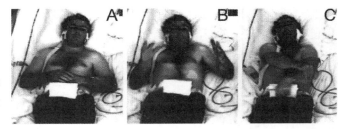

A.休息时；B.几分钟之后，肌阵挛发作；C.全面性强直-阵挛发作开始

脑电图特征

本例患者行睡眠剥夺，凌晨2时入睡，早晨6时被叫醒。醒后几分钟，患者开始出现肌阵挛发作，并逐渐进展为肌阵挛性癫痫持续状态。早晨6时58分，患者出现GTCS，脑电图开始可见广泛性多棘波发放，伴肌阵挛发作。在第8秒，患者出现GTCS，脑电图可见前头部为著的全面性棘波发放叠加肌电伪差。

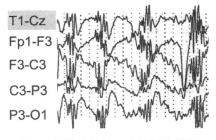

图a 肌阵挛发作，多棘慢波暴发

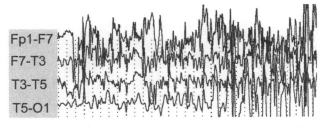

图b GTCS起始，出现广泛性棘波活动，前头部为著

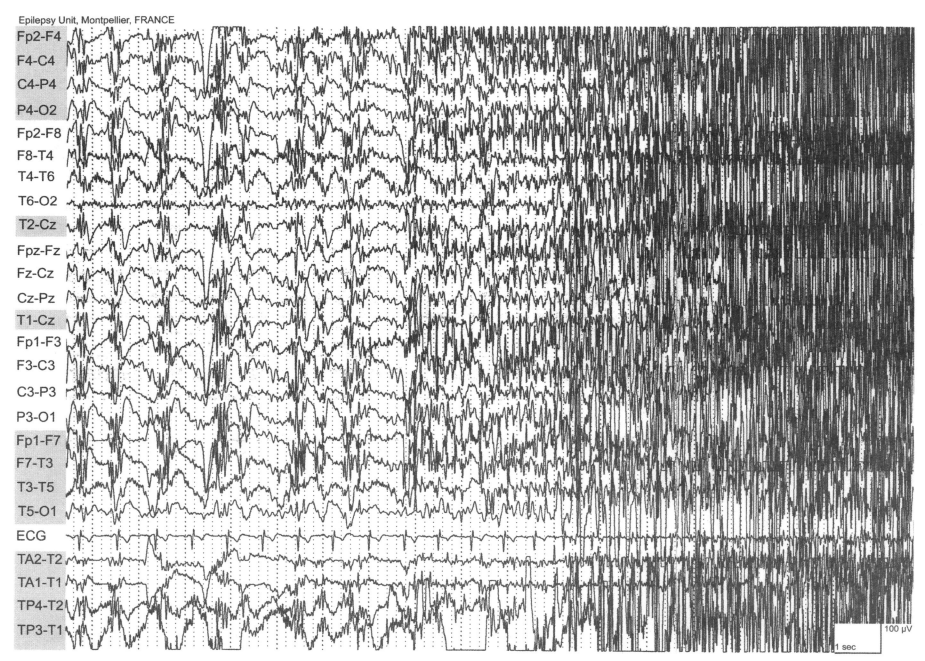

Epilepsy Unit, Montpellier, FRANCE

I · 24　使用无效/不合理药物治疗的青少年肌阵挛性癫痫（1）

临床提示

患者，女，15岁。因每月出现2～3次GTCS，频繁的肌阵挛发作逐渐进展为癫痫持续状态就诊。13岁发病。患者之前曾服用大剂量拉莫三嗪、左乙拉西坦、托吡酯治疗，随后服用托吡酯、氯硝西泮、拉莫三嗪和奥卡西平。脑电图检查时，她正服用拉莫三嗪（200mg/d）和奥卡西平（600mg/d）治疗。

脑电图特征

左：清醒期脑电图。肌阵挛发作，随后出现失张力发作（负性肌阵挛），脑电图可见广泛性多棘慢波暴发。右：闪光刺激频率为17Hz，诱发光阵发反应，即出现广泛性棘波和多棘慢波，持续到刺激终止后。注意，在刺激结束时，右侧三角肌肌电可见肌肉抽搐。患者的光敏范围为9～19Hz。

评注

不合理的药物治疗（如本例患者应用的卡马西平或奥卡西平）导致青少年肌阵挛性癫痫病情加重，患者出现失张力和负性肌阵挛发作，甚至出现肌阵挛性癫痫持续状态（Genton等，2019）。

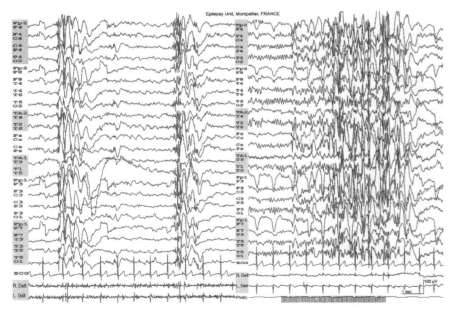

图a　记录速度15mm/s。肌阵挛发作随后出现肌阵挛－失张力发作，脑电图可见多棘慢波暴发

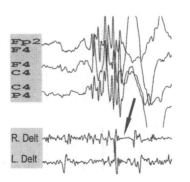

图b　肌阵挛后出现失张力发作，多棘慢波发放

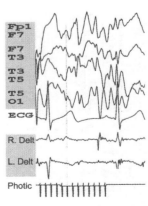

图c　闪光刺激结束后出现多棘慢波。右侧三角肌肌电可见肌肉抽搐的肌电伪差

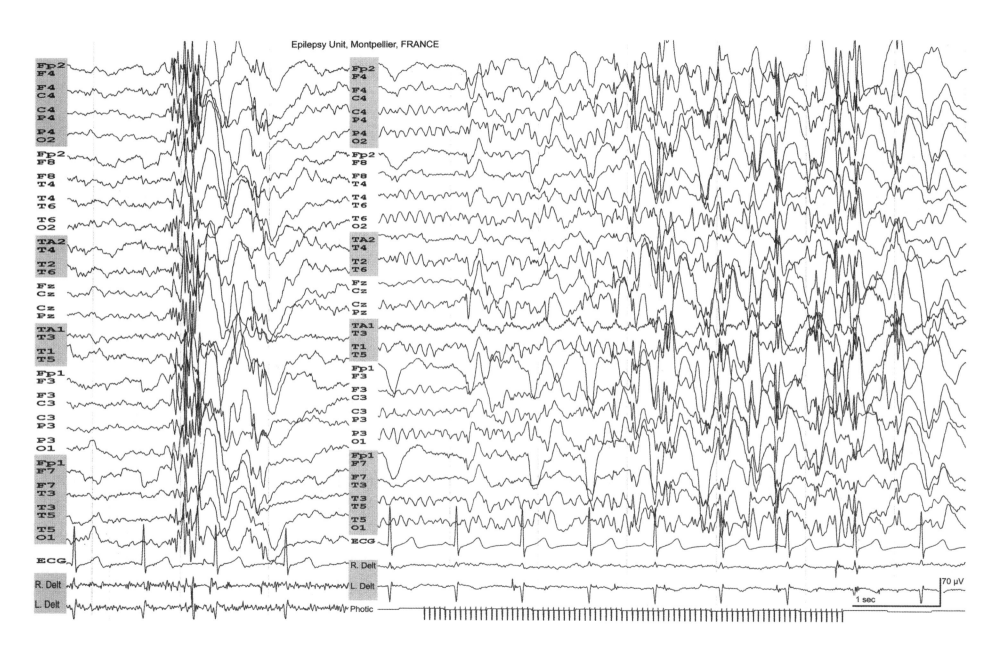

Epilepsy Unit, Montpellier, FRANCE

临床提示

与 Ⅰ · 24 为同一患者。药物治疗调整为丙戊酸钠和苯巴比妥，停止服用奥卡西平。2 年后，患者服用丙戊酸钠（1000mg/d）、苯巴比妥（20mg/d）和拉莫三嗪（200mg/d）治疗。癫痫发作得到完全控制，并且脑电图明显改善，没有光敏性。

脑电图特征

A：患者清醒状态，脑电图显示不典型失神发作，慢棘慢波发放，前头部为著。注意到棘慢波形态和频率的变化：失神发作开始时频率为 5Hz，然后演变为 2.5Hz。患者没有意识到是发作。B：过度换气诱发棘慢波和多棘慢波，伴有多部位不稳定肌阵挛发作（箭头所指）。患者也没有意识到这些发作。过度换气期间，患者持续眨眼（可见下眼睑眨动的肌电伪差）。

评注

约 68% 的 JME 患者服用卡马西平，38% 的患者服用苯妥英钠可加重发作（Genton 等，2000b）。奥卡西平似乎加重发作的趋势更严重（Gélisse 等，2004）。拉莫三嗪可能会加重肌阵挛发作（Biraben 等，2000；Crespel 等，2005）。丙戊酸钠对青少年肌阵挛性癫痫具有非常好的疗效。

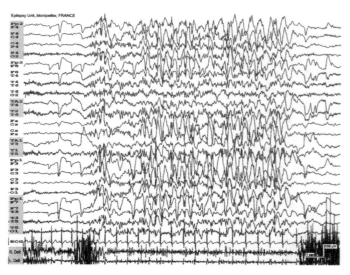

图a　记录速度 15mm/s。不典型失神发作

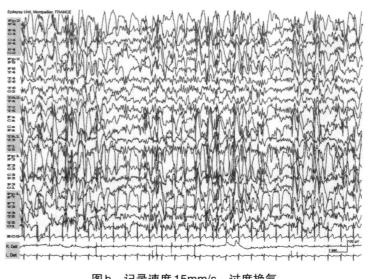

图b　记录速度 15mm/s。过度换气

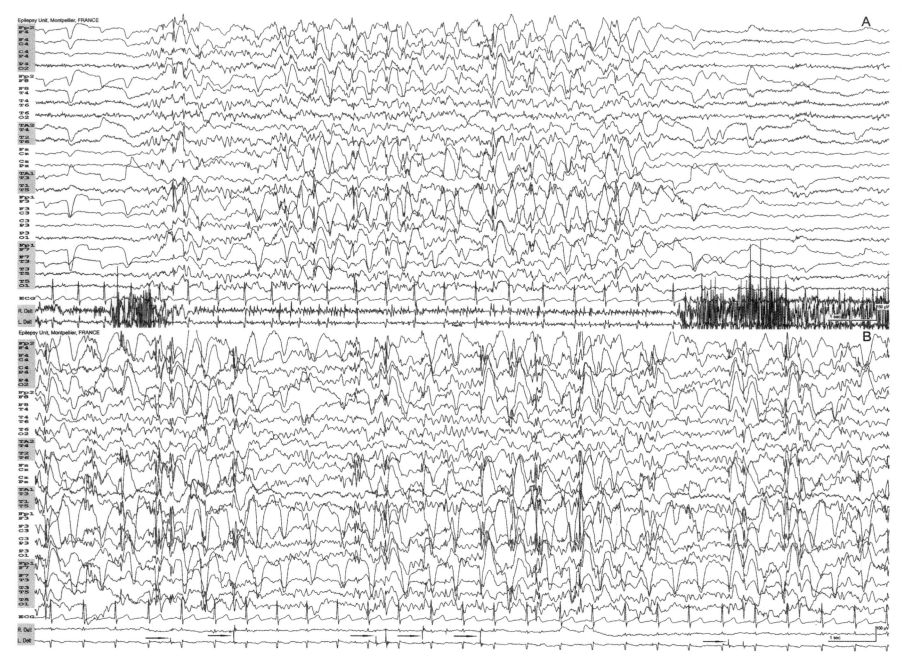

伴有脑部病灶的青少年肌阵挛性癫痫

临床提示

患者，女，17岁。因局灶性癫痫发作服用奥卡西平治疗。既往婴儿期有右侧肢体偏瘫病史，由新生儿期缺血性脑卒中导致左侧中央区腔隙性梗死所致。患者正常接受学校教育。14岁看电视时出现第一次GTCS。短暂的意识丧失被误认为伴有意识丧失的局灶性癫痫发作。患者自述当她沿着绿树成行的道路（阳光/阴影交替出现）骑行时感到不适和肌肉抽搐。

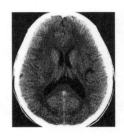

CT提示左侧中央区梗死

脑电图特征

左：小睡后觉醒期，双眼紧闭。正常α背景脑电活动。双侧3Hz不规则棘慢波暴发。右：15Hz间断闪光刺激诱发出现广泛性棘慢波，伴随2次肌阵挛发作，仅累及右侧三角肌。

评注

短暂性意识丧失考虑为失神发作。尽管存在脑器质性病变，本例患者仍具有JME的典型表现。14岁在看电视时表现出光敏性，出现第一次GTCS。JME诊断明确，即使存在神经系统异常病变（Gélisse等，2000）。在本例患者中，异常的影像病变不影响预后。

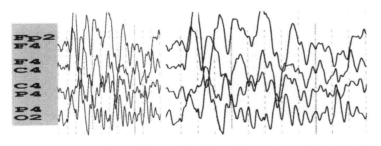

图a 不规则棘慢波暴发（记录速度左侧15mm/s、右侧30mm/s）

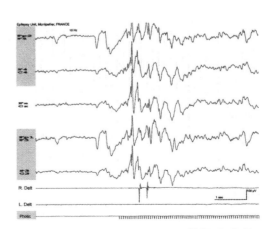

图b 记录速度30mm/s。棘慢波发放，伴右侧三角肌的2次肌阵挛发作

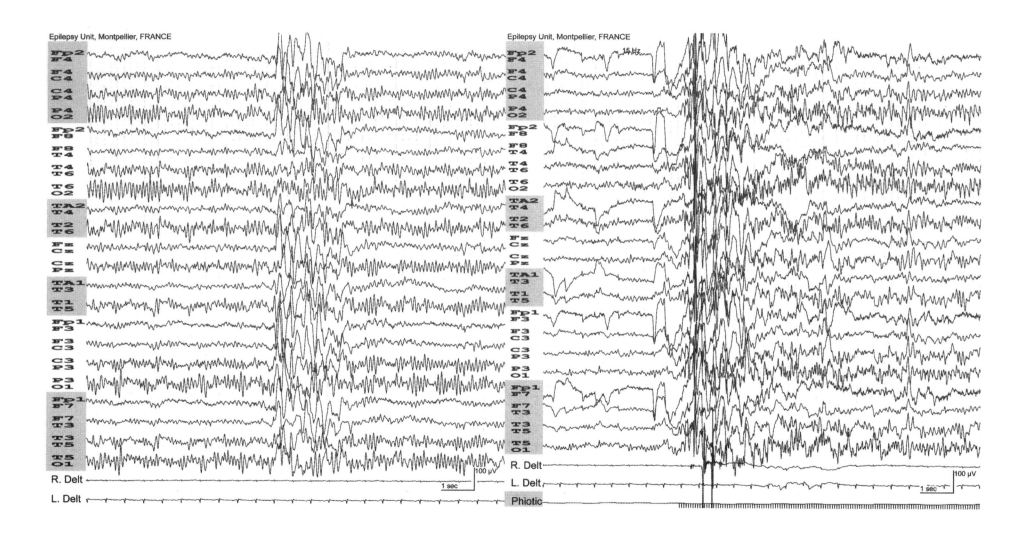

临床提示

患者，男，18岁。因睡醒后出现2次GTCS就诊。个人史或家族史无特殊。患者17岁时睡眠剥夺后出现第一次GTCS。午睡脑电图检查是正常的。6个月后，患者在一次睡醒30分钟后出现第二次发作。没有其他发作类型。

脑电图特征

NREM睡眠2期。记录到自然觉醒（左图为凌晨3时记录，右图为凌晨5时记录）。两者都表现为广泛性棘慢波。右图记录中，放电减弱，右侧放电为著。清醒期、过度换气或睡眠时脑电图没有变化。只有很少的脑电图改变出现在睡眠转醒时。经过治疗和保证充足的睡眠，没有再出现发作。

评注

清醒时出现癫痫大发作的情况下，睡眠期间的棘慢波活动仅轻度增加。从睡眠中突然醒来并立即进行过度换气几乎总能引起脑电图异常放电（Janz & Wolf，1997）。

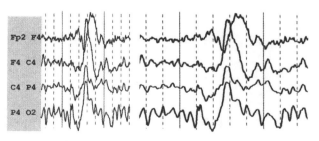

图a　节选自左图棘慢波（记录速度左侧15mm/s、右侧30mm/s）

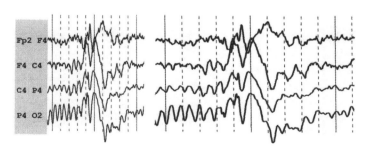

图b　节选自右图棘慢波（记录速度左侧15mm/s、右侧30mm/s）

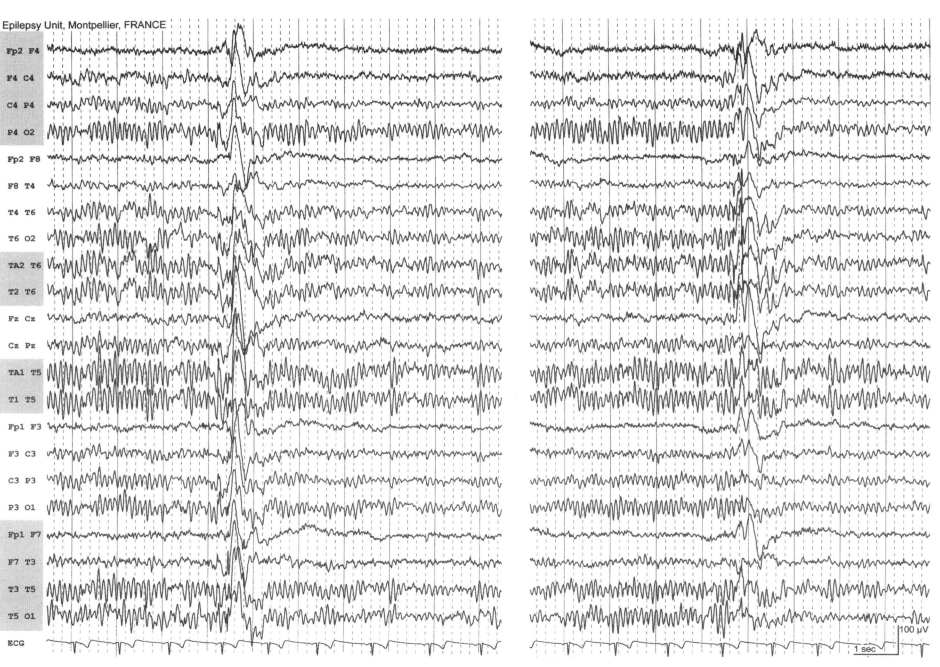

I·28　仅有全面性强直-阵挛发作的癫痫（2）

临床提示

患者，女，37岁。因青春期时睡眠期间出现GTCS就诊。没有其他发作类型。头颅MRI显示正常。个人史或家族史无特殊。

脑电图特征

A：发作间期。困倦状态。双侧尖波放电，7秒后出现广泛性多棘慢波，以颞顶交界处为著。B：晚11时，NREM睡眠2期脑电图。发作时出现双侧复合波，随后出现多棘波和慢波。慢波波幅增加，频率逐渐降低。C：Fp2-F4导联出现快波活动，波幅增加并扩布至整个右侧半球，随后扩布至左侧半球。脑电图可见10Hz募集节律（Gastaut & Fisher-William，1959）。脑电图最后可见肌电伪差，但右侧三角肌未见肌电活动。下一阶段出现强直期。D：1分钟后，脑电图开始记录阶段，双侧肢体强直阵挛。脑电图脑电活动被肌电伪差覆盖。双侧三角肌抽搐是同步的。发作结束后出现发作后广泛性脑电抑制。此时没有脑电活动，只有肌电伪差。

评注

本例患者只在睡眠时出现GTCS。记录到的GTCS似乎不典型。强直发作之前，脑电图突然出现广泛性慢波和棘波，随后出现以右侧半球为著的不对称性募集节律。只有GTCS的癫痫患者很少能在脑电图检查时记录到GTCS。发作期放电模式不是太清楚，Gélisse等（2019）报道了一次GTCS发作期脑电图，强直收缩前脑电图可见多棘波暴发和不规则慢波。

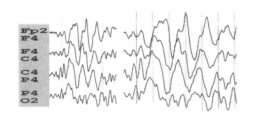

图a　左侧记录速度15mm/s，波幅10μv/mm，右侧记录速度30mm/s，波幅7μv/mm。多棘慢波发放

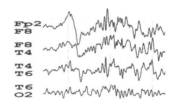

图b　癫痫发作开始，脑电图显示复合波后出现多棘波

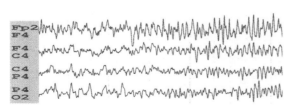

图c　癫痫性募集节律

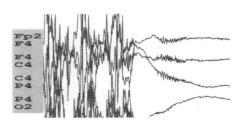

图d　发作结束后，脑电图呈现发作后抑制

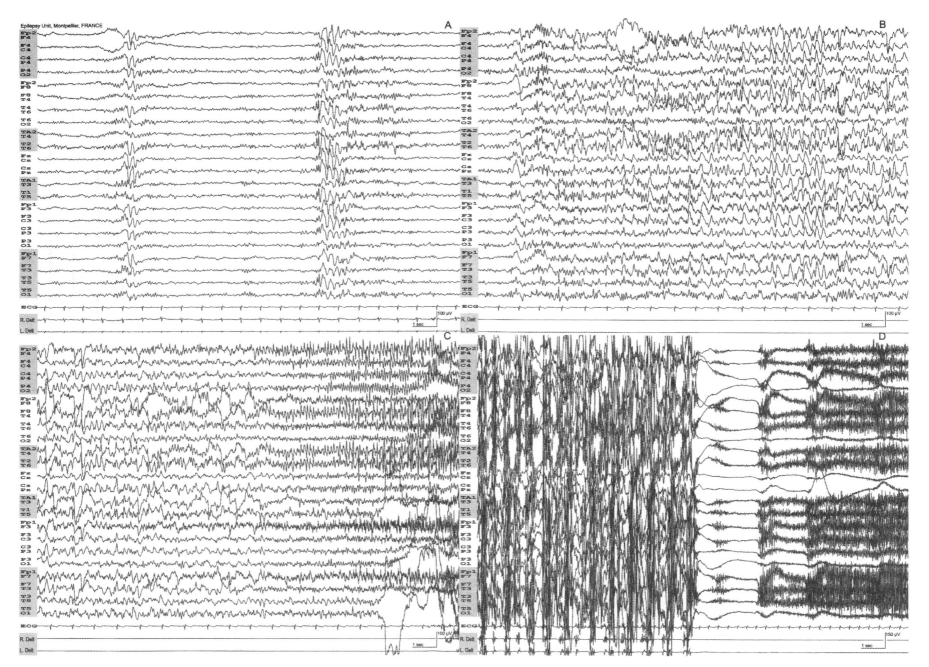

临床提示

患儿，男，14月龄。因肌阵挛发作就诊。数月前起病。个人史或家族史无特殊。成长发育正常。丙戊酸钠治疗后临床症状完全消失，发育未受到影响。4岁6个月时停止药物治疗。

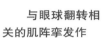

与眼球翻转相
关的肌阵挛发作

脑电图特征

左：REM睡眠期。脑电图可见广泛性2.5Hz棘慢波。右：小睡后患儿清醒。记录到连续3次肌阵挛发作，发作时可见广泛性轻度不规则棘慢波暴发。肌阵挛发作与棘波对应。棘波暴发之后出现慢波。

评注

婴幼儿棘慢波不像较大的儿童具有节律性和稳定性，其频率可能低于3Hz。本例患儿在NREM睡眠期，脑电图可见棘慢波，伴或不伴肌阵挛发作。在婴幼儿肌阵挛性癫痫中，睡眠结构是正常的，棘慢波不频繁，棘慢波出现时不一定有肌阵挛发作。

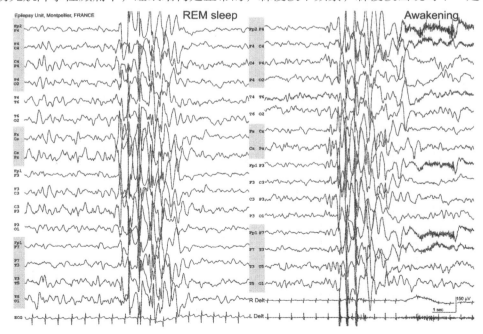

图a　记录速度15mm/s

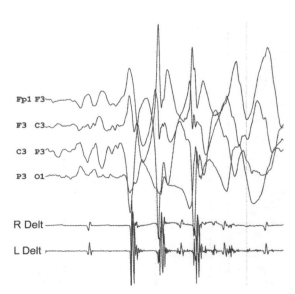

图b　棘慢波暴发，同时可见肌阵挛发作，棘慢波之后出现慢波暴发

REM 睡眠期

清醒期

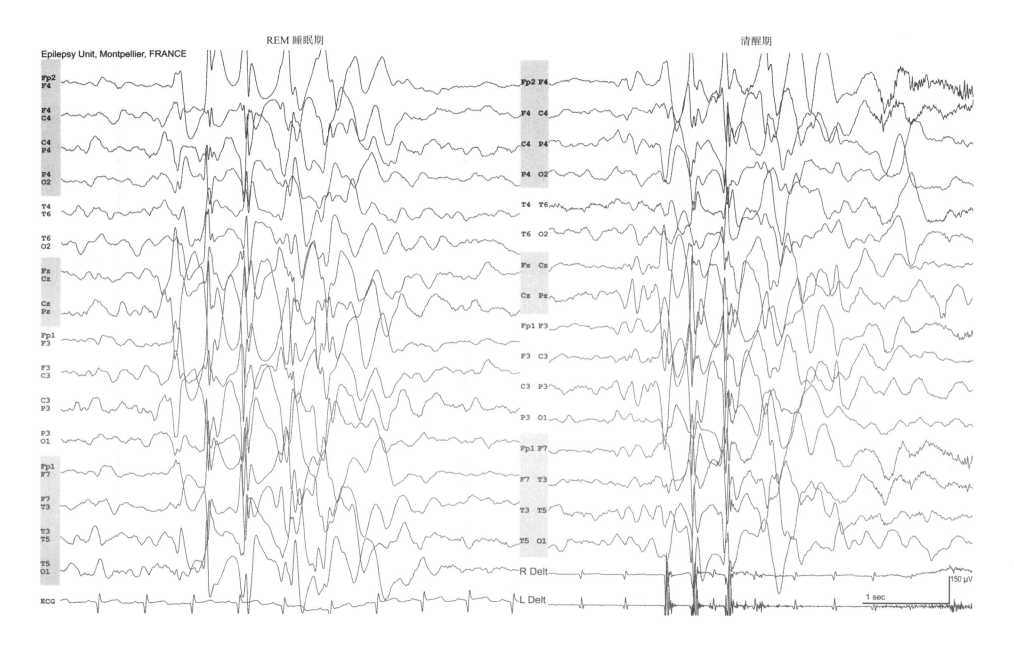

I · 30　3岁以内的失神发作（1）

临床提示

患儿，女，3岁。因2个月前出现典型失神发作就诊。患者的失神发作时间很短，每天发作数次，表现为呼之不应、双眼上视和眼睑肌阵挛。个人史无特殊，发育正常。其父亲患有特发性全面性癫痫。

脑电图特征

灵敏度降低至30μV/mm。患儿处于清醒状态。脑电图背景活动正常。5秒后额-中央区出现3Hz锯齿状慢波，3秒后出现广泛性3Hz棘慢波，频率逐渐减慢。发作开始时，每个慢波上叠加2个棘波，与多棘慢波不同。与典型的儿童失神癫痫相比，此种发作的开始和结束都不太突然，给人一种局灶性、前头部起源的印象。本例患者脑电图主要展示典型失神发作时棘慢波放电的不同表现。这种变化性强调了一个事实，即诊断取决于临床症状和脑电图之间的相关性。

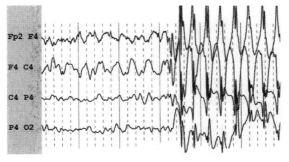 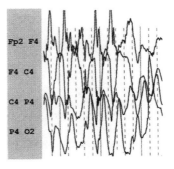

图a　在失神发作前，额-中央区3Hz慢波上叠加了低波幅棘波活动。3Hz棘慢波为每个慢波上叠加2个棘波

图b　发作快结束时，棘慢波节律变慢

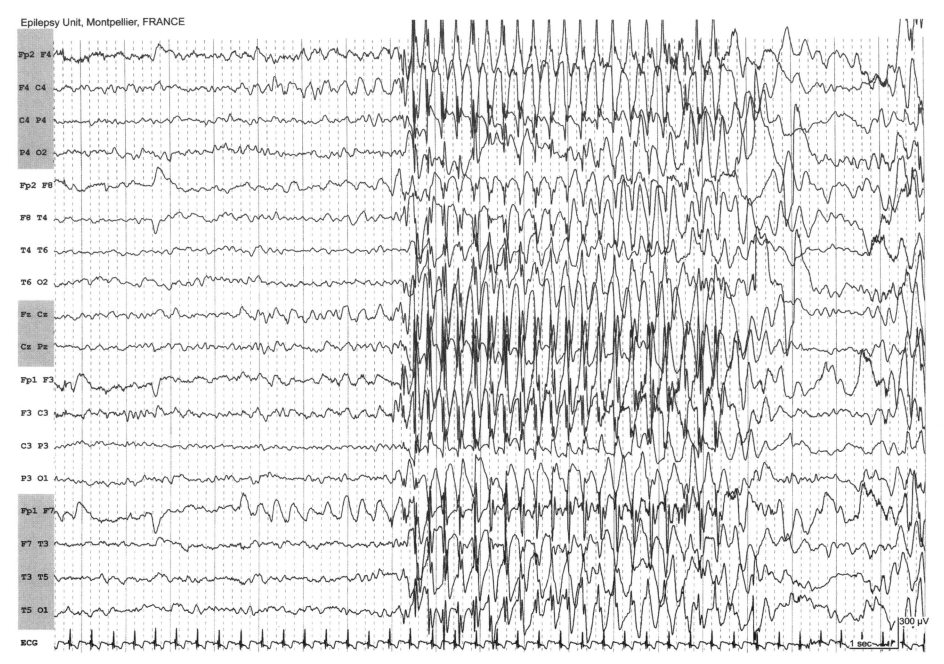

Epilepsy Unit, Montpellier, FRANCE

临床提示

与Ⅰ·30为同一患者。

脑电图特征

左和中：患儿处于NREM睡眠期。广泛性多棘波暴发，前头部为著。左侧脑电图开始处，可见低波幅孤立棘波。右：患儿处于REM睡眠期。脑电图可见广泛性3Hz高波幅棘慢波，以前头部为著，持续时间5秒，之后频率逐渐减慢。发作开始时，每个棘波复合波有2～3个棘波放电。REM睡眠期没有出现NREM睡眠期常见的多棘慢波放电。

评注

早发性失神癫痫失神发作对药物治疗反应较差。发作间期脑电图显示NREM睡眠期频繁出现多棘慢波。儿童失神癫痫无论发病早晚，发作间期REM睡眠期脑电图可见失神样放电（Passouant等，1974；Billiard，1982）。

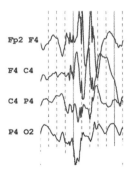

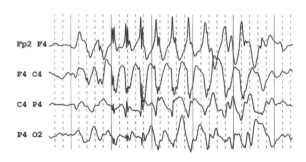

图a　NREM睡眠期多棘慢波暴发

图b　REM睡眠期失神样放电。每个棘慢复合波有2个棘波放电

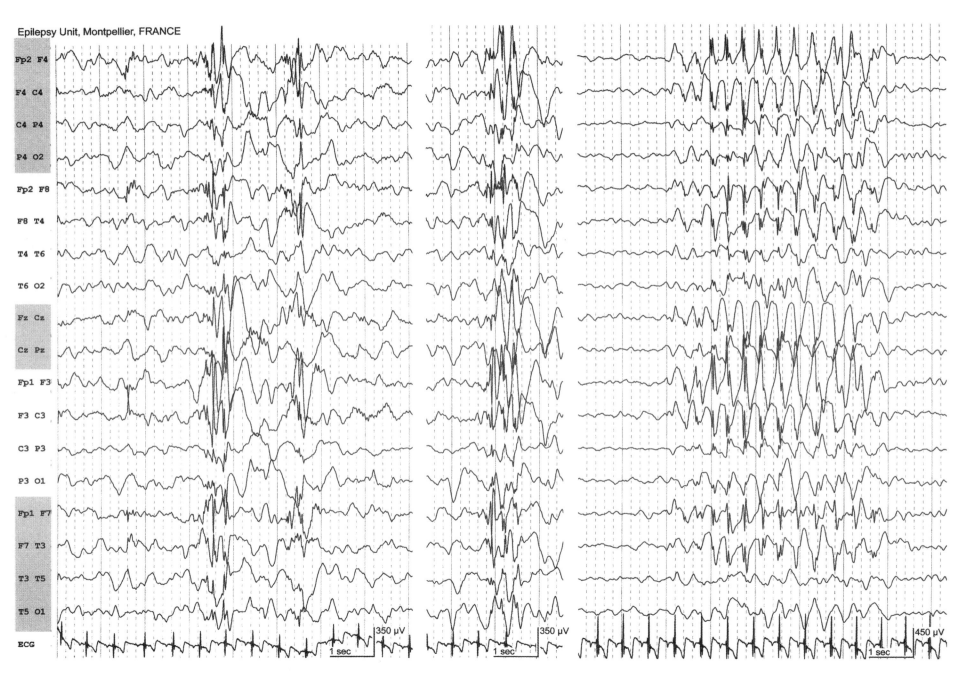

Ⅰ·32 光刺激引起的失神发作

临床提示

患者，女，16岁。因出现发作性意识丧失就诊。

脑电图特征

左：13Hz间断闪光刺激诱发出典型失神发作，脑电图表现为3.5Hz的棘慢波节律。右：17Hz间断闪光刺激也诱发出典型失神发作。异常放电持续时间较长，闪光刺激停止后仍可见异常放电。

评注

当失神发作是由闪光刺激引起时，治疗可能会更加困难，因为存在一定的药物耐药性和可能的自我刺激行为诱发失神发作。

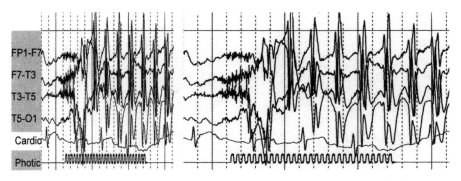

图a　13Hz间断闪光刺激诱发出棘慢波节律（记录速度左侧15mm/s、右侧30mm/s）

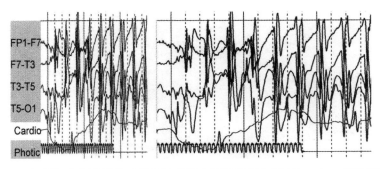

图b　17Hz间断闪光刺激诱发出棘慢波节律（记录速度左侧15mm/s、右侧30mm/s）

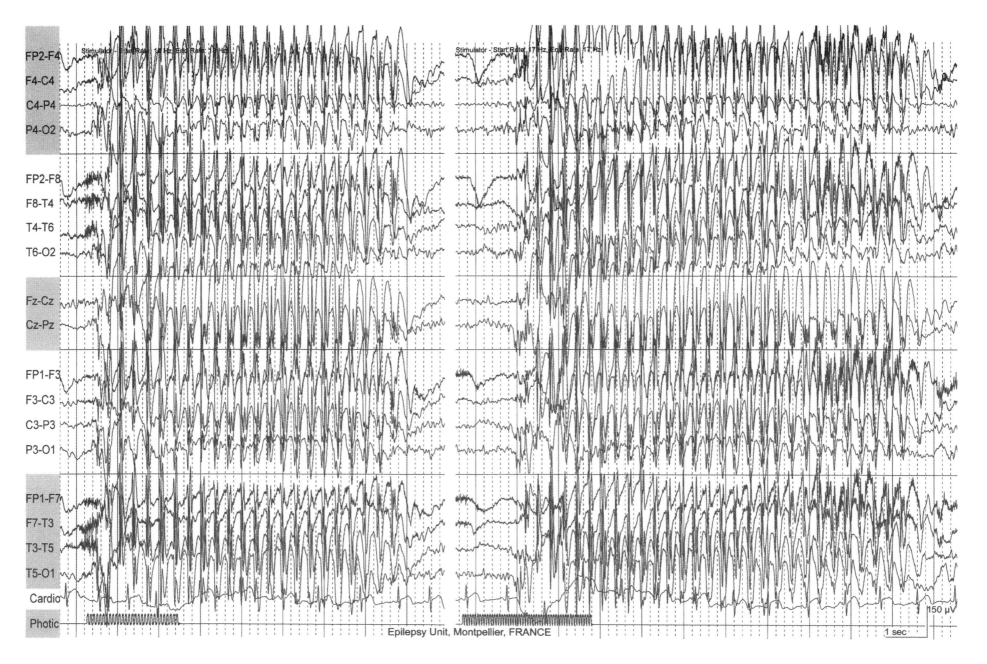

I · 33 眼睑肌阵挛伴失神发作（Jeavons综合征）（1）

临床提示

患儿，女，9岁。因局灶性癫痫就诊。3个月前患者出现了3次GTCS。脑电图可见枕区局灶性异常放电，过度换气时出现广泛性棘慢波暴发。

脑电图特征

A：NREM 睡眠1期。左侧颞顶枕交界区可见局灶性异常放电。额极电极出现阻抗伪差。B：NREM 睡眠2期，脑电图可见睡眠纺锤波、弥漫性棘慢波，随后左侧颞枕区出现局灶性棘慢波发放。Cz处出现电极"爆裂"伪差。C：清醒期。患儿闭上眼睛（双眼向下偏转）出现眼睑肌阵挛发作，同期脑电图可见前头部的多棘波，额极导联出现肌电伪差。后头部区域出现暴发棘慢波，放电结束。左侧半球可见非常明显的多棘波放电。右侧半球的脑电变化被部分肌电伪差掩盖。

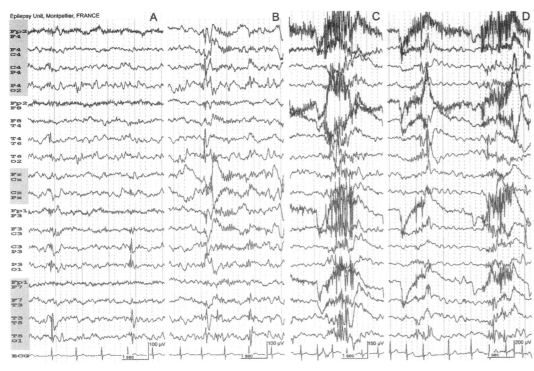

图a　记录速度15mm/s。闭眼反应的另一个示例（D）

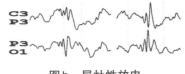

图b　局灶性放电

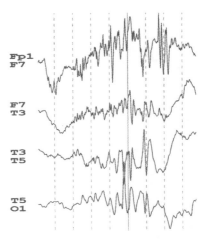

图c　闭眼反应，前头部可见多棘波，T3-T5导联可见多棘慢波发放

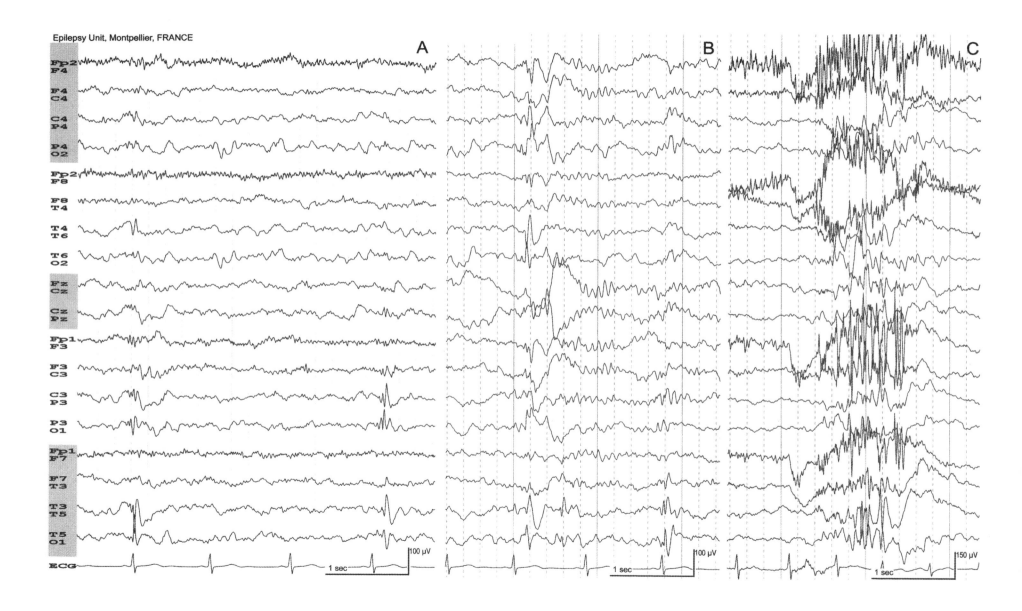

Ⅰ·34 眼睑肌阵挛伴失神发作（Jeavons综合征）（2）

临床提示

与Ⅰ·33为同一患者。进行本次脑电图检查时，患者11岁6个月。

脑电图特征

A：清醒期，闭眼状态，过度换气诱发左后颞区局灶性放电。B：小睡之后转醒，几次自发闭眼。每次闭眼后出现多棘慢波，以左半球前头部为著。

评注

发作间期，Jeavons综合征以广泛性棘慢波为特征，但局灶性放电并不少见，主要见于枕区，也可见于额区（Koutroumanidis，2018）。过度换气可诱发局灶性或广泛性异常放电。闭眼可诱发多棘波/多棘慢波，枕区为著，但也常见额区优势。闭眼反应也可由觉醒激活（Koutroumanidis，2018）。随后对本例患儿进行了脑电图检查，4个脑电图专家没有注意到闭眼反应的特殊类型，仅理解为局灶性异常。

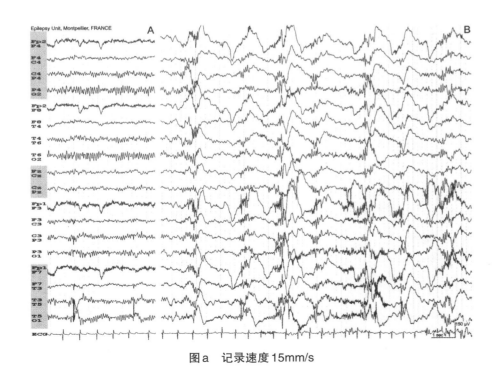

图a　记录速度15mm/s

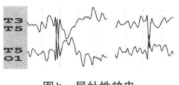

图b　局灶性放电

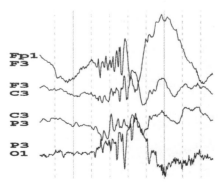

图c　闭眼反应，FP1-F3导联出现多棘慢波

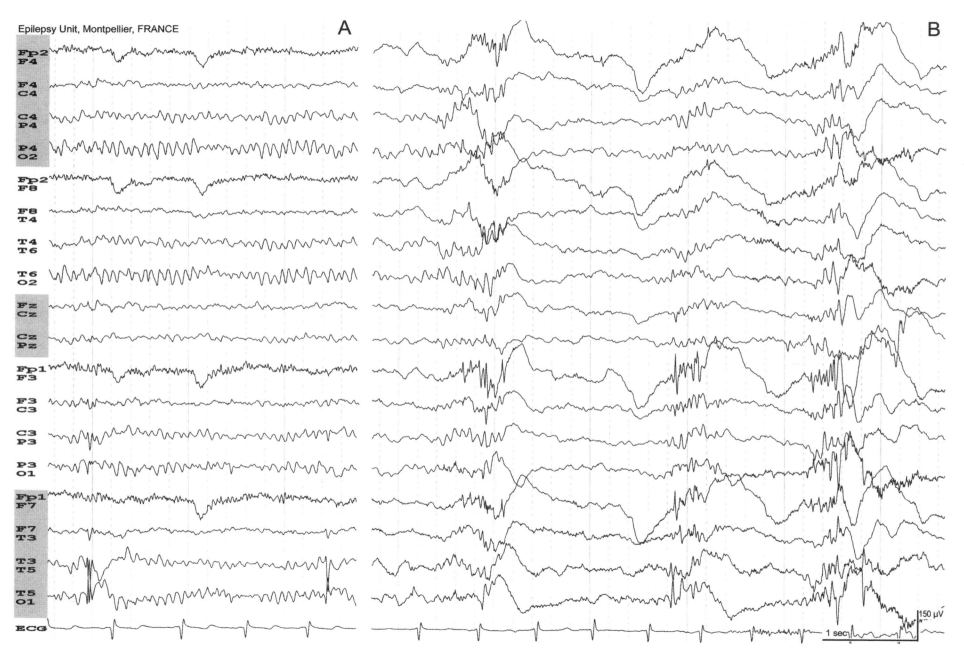

Ⅰ·35　眼睑肌阵挛伴失神发作（Jeavons综合征）（3）

临床提示

与Ⅰ·33为同一患者。与Ⅰ·34为同一次脑电图记录。

脑电图特征

A：1Hz间断闪光刺激。刺激开始时患者处于闭眼状态。脑电图可见正常α波活动背景。她短暂睁开眼睛后立刻闭眼（额极电极向上向下偏转）。出现1Hz周期性活动，伴或多或少的弥漫性棘波/多棘慢波。这一活动大约在闪光后0.6秒出现，闪光结束后持续发放。B：19Hz间断闪光刺激诱发出现广泛性多棘波，与刺激频率相同，0.4秒后出现发作。一些棘波是"分叉的"。

评注

Jeavons综合征的光阵发反应似乎不同于其他的光敏性综合征，如JME。

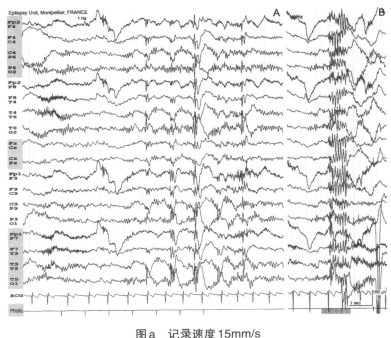

图a　记录速度15mm/s

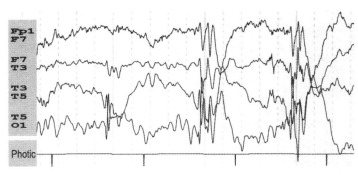

图b　1Hz间断闪光刺激，0.6秒后出现棘慢波/多棘慢波

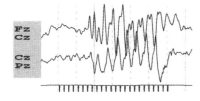

图c　19Hz间断闪光刺激，0.4秒后出现多棘波

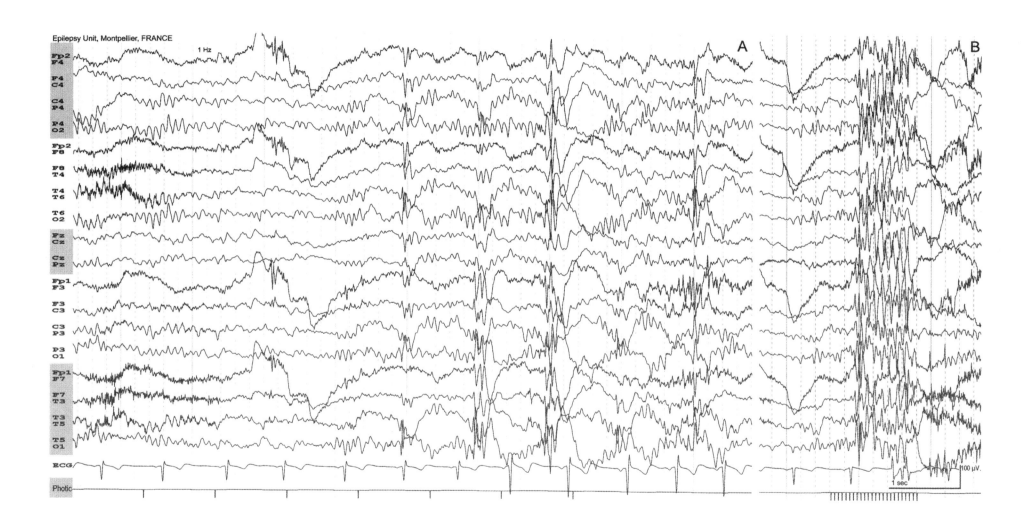

临床提示

患者，女，29岁。8岁时出现失神发作和GTCS，以及少量肌阵挛发作。做脑电图检查时，患者自述服用丙戊酸钠和拉莫三嗪治疗后，无失神发作或GTCS。

脑电图特征

左：患者闭眼状态（脑电图起始处可见眼睑运动伪差，1秒后出现弥漫性快节律，15～17Hz，持续时间2秒，波幅逐渐增加）。放电主要在后头部区域，并以广泛性棘慢波结束。患者在放电结束时睁开眼。右：闭眼之后出现相同类型的反应。额极导联可见肌电伪差（眼睑肌阵挛）。

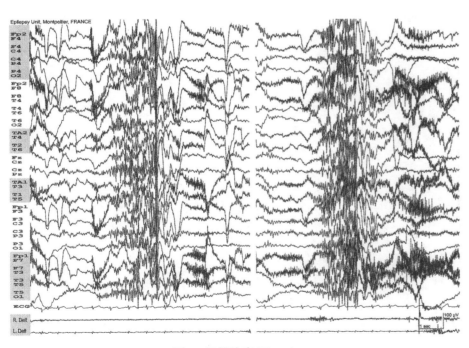

图a　记录速度15mm/s

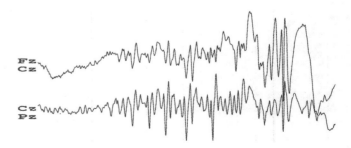

图b　节选自左图。Fz-Cz导联可见闭目时眼睑伪差。快节律之后出现棘慢波，放电结束

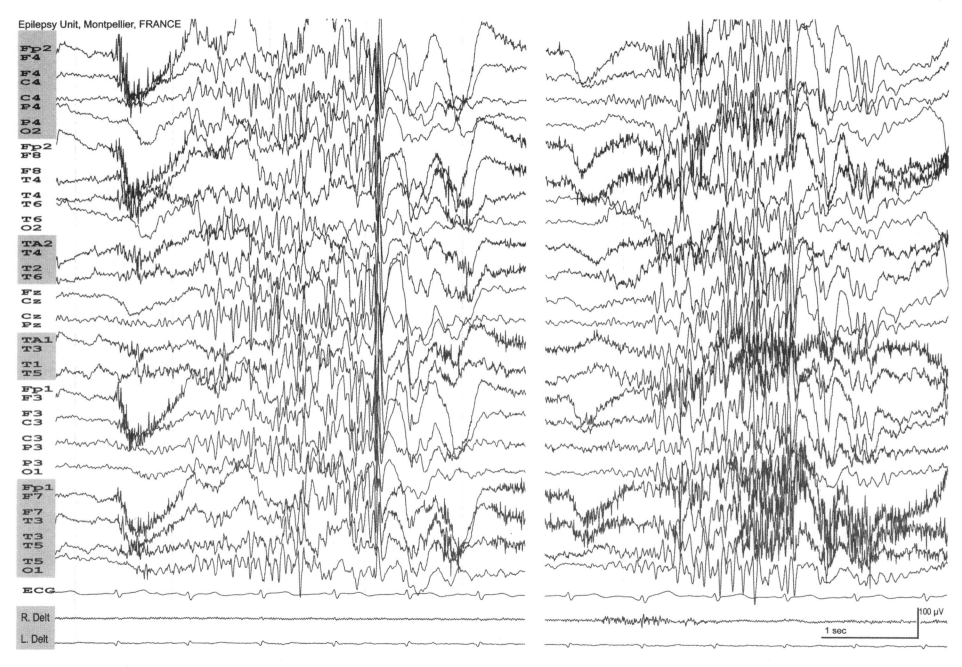

I · 37　眼睑肌阵挛伴失神发作（Jeavons综合征）（5）

临床提示

　　患儿，女，11岁。因"局灶性"耐药性癫痫就诊。2岁起病，由于脑电图的局灶性异常放电和发作时头偏向右侧，失神发作被误诊为局灶性发作。服用卡马西平治疗。头颅MRI提示左枕叶萎缩。2岁6个月时行左枕叶切除。发作没有改善且光敏性持续存在。

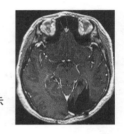

头颅MRI提示
左枕叶切除术后

脑电图特征

　　左：患者闭眼状态（眼睑运动伪差），1秒后出现16Hz快波节律，持续2.5秒。右侧前头部和右颞后为著。右：16Hz间断闪光刺激，闭眼，诱发出现16Hz快波节律（右侧半球为著）。此时出现非常快速的眼睑肌阵挛。额极导联可见肌电伪差混合快波活动。

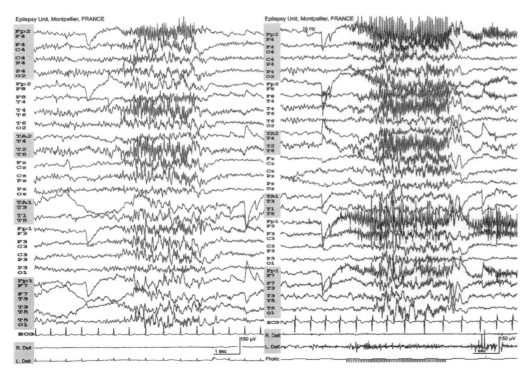

图a　记录速度15mm/s

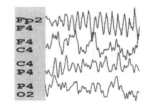

图b　Fp2-F4导联可见 16Hz快波节律

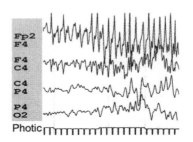

图c　前头部导联可见肌电伪差混合快波活动

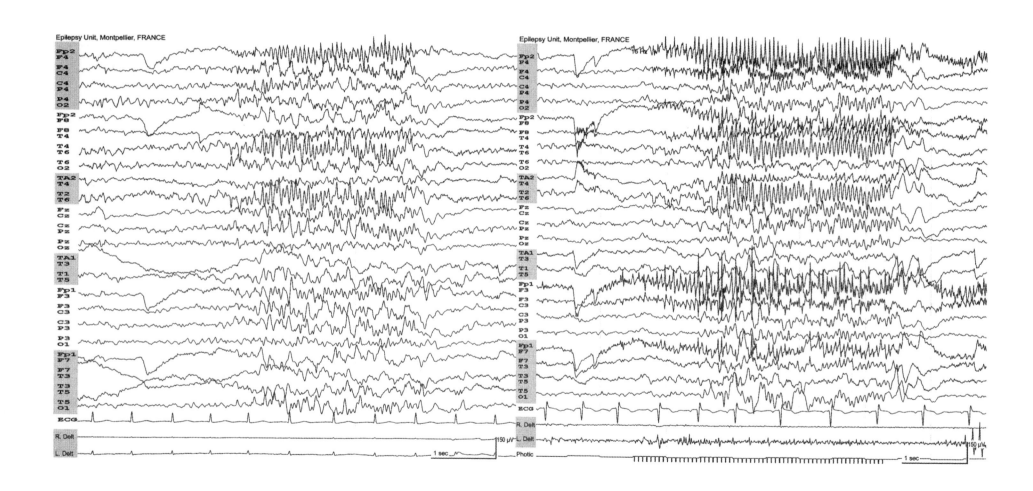

临床提示

患儿，8月龄。1个月前出现发作，表现为动作终止和四肢抽搐。没有发育迟缓。抗癫痫发作药物治疗效果良好。

脑电图特征

患儿处于睁眼状态。脑电图背景正常。记录到一次临床发作，动作停止，双侧三角肌肌电图可见约3Hz的节律性抽搐。脑电图可见广泛性高波幅3Hz棘慢波放电，前头部为著，与肌阵挛频率相同。放电逐渐开始，逐渐结束，持续8秒。

评注

对于极早年龄起病的肌阵挛失神，脑电图不如较大儿童常见的形式典型。这种早发病例，患者上肢强直收缩不如经典形式明显。这个综合征在1岁前不常见，并且与婴幼儿良性肌阵挛性癫痫鉴别比较困难。如果棘慢波不是短程暴发出现，而是持续时间较长，可以诊断。此外，肌阵挛发作后活动停止比较常见。

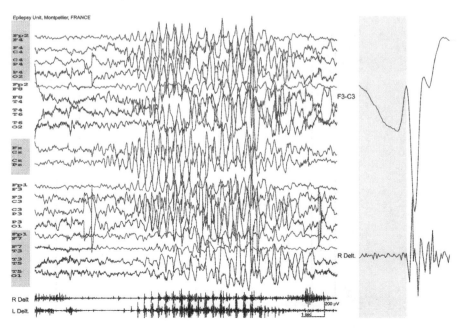

图a　记录速度15mm/s。第二段，放大后可见棘波和肌阵挛发作起始之间有延迟

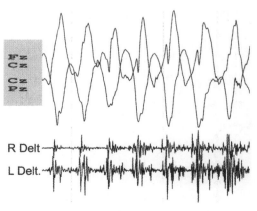

图b　棘慢波与肌阵挛发作具有锁时关系

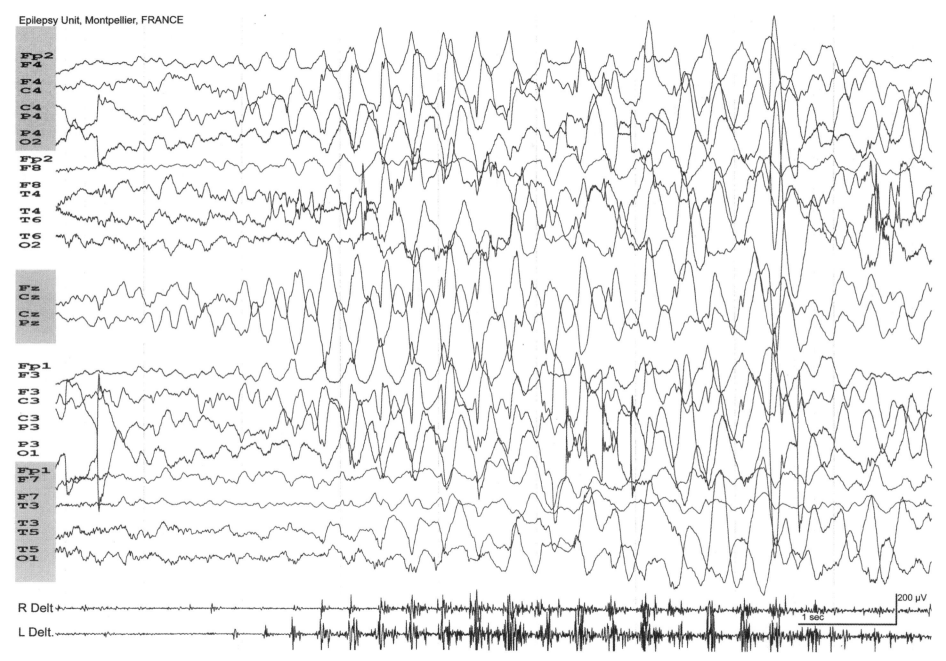

Epilepsy Unit, Montpellier, FRANCE

临床提示

患儿，男，7岁。因失神发作药物治疗效果不佳就诊。

脑电图特征

前5秒以15mm/s记录，后面的记录速度为30mm/s。脑电图背景正常，肌阵挛失神发作持续17秒。发作突然起始，逐渐终止。脑电图可见广泛性3Hz棘慢波。失神发作结束时脑电图显示是慢波。脑电图的改变以前头部和中央区为著。失神发作1秒后肌阵挛发作开始。症状不对称，右侧三角肌明显，未累及轴肌（胸锁乳突肌）。肢体肌阵挛与棘慢波频率相同，随后出现肢体强直收缩，棘慢波波幅逐渐增加（患者在肌阵挛发作时抬起手臂）。失神发作时出现呼吸不规则。

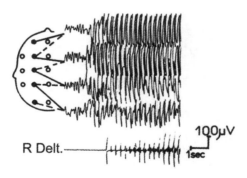

图a　广泛性棘慢波，波幅逐渐增加，
肌阵挛与棘慢波同步

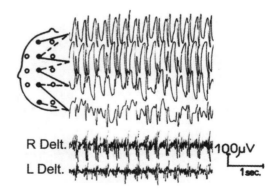

图b　记录速度30mm/s。广泛性棘慢波，
肌阵挛与棘慢波频率相同，同时出现肢体强直
收缩

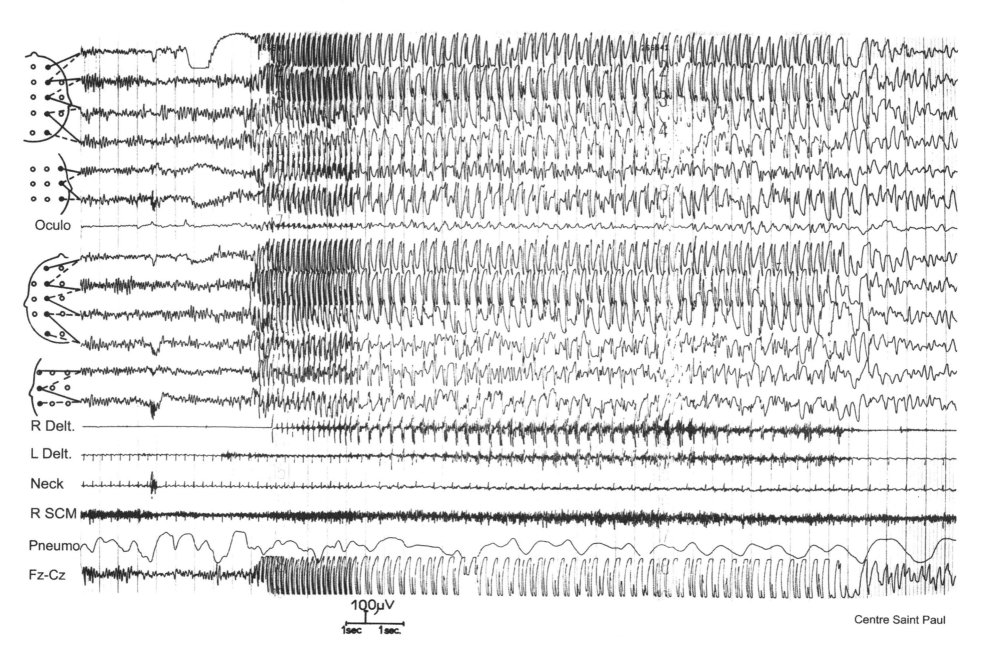

Oculo

R Delt.

L Delt.

Neck

R SCM

Pneumo

Fz-Cz

100μV

1sec.   1sec.

Centre Saint Paul

临床提示

患儿，12岁。因失神发作药物治疗效果不佳就诊。

脑电图特征

左上：清醒状态，伴有上肢肌阵挛的肌阵挛失神发作，持续10秒。发作起始没有结束那么突然。3Hz广泛性棘慢波，双侧同步对称。失神发作几秒后出现肌阵挛发作，频率和棘慢波频率相同。肌肉抽搐的同时可见肢体强直收缩，直至失神发作结束，肌阵挛的幅度逐渐降低。失神发作时可见呼吸暂停。
右上：NREM睡眠1期，记录到一次短暂的肌阵挛失神发作，肢体强直收缩和肌阵挛程度不重，也没有呼吸暂停。下：NREM睡眠2期和2～3期，广泛性棘慢波不连续，可见同步肌阵挛发作。

清醒

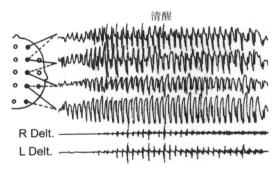

NREM 睡眠 2 期

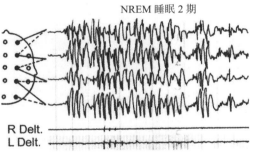

图a　广泛性棘慢波，肌阵挛与棘慢波频率相同，同时可见肢体强直收缩

图b　非连续性广泛性棘慢波，少量肌阵挛发作

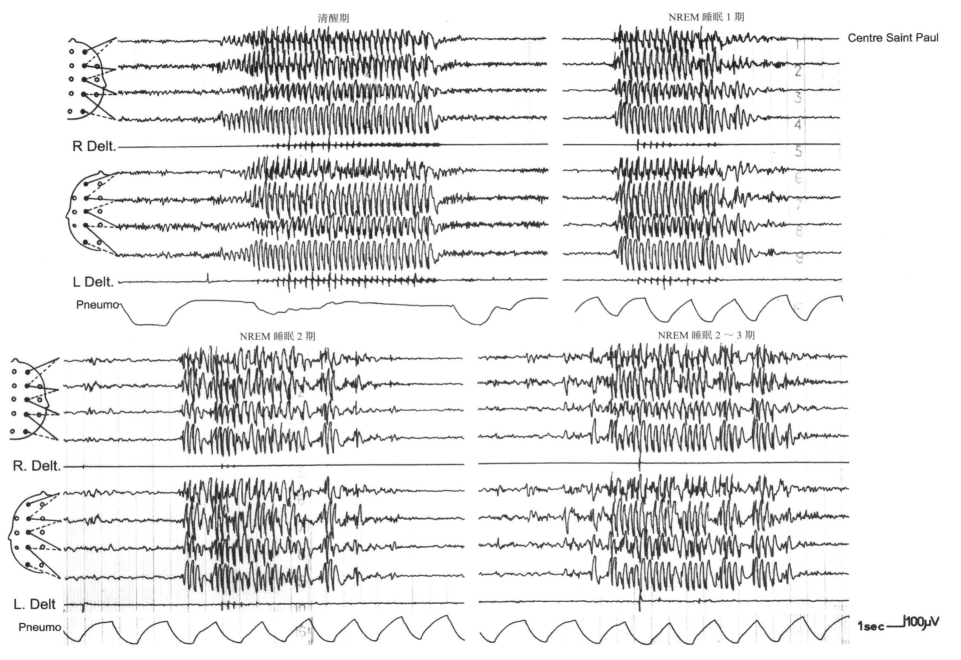

临床提示

患者，女，16岁6个月。因失神发作药物治疗效果不佳就诊。4年前发病。

脑电图特征

觉醒期脑电图。左：患者处于闭眼（眼睑眨动伪差）状态。肌阵挛失神发作持续4.5秒。放电以棘慢波起始，1秒钟后出现节律性多棘慢波，肌阵挛与棘慢波具有锁时关系。右：患者双眼睁开，被要求在出现闪光刺激（13Hz）时闭眼。脑电图出现广泛性不规则棘慢波，1.5秒后出现3Hz广泛性多棘慢波，与肌阵挛具有锁时关系。当技术员发现放电时，则停止刺激。

评注

脑电图放电出现1秒后，可见双侧节律性肌阵挛，与棘慢波频率相同。肌阵挛失神通常由觉醒或过度换气诱发。约15%的患者可由闪光刺激诱发（Bureau & Tassinari，2012）。

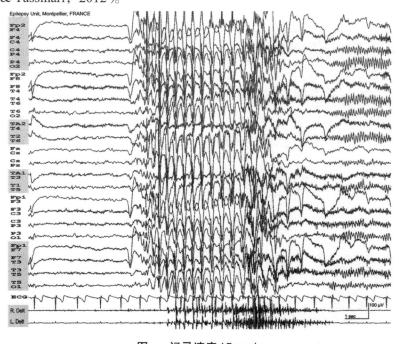

图a　记录速度 15mm/s

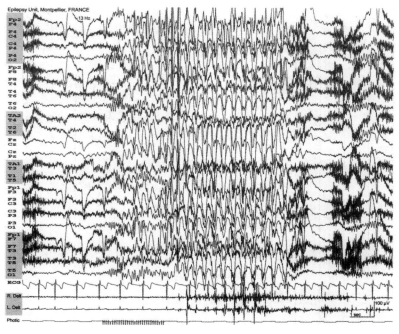

图b　记录速度 15mm/s

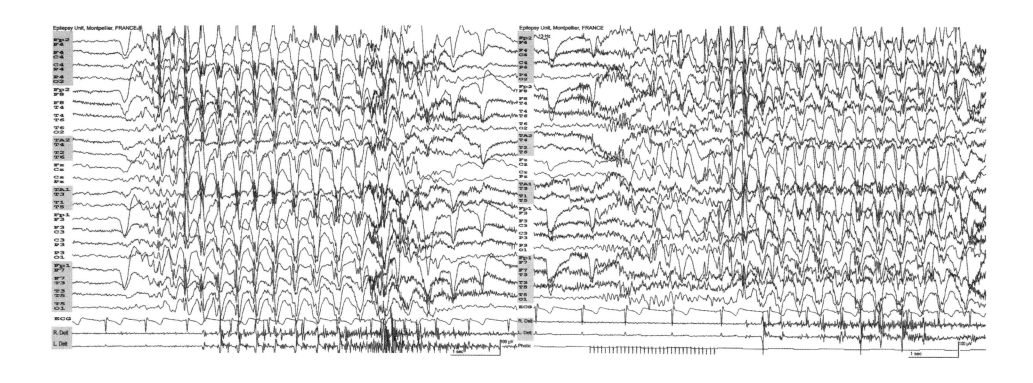

临床提示

与 I · 41 为同一患者。

脑电图特征

左：睡眠起始 NREM 睡眠 2 期。广泛性多棘慢波，持续 3.5 秒，可见单次肌阵挛发作。放电不会引起觉醒反应。右：NREM 睡眠 2 期。短暂的广泛性多棘慢波放电伴 3 次肌阵挛发作。注意放电之后出现觉醒反应。

评注

在这次 24 小时脑电图记录中，NREM 睡眠期记录到许多棘慢波和多棘慢波，但在 NREM 睡眠 1 期和 2 期，也记录到不对称性阵发性放电。睡眠起始和觉醒期记录到短暂的广泛性多棘波。肌阵挛失神癫痫患者没有暴发性 10Hz 快波节律，这种类型的放电在 Lennox-Gastaut 综合征患者中可观察到（Bureau & Tassinari，2012）。

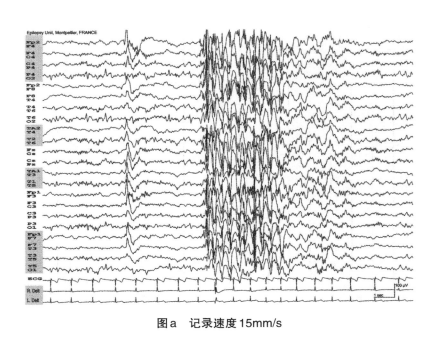

图 a　记录速度 15mm/s

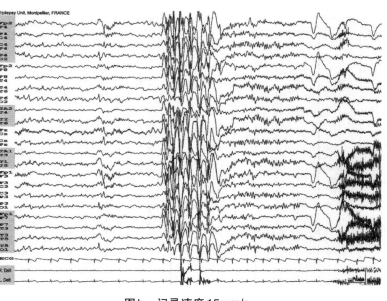

图 b　记录速度 15mm/s

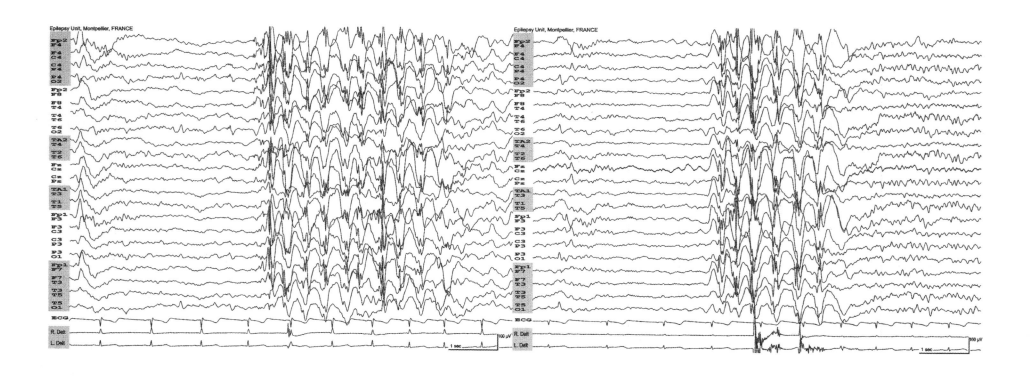

I · 43 失神伴口周肌阵挛（1）

临床提示

患者，男，25岁。因失神发作和GTCS药物治疗效果不佳就诊。7岁起病。头MRI正常。在服用丙戊酸钠、拉莫三嗪、乙琥胺和非氨酯联合治疗之前一直效果不佳。

脑电图特征

患者处于闭眼状态。正常α波背景。在觉醒期记录到肌阵挛失神发作。注意发作时前头部棘波起始，随后为多棘慢波，最初放电不连续，之后出现下颌节律性抽搐，与放电同步。抽搐逐渐变得有节律性，且幅度逐步增加达到峰值，然后下降。三角肌没有出现肌肉抽搐。

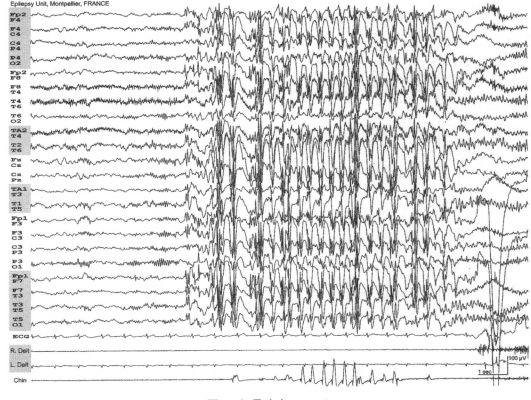

图a 记录速度15mm/s

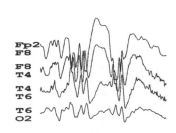

图b 以多棘慢波开始

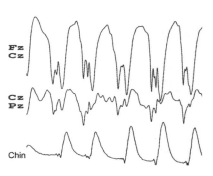

图c 多棘慢波，同步可见颏肌肌阵挛

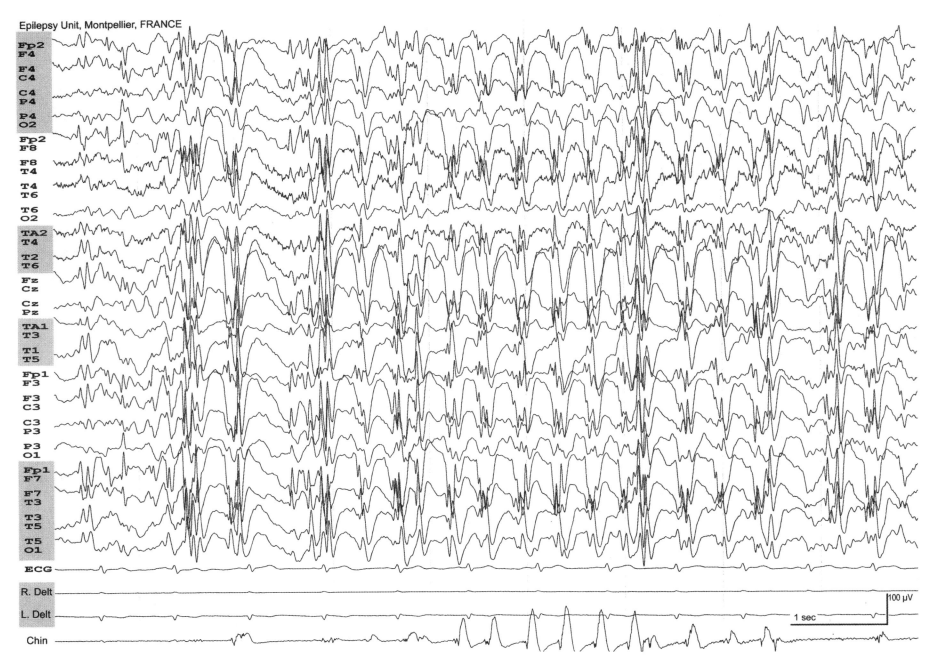

Ⅰ·44 失神伴口周肌阵挛（2）

临床提示

与图Ⅰ·43为同一患者。

脑电图特征

NREM睡眠2期。出现双侧棘慢波和多棘慢波，随后出现广泛性13Hz多棘波暴发，持续1.5秒。这一暴发之后，出现广泛性多棘波，持续3秒，同时可见颏肌肌阵挛。失神发作结束后出现觉醒反应。

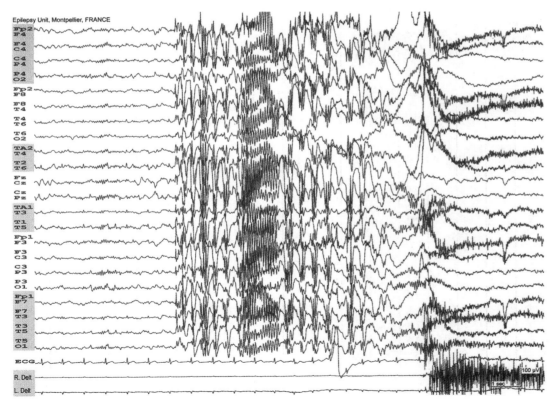

图a　记录速度15mm/s

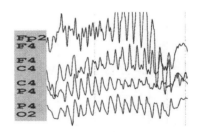

图b　13Hz多棘波

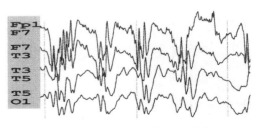

图c　多棘波，可见颏肌肌阵挛

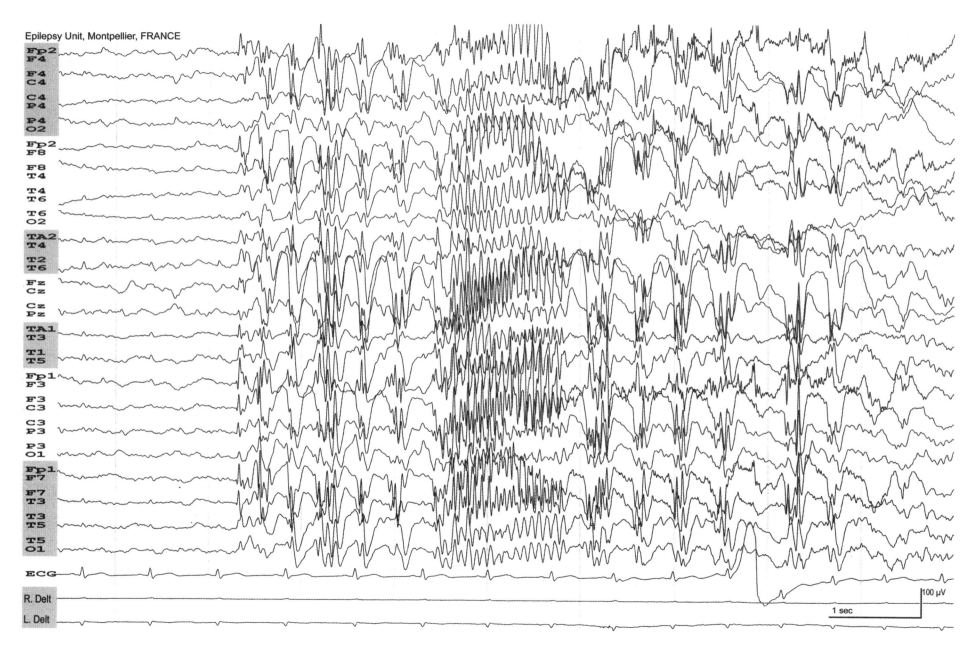

临床提示

患者，女，60岁。因59岁出现第一次GTCS就诊。患者自述无肌阵挛或失神发作。其弟弟有GTCS，妹妹患有JME。

脑电图特点

患者处于清醒睁眼状态。A：广泛性不规则棘慢波短暂出现。为亚临床发作，放电持续3秒。B：短程棘慢波放电，右侧半球为著。C：过度换气时棘慢波放电以左侧半球为著。

评注

24小时的视频脑电图监测显示大量广泛性放电，与幻影失神对应。失神发作开始放电通常是双侧同步的，但也可能单侧起始，侧别不定。

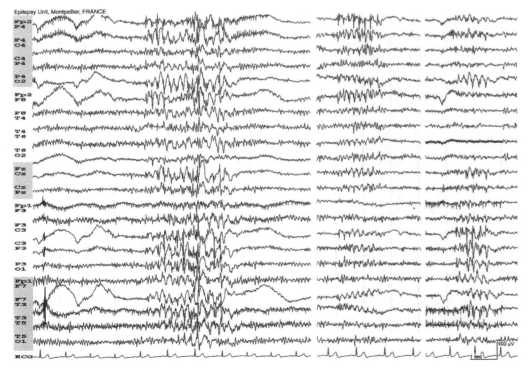

图a 记录速度15mm/s

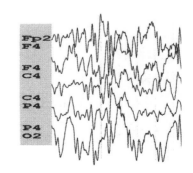

图b 不规则棘慢波（节选自图a）

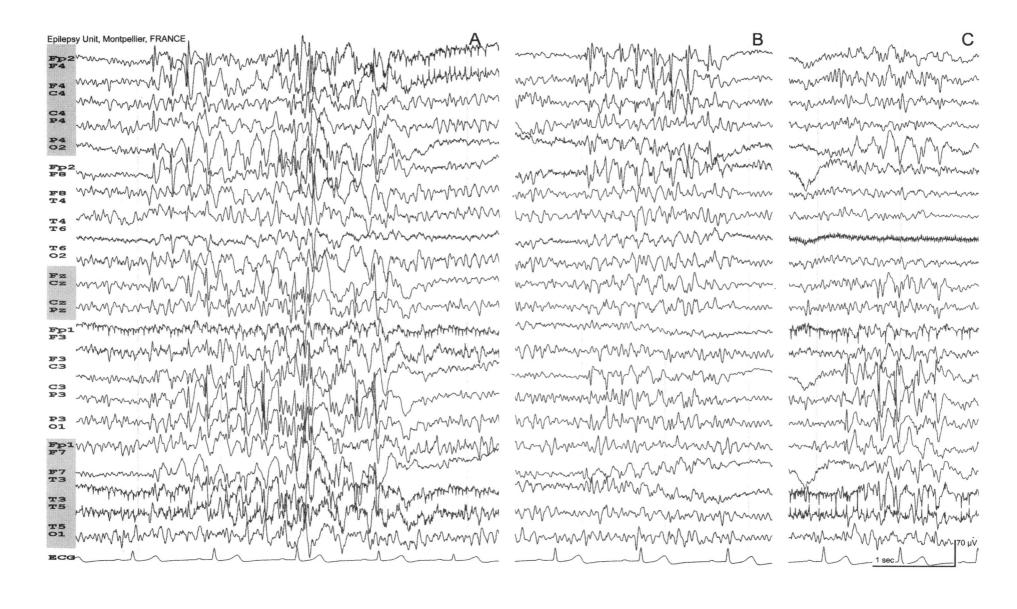

I · 46　幻影失神癫痫（2）

临床提示

患者，男，20岁。因16岁时夜间睡眠期间出现第一次GTCS，随后觉醒期出现GTCS就诊。患者自述无肌阵挛或失神发作。

脑电图特征

A：夜间（下午8时24分）。睁眼状态。双侧棘慢波暴发，以前头部为著。B：夜间（下午8时42分）。睁眼状态。失神发作伴广泛性3Hz棘慢波，持续3秒。C：觉醒期。患者出现GTCS，脑电图可见广泛性3Hz棘慢波，持续3秒，随后几秒出现10Hz快波节律，为癫痫性募集节律（Gastaut & Fisher-William，1959）。由于面肌和三角肌的强直收缩，脑电图被肌电伪差掩盖。

评注

下午的脑电图是正常的。在出现GTCS之前，患者在夜间有3次失神发作，觉醒期有4次失神发作。这些失神发作不易被察觉，持续3～4秒。从临床角度来看，发作类型仅为GTCS。24小时脑电图监测发现亚临床和不易察觉的双侧放电，由此可确诊。

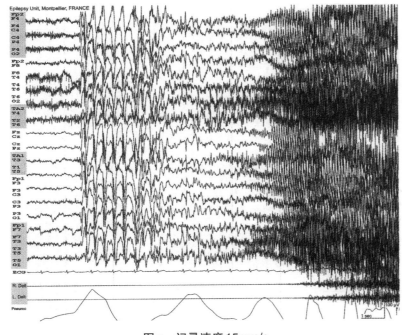

图a　记录速度15mm/s

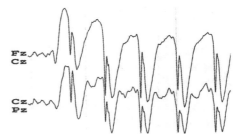

图b　GTCS之前出现棘慢波放电（C）

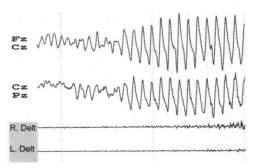

图c　募集节律。后期可见强直收缩

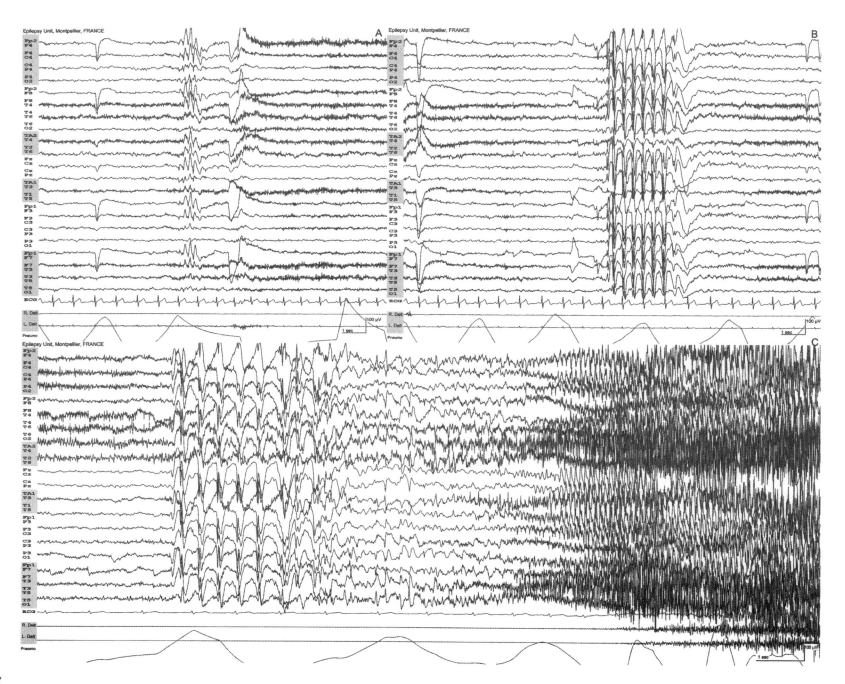

I · 47　儿童失神癫痫典型失神持续状态

临床提示

患者，男，17岁。因患有儿童失神癫痫，失神发作持续到青春期就诊。由于错过了公交车，就诊时迟到了，看起来心烦意乱，缺乏空间定向力。

脑电图特征

典型失神持续状态脑电表现为双侧接近连续的棘波或多棘慢波，前头部为著。比较癫痫持续状态时不同时段的A、B、C、D图，可见C图和D图脑电图发生了变化，脑电图变得不连续。

评注

与代谢性脑病脑电模式单一不同，癫痫持续状态时脑电图变化具有时空演变和波动的动态过程

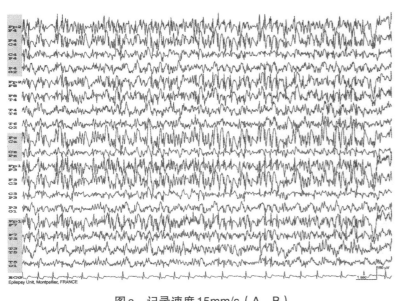

图a　记录速度15mm/s（A、B）

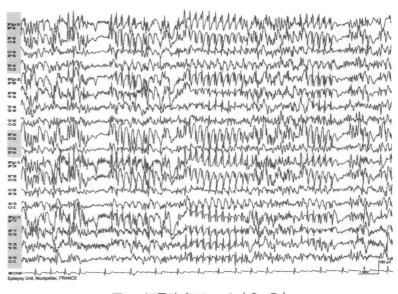

图b　记录速度15mm/s（C、D）

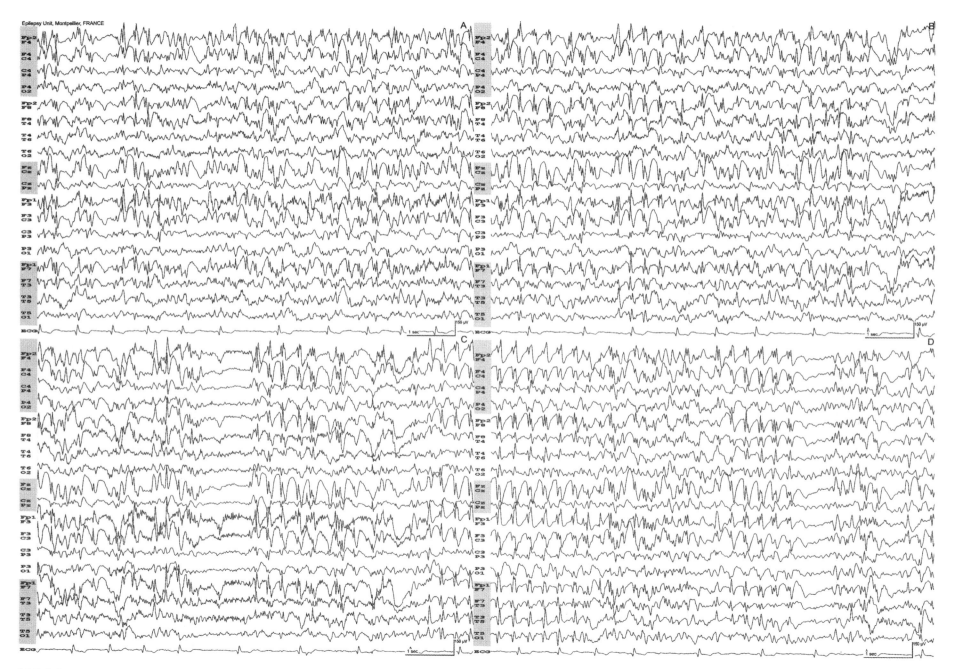

I · 48　青少年失神癫痫典型失神持续状态

临床提示

患者，女，42岁。因失神发作和GTCS比较频繁，药物治疗效果不佳就诊。14岁出现失神发作。

脑电图特征

早晨醒来时的脑电图记录到多次失神发作和一次典型的失神持续状态。A和B：失神持续状态起始出现广泛性棘慢波和多棘慢波，多棘慢波有2个棘波成分。C：15分钟后，广泛性多棘慢波变得不连续。D：1小时后失神持续状态结束，出现GTCS。失神持续状态时，患者看起来完全正常，其丈夫也称没有发现妻子有任何问题。

评注

这个病例说明"特发性"不等于"良性"。青少年失神癫痫虽然不被认为是一种严重的疾病，但1/3的患者不能用如乙琥胺、丙戊酸钠或拉莫三嗪等药物完全控制发作。唑尼沙胺可能对难治性青少年失神癫痫有效（Velizarova等，2014）。

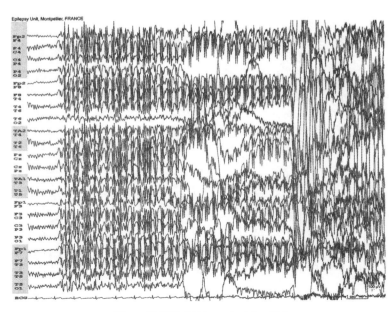

图a　记录速度15mm/s（A、B）

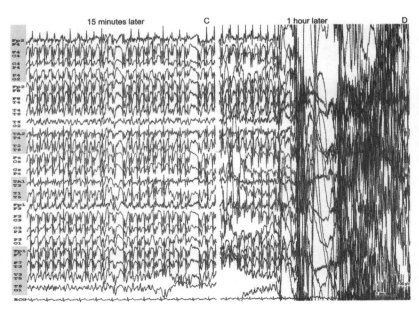

图b　记录速度15mm/s（C、D）

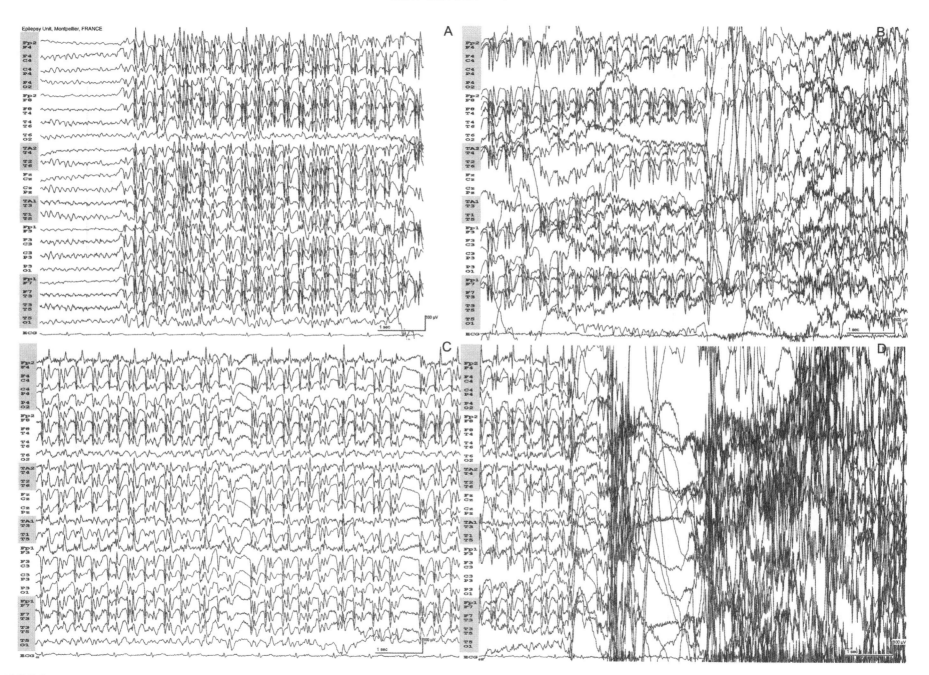

I · 49　青少年失神癫痫典型失神持续状态：不恰当药物治疗

临床提示

患者，男，58岁。因频繁出现意识障碍，持续时间超过1小时就诊。青春期开始出现失神发作并被误诊为局灶性癫痫，服用卡马西平治疗。

脑电图特征

脑电图灵敏度15μV/mm。A图和B图为失神持续状态不同时刻的脑电图，表现为连续性、弥漫性、不规则、高波幅电活动；符合典型的失神持续状态脑电图时空演变特征。

评注

Thomas等在2006年报道了14例IGE患者因药物使用不当而导致癫痫持续状态。所有患者都接受了卡马西平治疗。

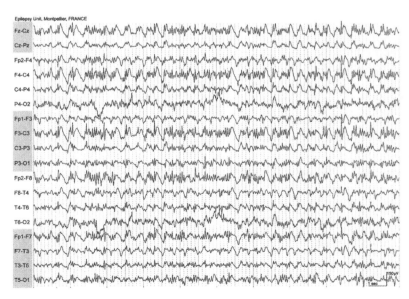

图a　记录速度15mm/s（A）

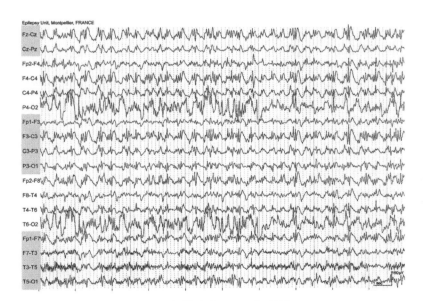

图b　记录速度15mm/s（B）

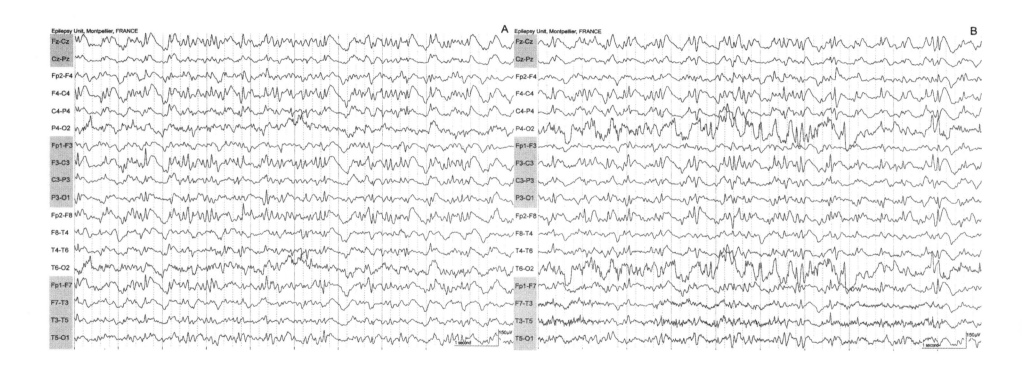

I · 50　青少年失神癫痫典型失神持续状态：停药反应

临床提示

患者，女，24岁。因服用奥沙西泮（200mg/d），停用氯硝西泮（14mg/d），5天后出现意识障碍，随后出现昏迷，伴有面部和手臂轻微肌阵挛就诊。患有 JME 和双相情感障碍。

脑电图特征

左：典型失神持续状态，脑电图表现为双侧持续性的 5 ～ 6Hz 节律活动。右：持续几分钟后的状态。与左图相比，脑电活动节奏性稍差，且变得不太规则。发作是一个动态过程，脑电图的时空演变是癫痫持续状态的典型特征。静脉注射氯硝西泮（1mg）后失神持续状态停止（图a），意识恢复正常。

评注

JME 患者肌阵挛持续状态或失神－肌阵挛持续状态并不常见，通常由睡眠剥夺、停药或抗癫痫发作药物服用剂量不足引起（Thomas 等，2006）。出现癫痫持续状态时，应用苯二氮䓬类药物或丙戊酸钠反应良好（Crespel 等，2013）。

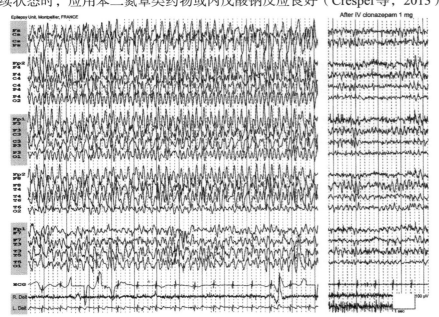

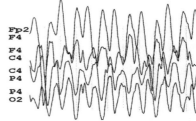

图b　5 ～ 6Hz 节律性尖波（节选自图左）

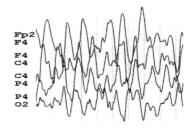

图c　脑电活动变得不规则（节选自图右）

图a　记录速度 15mm/s。图右为静脉注射氯硝西泮后脑电图。脑电图没有完全恢复正常，但意识水平恢复正常

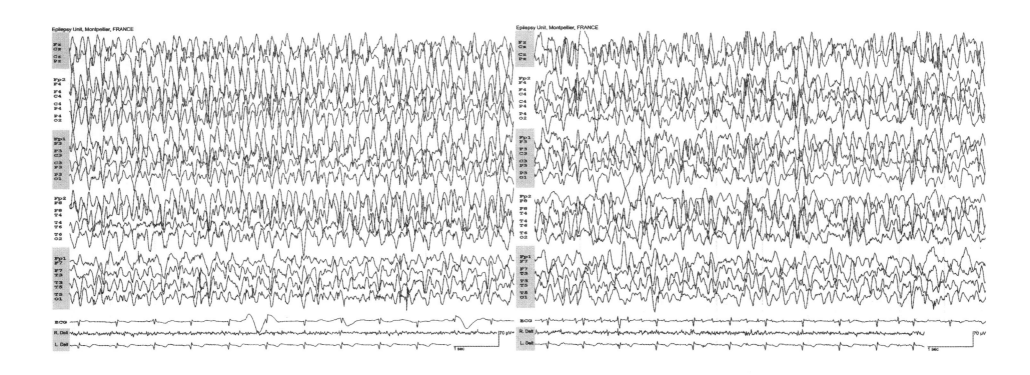

临床提示

患者，女，67岁。因出现一次GTCS就诊。行脑电图检查，随后出现记忆障碍和行为异常。这位法国患者是英语老师。为了更好地了解病史，问诊时部分采用英语交流。医生："你多大了？" 患者："我15岁。" 医生："15！！！" 患者："是的。" 医生："还很年轻！" 患者："你确定吗？" 医生："15还是50？" 患者："是的，我是。" 未发现该状态的诱发因素，但本例患者在青春期有失神发作，并且在她第一次怀孕期间有一次GTCS，她没有接受治疗。她的女儿是否有癫痫病史尚未可知。

脑电图特征

脑电图可见3～4Hz的广泛棘慢波和多棘慢波。值得注意的是，与之前的病例相比，本例患者的放电是碎片化的。她被要求画一朵雏菊，图画如下所示。A：在失神持续状态期间，继续执行前面的指令来绘制时钟。花在时钟的中心。B：第一次静脉注射氯硝西泮1mg后。失神持续状态，脑电图呈现碎片化，但没有消失。C：第二次静脉注射氯硝西泮1mg后55分钟。脑电图恢复正常，临床症状也明显改善。

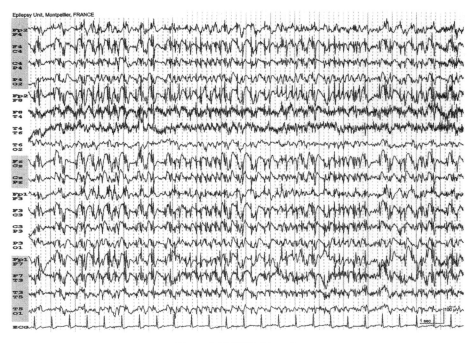

图a 记录速度15mm/s

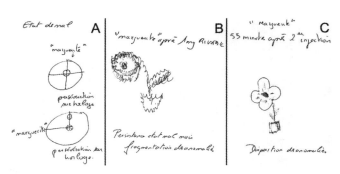

图b 在失神持续状态的不同时段画的雏菊

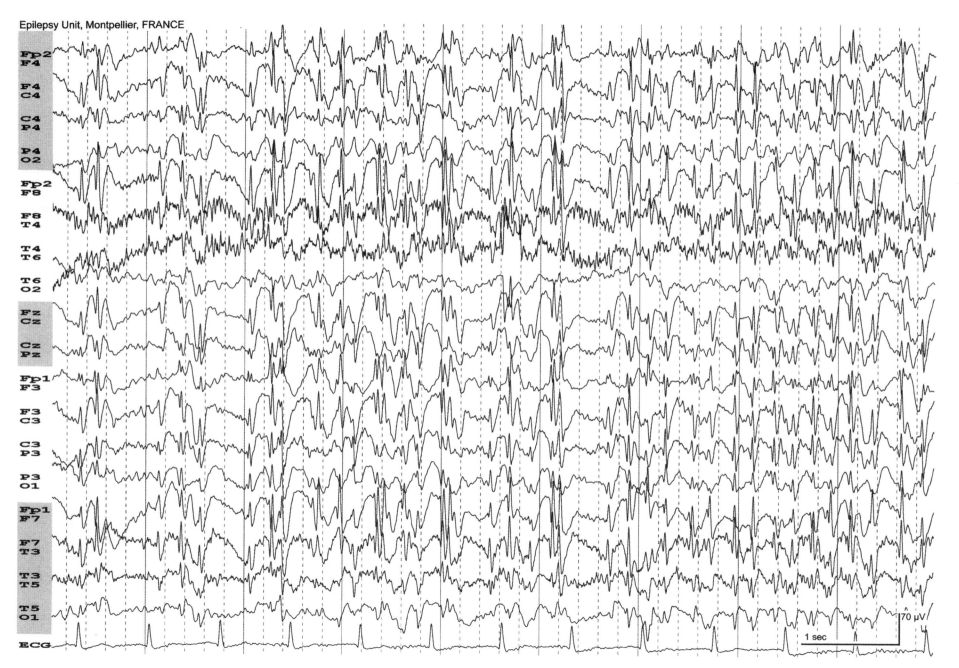

I · 52　失神持续状态（1）

临床提示

患者，女，30岁。个人史正常，智商正常。17岁时开始出现发作性意识不清，通常持续1天，可以继续日常活动，但出现行为异常。10年来只出现过3次GTCS。服用丙戊酸钠治疗，体重增加，而服用卡马西平加重了意识障碍。30岁时来就诊，过去的15年里联合服用丙戊酸钠和拉莫三嗪治疗，症状完全控制，脑电图正常。头颅MRI无异常。

脑电图特征

发作期脑电图。患者独自乘坐公共交通工具来到诊所。她反应灵敏，回答问题较慢，动作缓慢，空间定向困难，但这种状态存在波动。静脉注射地西泮后失神持续状态没有改善，静脉注射丙戊酸钠后2小时失神持续状态消失。脑电图呈现广泛性连续性多棘慢波，不伴有肌阵挛。

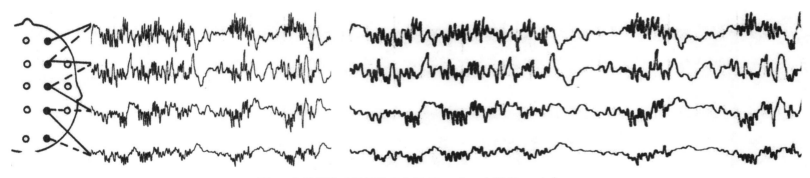

图a　多棘慢波（记录速度左侧15mm/s、右侧30mm/s）

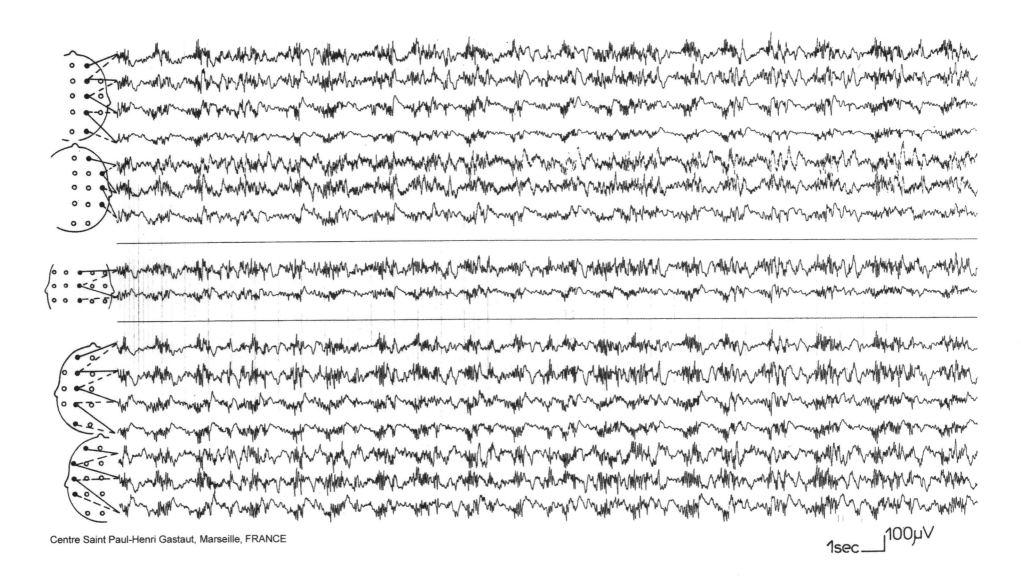

Centre Saint Paul-Henri Gastaut, Marseille, FRANCE

临床提示

患者，女，39岁。因自16岁起开始出现反复意识不清就诊。20年来只发生几次GTCS。意识不清可持续数小时，自发出现和消失。在失神持续状态时，患者的反应力部分减弱，变慢，不能外出，只能坐在椅子上或躺在床上。在诊所进行脑电图检查时记录到一次失神持续状态，是由于神经科医生突然问诊所致。1小时后失神持续状态结束。3～4小时后临床症状明显改善。失神持续状态常由各种生活事件反复诱发（丈夫虐待，离婚等）。患者目前服用丙戊酸钠、乙琥胺、拉莫三嗪治疗，发作控制较好，意识不清明显减少，患者在复杂生活环境中仍较少复发（每年数次，每次持续1～2小时）。

脑电图特征

A：脑电图背景正常（睁眼状态）。突然出现失神持续状态，表现为双侧对称的节律性慢波活动，混杂棘波、棘慢波，以中央区和后头部为著。患者停止讲话，呈现茫然状态。B：10分钟后，脑电图呈现节律性、弥漫性慢波和棘慢波活动。这些变化对各种刺激没有反应，未给予任何治疗。

评注

本例患者发作起始模式与之前的病例有所不同，但脑电变化仍在失神持续状态的范畴之内。脑电图显示双侧同步对称性节律性阵发性活动，对感觉刺激没有反应，但"几乎任何广泛性连续性或近连续性异常活动都可能是失神持续状态的基础"（Porter & Penry，1983）。

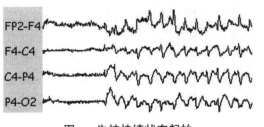

图a　失神持续状态起始

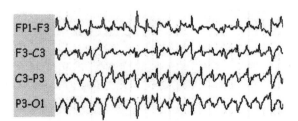

图b　失神持续状态时持续性节律性活动

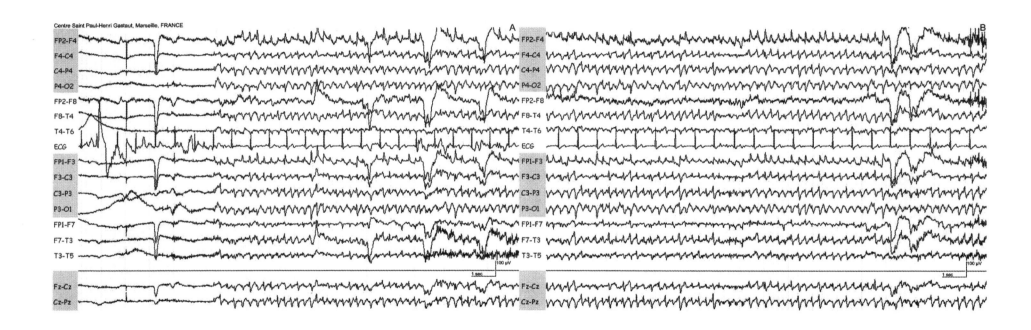

临床提示

患者，女，44岁。诊断为IGE，服用拉莫三嗪治疗。因1周内病情出现恶化，有8次GTCS，肌阵挛持续状态（颏肌肌阵挛）就诊。除前夫的心理骚扰外，没有找到其他诱因。

脑电图特征

左：广泛性多棘慢波暴发。每次暴发都伴随颏肌肌阵挛。右：多导脑电图记录。多棘慢波暴发，双侧颏肌肌阵挛，未记录到三角肌肌电活动。

评注

这种情况可能对应于JME的一个亚型。JME患者可出现单一的、独立的面部肌阵挛，如同在原发性阅读性癫痫患者，肌阵挛发作多由长时间讲话引起，阅读引起的比较少见。Wolf&Mayer在2000年报道23%（14/62）的口周肌阵挛肌阵挛患者由讲话引起发作。JME患者肌阵挛持续状态是不常见的，诱发因素包括停药、睡眠剥夺、酒精摄入和不适当的药物治疗（Genton等，2013）。2016年，Oğuz-Akarsu等报道133名JME患者中有5例出现肌阵挛持续状态（3.8%），1例患者出现面部肌阵挛。

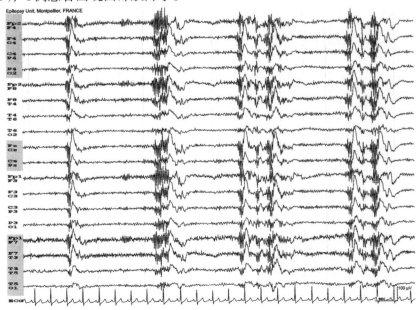

图a　记录速度15mm/s

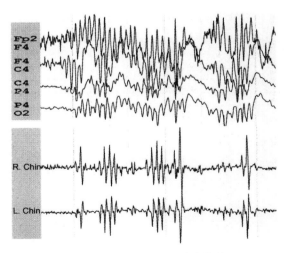

图b　多棘慢波，伴肌阵挛发作

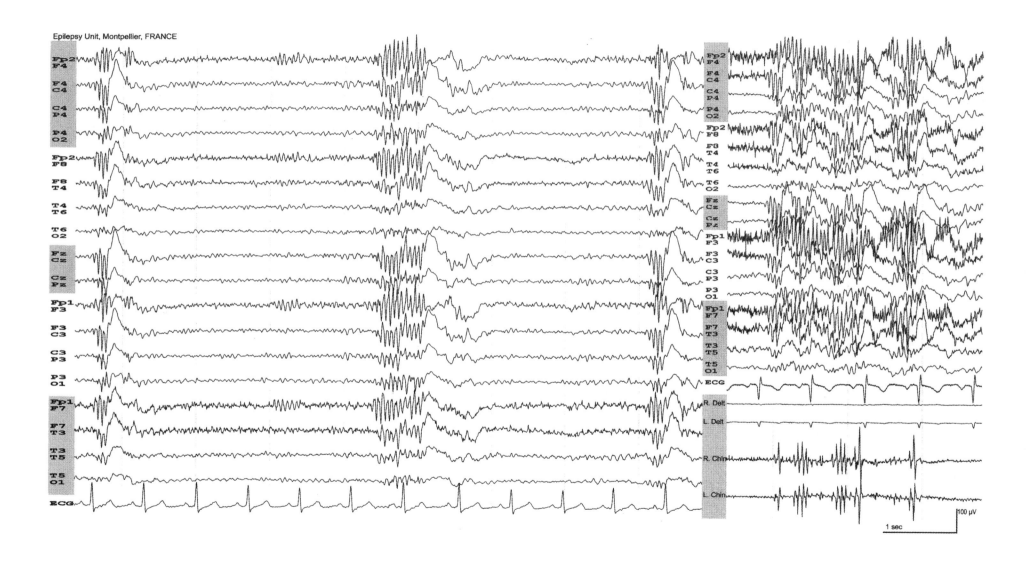

Epilepsy Unit, Montpellier, FRANCE

I · 55　误诊方面：不对称失神发作

临床提示

患者，男，19岁。因偶尔出现失神发作就诊。个人史和家族史无特殊。1岁后有轻微发育迟缓（成年后智商为60）。面部色斑和眼距过宽。3个月时首次出现惊厥发作，尽管进行了治疗，随后仍有高热惊厥和无热惊厥发作，直到6岁时消失；直到13岁患者的脑电图出现异常，记录到棘慢波放电但没有明确的临床相关性。之后，患者出现不完全意识丧失，次数较少，但脑电图可见频繁棘慢波放电。将苯巴比妥改为丙戊酸钠后，失神发作减少，脑电图异常放电减少。头颅MRI显示胼胝体发育不全，没有相关的脑发育畸形。

脑电图特征

清醒睁眼状态。脑电图可见3Hz棘慢波放电，持续23秒，突发突止。值得注意的是，放电具有不对称性，左半球的棘慢波波幅高，前头部为著。

评注

本例患者可能是青少年失神癫痫，其临床表现因相关脑发育畸形而改变。异常放电的不对称是由胼胝体发育不全导致，这种"不普遍"的特征可以解释失神期间意识不完全丧失的特征。这种癫痫是在儿童早期癫痫发作长期缓解后发生的，并且失神发作和脑电图都对抗癫痫发作药物有反应。

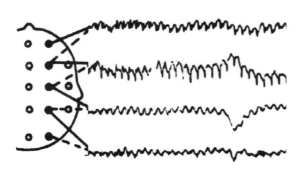 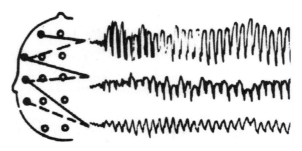

图a　右侧外侧裂上区域棘慢波较少　　　　图b　左侧外侧裂上区域高幅棘慢波

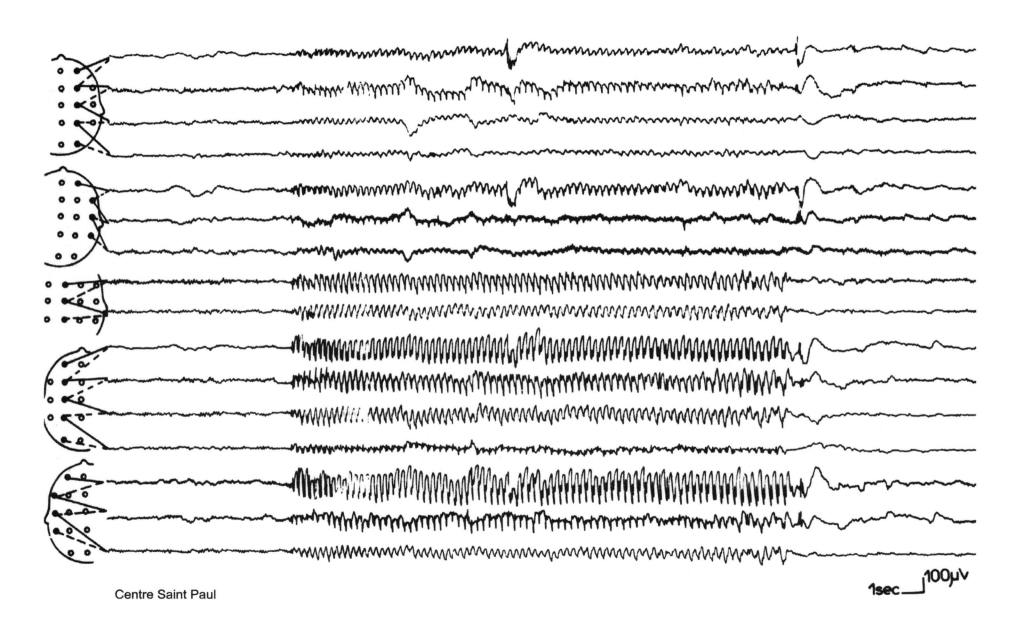

Centre Saint Paul

1sec ___ 100μV

Ⅰ·56 误诊方面：特发性全面性癫痫和脑发育畸形

临床提示

患者，女，24岁。因睡眠剥夺后唤醒时出现第一次GTCS就诊。10岁前接受过冠状动脉扩张治疗。头MRI：左顶内侧海绵状血管瘤。

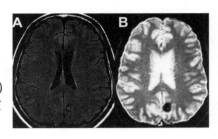

T2 FLARE（A）
和T2*（B）见左侧顶
枕海绵状血管瘤

脑电图特征

清醒期。脑电图可见眨眼伪差（双侧向下偏转），广泛性棘慢波和慢波暴发出现。间断闪光刺激实验阴性。

评注

本例患者的病史和脑电图特征符合典型的IGE。MRI存在异常病变考虑是巧合，患者不应被诊断为局灶性癫痫。具有遗传易感性的患者患脑损伤的风险与其他人相同。JME与不同类型的脑部病变偶然有关，异常的神经影像不影响治疗决策或预后（Gélisse等，2000）。

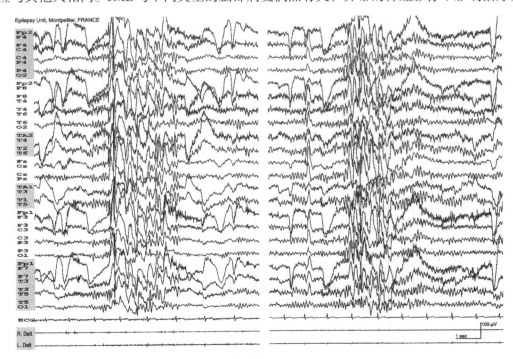

图a 记录速度15mm/s

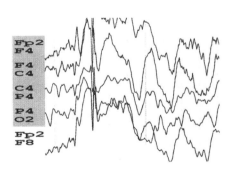

图b 棘慢波后出现节律性δ活动

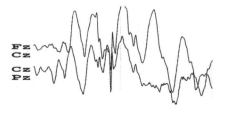

图c 慢波和棘慢波暴发

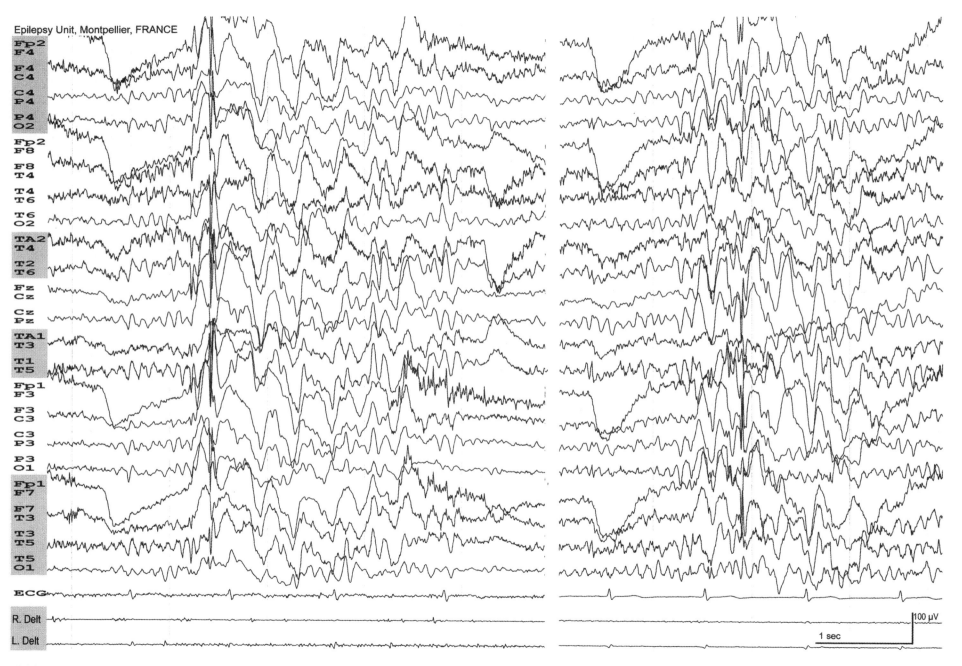

I · 57 误诊方面：特发性全面性癫痫和不寻常的脑电图模式

临床提示

患者，女，51岁。因出现2次GTCS和1次失神持续状态就诊。30岁时在觉醒期出现GTCS，肌阵挛发作和失神发作较少，头颅MRI正常。其哥哥被诊断为IGE，脑电图可见门状棘波。

脑电图特征

NREM睡眠2期。图中部可见广泛性棘慢波暴发。此图需注意的是左侧出现门状棘波，但右颞也可见孤立的门状棘波。

评注

与其他患者类似，IGE患者脑电图可出现不常见的生理性脑电活动（门状棘波、6Hz棘慢波暴发、困倦期节律性θ暴发等）。门状棘波或颞区尖波经常被误认为癫痫样放电，并可能导致诊断为局灶性癫痫，进行不适当的药物治疗（Crespel等，2009）。

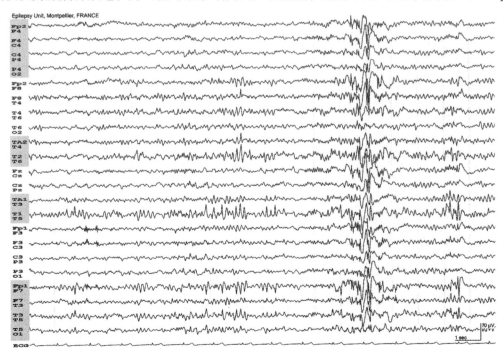

图a　记录速度15mm/s

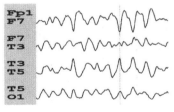

图b　门状棘波

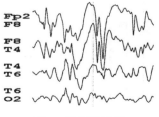

图c　棘慢波暴发

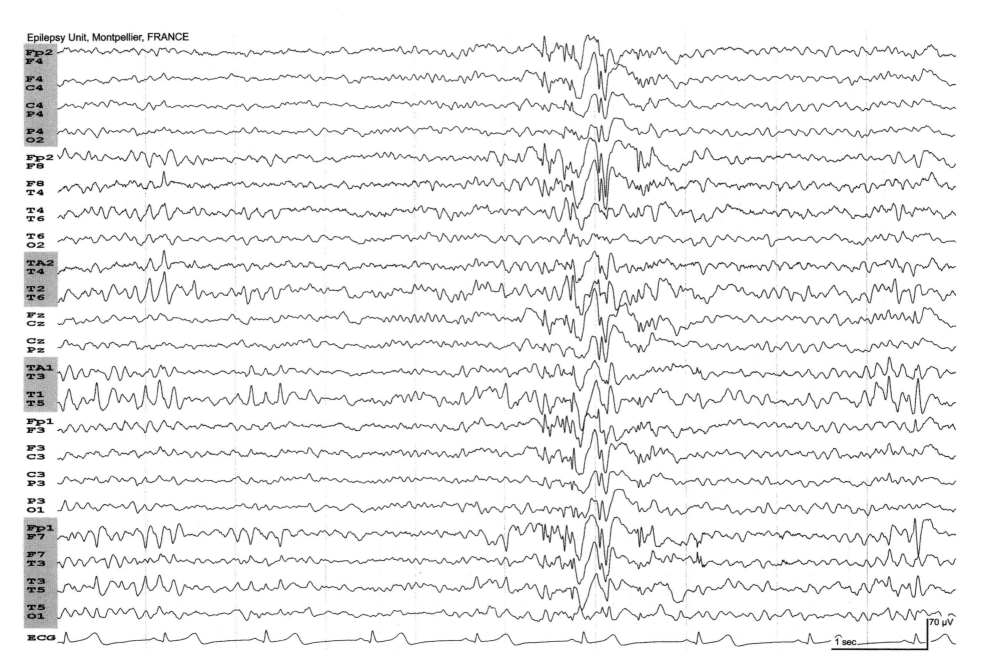

Epilepsy Unit, Montpellier, FRANCE

临床提示

患者，40岁。因被诊断为失神癫痫，药物治疗效果不佳就诊。14岁时出现GTCS，发作不频繁。18岁起，患者出现了失神发作，意识不完全丧失，发作也不频繁。32岁时频繁出现发作，2周内有多次失神发作，有时会跌倒，药物治疗效果不佳。

脑电图特征

患者处于清醒状态，睁眼时脑电图可见广泛性双侧对称同步棘慢波，前头部为著，持续8秒，呈碎片化。失神发作时意识未完全丧失。棘慢波频率较高，约4.5Hz，逐渐减慢至3Hz，前头部可见多棘波。

评注

在一些符合IGE大部分诊断标准的患者中可有不同的病史，包括一系列GTCS、失神发作、跌倒发作、耐药性和不典型脑电图变化。这样的病例可能与某些额叶癫痫或癫痫性脑病存在鉴别诊断问题。

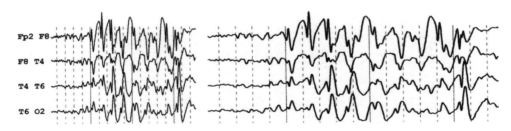

图a　4.5Hz广泛性棘慢波，多棘波，患者可能出现部分意识丧失（记录速度左侧15mm/s、右侧30mm/s）

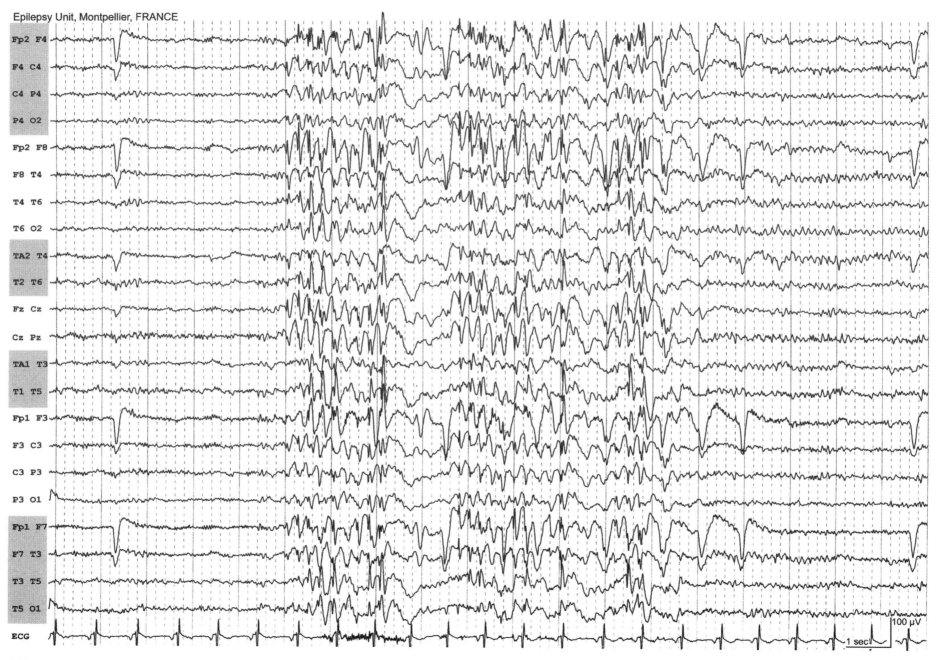

Epilepsy Unit, Montpellier, FRANCE

临床提示

与Ⅰ·58为同一患者。

脑电图特征

NREM睡眠2期。左：脑电图可见双相慢–棘慢波放电，随后出现低波幅快波活动混杂慢波和棘波。放电结束时出现慢–棘慢波，随后是慢波活动和电压低平。中：K综合波之后出现双相慢–棘慢波和低波幅快波活动，波幅逐渐增加，随后是慢的双相棘慢波，其后电压低平，叠加低波幅快波活动。右：广泛性棘慢波后跟随低波幅快波活动，频率为25Hz，波幅逐渐增加，频率逐渐降低，演变为15Hz的快波活动。之后出现棘慢波、电压低平。

评注

本例患者在NREM期出现2.5Hz棘慢波放电。睡眠期出现的快节律提示预后不佳。在诊断或治疗困难的情况下，睡眠脑电图可能会提供有用的数据。右图提示Lennox-Gastaut综合征的电活动。因此，此类病例通常被认为是介于特发性和症状性全面性癫痫（癫痫性脑病）之间。它们不属于确认的综合征类别。

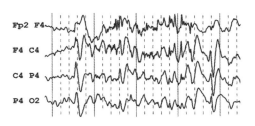

图a　棘慢波之后出现快波活动，混杂棘波和慢波

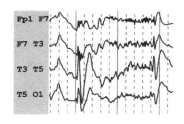

图b　棘慢波后出现低波幅快波活动，波幅逐渐增加，频率逐渐降低

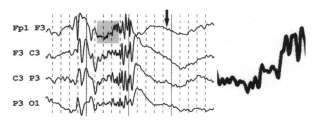

图c　棘慢波后出现快波活动暴发，波幅逐渐增加，频率逐渐降低。电活动低平（箭头处）。灰色区域放大显示

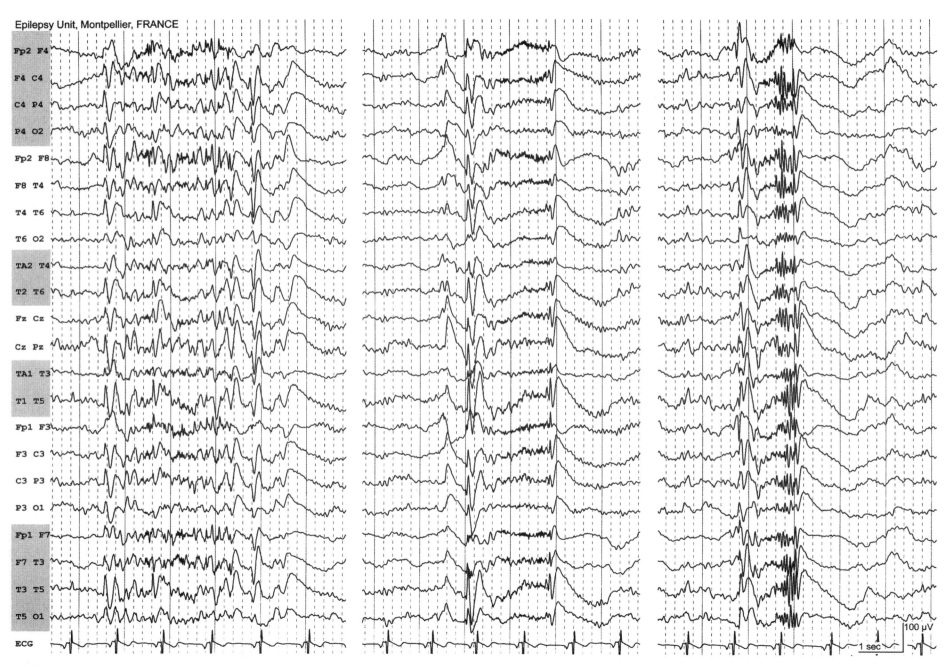

第二章

新生儿发作与癫痫

新生儿时期出现发作对家庭来说是一件非常痛苦的事情，给临床医生也带来很大挑战。在这种情况下，脑电图检查是诊断和判断预后的重要工具。

新生儿症状性癫痫发作

发作多出现在出生后第1周，多见于早产儿或低体重新生儿。这些发作可能是急性症状性癫痫发作，也可能是癫痫综合征的首次发作。新生儿癫痫发作具有临床、脑电图和病因学的特殊性。发作症状多样：阵挛性运动、自动症（嘴或舌运动，行走或蹬踏运动）、眼部症状或自主神经系统症状（苍白、红肿、呼吸改变如呼吸暂停、流涎、血压升高、心率变化）。通常没有GTCS。根据电临床、病原学和症状学特点可以进行新生儿发作分类。主要的病原学特点包括缺氧、代谢紊乱和先天性代谢障碍、中枢神经系统或全身性感染、脑损伤（出血、缺血、发育畸形）、染色体疾病、退行性疾病、停药或中毒。新生儿发作预后研究显示死亡率为28%～30%，神经系统检查异常为40%～60%，智力低下的比例为40%～55%。癫痫发作发生率为20%～30%，在一些研究中报道的比例更高，达50%。

临床症状与脑电图没有相关性。癫痫发作时可能不伴有脑电图改变，发作期脑电活动出现时可能不伴有相应的临床症状。进行脑电图记录时必须用多导电极进行记录，包括肌电和呼吸的记录，以检测到轻微的癫痫发作。发作时主要的脑电图变化是节律性δ活动，但有时也可以是θ或α活动。放电通常具有一侧优势，甚至是局灶性的，然后从一侧半球转移到另一侧半球。发作间期背景活动低（连续的、弥漫性的或局灶性的），或者与其他背景变化混杂出现，继而表现为节律失调。癫痫样放电为局灶性的或多灶性的。

癫痫性脑病伴脑电图抑制－暴发模式（Ohtahara综合征）

这种罕见的脑病可以在出现后不久就出现发作，通常在出生后10天内出现，神经系统异常的新生儿发作多出现在出生后3个月内（Aicardi & Ohtahara，2005；Mizrahi & Milh，2019）。清醒和睡眠期的强直痉挛发作是主要的发作类型，与局灶性发作相关。可以出现大量但不频繁的肌阵挛发作，但没有不稳定的肌阵挛。这种脑病主要是由大脑病变引起，尤其是神经元迁移障碍，或严重的代谢障碍或遗传缺陷。通常预后差，死亡率高，有严重的神经功能障碍。

脑电图特点主要是抑制－暴发模式，清醒期和睡眠期均可出现。暴发活动出现时表现为高波幅慢波，有时混杂不对称棘波。暴发活动持续2～6秒，间隔3～5秒的低波幅抑制。痉挛发作时脑电图呈现高波幅慢波或暴发快波活动，随后是去同步化电活动。脑电图演变为不典型高波幅失律、多灶性棘波或弥漫性棘慢波。

早期肌阵挛性脑病

神经系统异常的新生儿发作常出现在出生后第一个月（Aicardi & Ohtahara，2005；Mizrahi & Milh，2019），家族性发病率较高。主要发作类型是肌阵挛发作，可出现在出生后前几天，甚至在子宫内出现发作。有不稳定的肌阵挛发作，有时很难看到，以及大量的肌阵挛发作。肌阵挛与局灶性发作有关，随后出现强直痉挛发作。在许多情况下，无法找到明确的病因。在有症状的病例中，主要病因是代谢障碍，如高糖血症。预后是非常差的，第一年的死亡率超过50%，幸存者存在严重的神经系统缺陷。

脑电图特点是抑制－暴发模式，暴发持续时间比抑制持续时间长。暴发持续的时间为1～5秒，为高波幅慢波夹杂不对称棘波。抑制－暴发模式可见于清醒和睡眠中，可持续很长一段时间，通常演变为不典型高度节律失调或多灶性异常。

良性家族性新生儿癫痫

良性家族性新生儿癫痫在1964年首次被描述为良性家族性新生儿发作。这种综合征是一种常染色体显性遗传性疾病，发病率为14.4/10万。有新生儿发作或新生儿癫痫家族史的正常新生儿在出生后的第3天会出现明显的广泛性尖波。发作通常以强直姿势、短暂呼吸暂停开始，随后是自主神经症状或眼－面部特征，通常进展为四肢对称或不对称的阵挛运动（Plouin & Anderson，2012）。发作会在几天或几个月内缓解。精神运动发育是正常的，后期不会再出现癫痫发作，即使出现也会是良性癫痫发作。在90%的病例中，该综合征与遗传性钾通道异常和KCNQ2基因突变有关。发作间期脑电图是正常的，或显示局灶性或多灶性变化，或出现尖样θ活动（θ交替）。发作期脑电图表现为弥漫性电压减低，随后出现局灶性或全面性棘波和慢波。发作后脑电图可能会出现较长时间的电活动减弱。

良性新生儿发作（非家族性）

良性新生儿发作或良性新生儿惊厥或良性新生儿特发性癫痫发作或"第5天发作"是在1977年首次被描述的，发作多出现在出生后第5天（Dehan等，1977）。该综合征占新生儿发作的4%～38%（Plouin & Anderson，2012）。在90%的病例中，发作类型主要是阵挛发作，右侧或左侧肢体阵挛，几乎没有全面性阵挛，有时发作仅表现为呼吸暂停。癫痫发作可呈现癫痫持续状态，持续时间为2小时至3天（平均20小时）。在发病初期，各项检查是正常的，癫痫持续状态后也可恢复正常。与良性家族性新生儿癫痫相比，发作预后不佳，发育也较差。这种综合征目前被认为是一种排除性诊断。

发作间期脑电图是正常的或不连续的，伴有局灶性或多局灶性变化，或伴有尖样θ活动（θ交替）。发作期脑电图显示癫痫发作可能与很多脑区有关，但主要为中央区，表现为重复性的棘波或慢波。发作是局灶性或继发性全面性发作，有时为全面性发作起始。

Ⅱ·1 新生儿发作

临床提示

出生后第3天进行脑电图记录，分娩时产妇因大出血而死亡。

脑电图特征

A：记录到一次发作，持续时间为19秒。脑电图显示右侧中央区节律性δ活动。脑电图起始和终止是渐进性的。右颞区出现波幅和形态不规则的棘波，这是发作间期的放电。B：发作时左侧中央区周期性棘波。C：发作时左侧中央区节律性δ活动，无明显临床表现。

评注

本例患儿的发作左侧或右侧中央区独立起源，对应于交替的癫痫持续状态。这种情况在新生儿期很常见。这些发作是新生儿时期的典型症状。事实上，早产儿或足月新生儿与大一点儿的儿童发作期脑电图表现是不同的。根据节律性周期性电活动可以进行诊断。

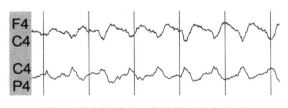

图a　发作期放电，节律性δ活动（A）

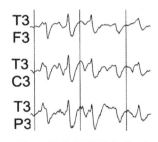

图b　发作间期放电（A）

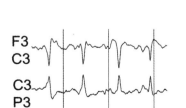

图c　发作期放电，周期性棘波（B）

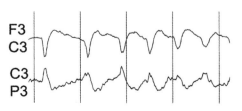

图d　发作期放电，节律性δ活动（C）

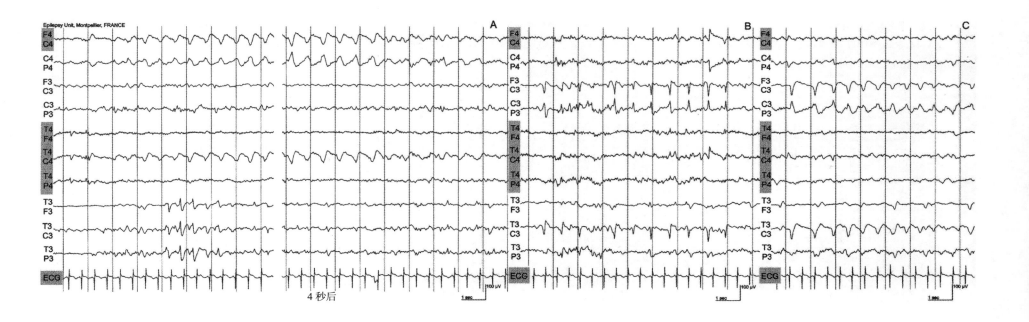

Epilepsy Unit, Montpellier, FRANCE

4 秒后

II · 2　早期肌阵挛性脑病

临床提示

患儿，男，3.5月龄。因出生第3天出现惊厥发作和肌阵挛发作就诊。肌张力低下。病因学检查为阴性（包括MRI、代谢和基因检查）。1个月后死亡。

脑电图特征

婴儿从睡眠中转醒，脑电图呈现抑制－暴发模式，"电静息"和高波幅棘波、棘慢波、慢波活动交替出现。大多数暴发是不对称的。A和B：左侧半球3次棘慢波暴发，双侧肢体肌阵挛，右侧三角肌肌电活动明显。C：右侧半球棘慢波，随后出现广泛性慢波，临床出现不对称痉挛发作，左侧三角肌肌电活动明显。D：右半球出现暴发性棘慢波，临床出现不对称肌阵挛发作，右侧三角肌肌电活动明显，2秒后出现运动引起的肌电活动。

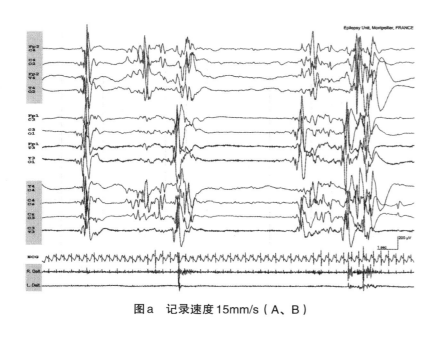

图a　记录速度15mm/s（A、B）

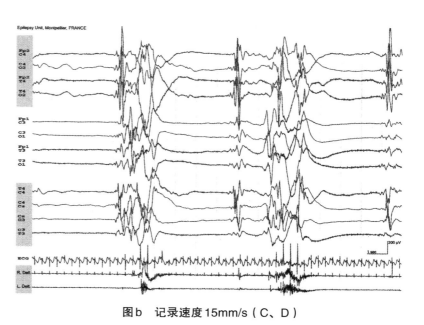

图b　记录速度15mm/s（C、D）

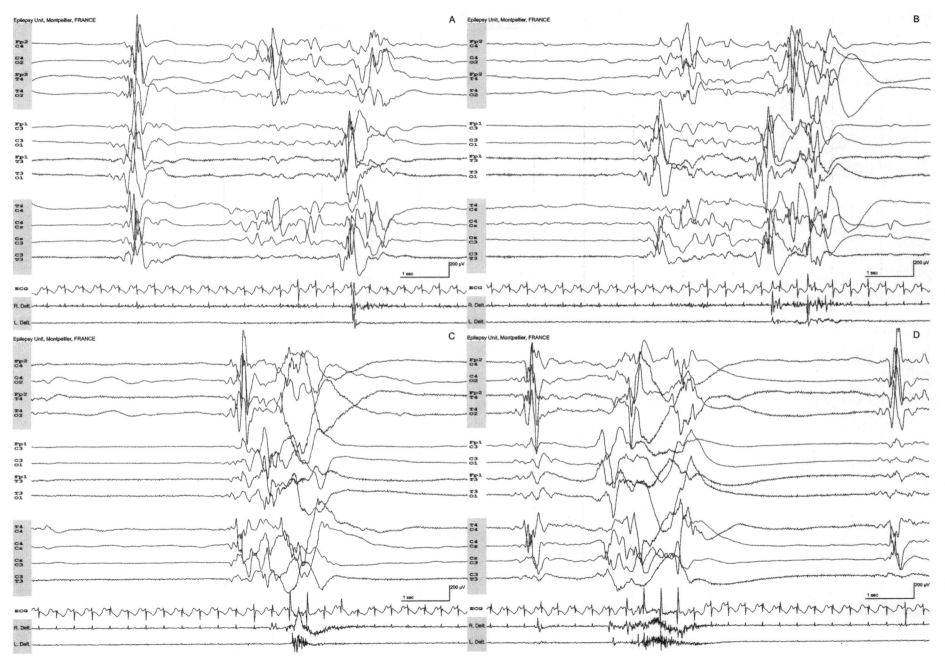

临床提示

患儿，男，3天。因出生第3天出现发作就诊。病因学检查显示*GABRB2*基因出现新生杂合突变。

脑电图特征

脑电图呈现抑制−暴发模式，"电静息"和暴发性棘波、棘慢波、慢波交替周期性出现。

评注

Ohtahara综合征的主要特点是脑电图呈现抑制−暴发模式和频繁的强直痉挛发作。发作常出现在出生后1个月内，有时在出生后10天内出现发作（Aicardi&Ohtahara，2005）。大多数Ohtahara综合征患者与脑损伤有关（包括Aicardi综合征、半脑畸形、无脑回畸形、脑穿通畸形、齿−橄榄核发育不良等）。据报道，*ARX*基因、线粒体谷氨酸转运体、*SLC25A22*、*STXBP1*和*SCN2A*均可出现突变（Koutroumanidis，2018）。Ishii等报道1例早期肌阵挛性脑病伴*GABRB2*基因新生错义突变（Ishii，2017）

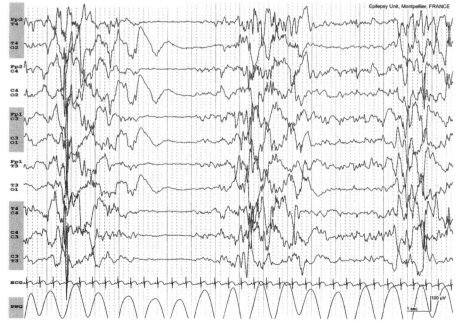

图a　记录速度15mm/s

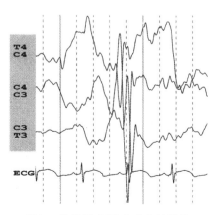

图b　几种脑电活动成分的暴发

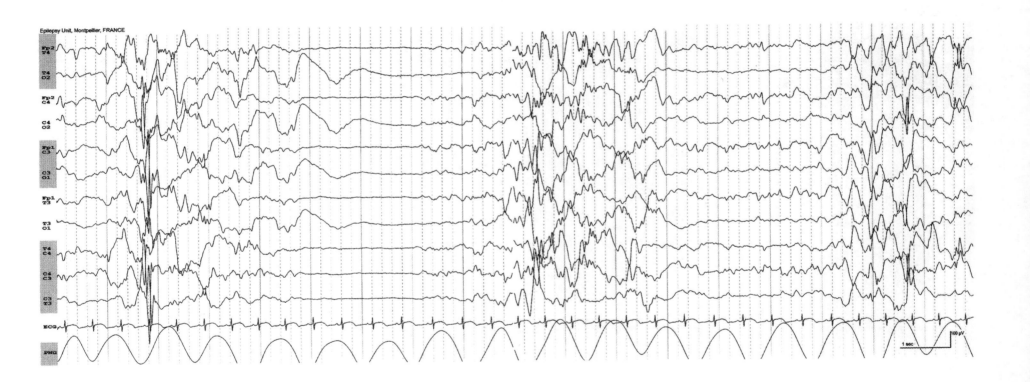

Epilepsy Unit, Montpellier, FRANCE

临床提示

与Ⅱ·3为同一患者。

脑电图特征

A：局灶性发作起始，右颞区出现准周期性棘慢波。在图的第二部分出现2次慢波混杂棘波活动暴发。B：右颞区节律性电活动，棘慢波之间的间隔缩短，弥漫性暴发活动持续性出现。C：右颞区节律性电活动，持续4秒。D：40秒后发作结束，2秒后出现弥漫性电活动暴发。为亚临床发作，发作过程中仅出现呼吸浅慢。发作结束后恢复正常的呼吸节律。

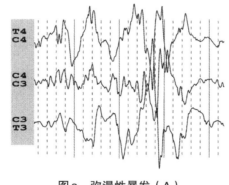

图a　弥漫性暴发（A）

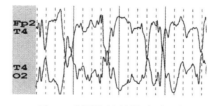

图b　准周期性棘慢波（A）

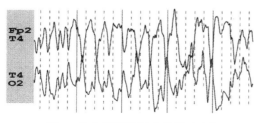

图c　发作期活动呈节律性（C）

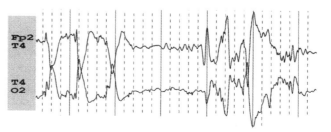

图d　发作结束，随后出现电活动减弱，继而出现弥漫性暴发活动（D）

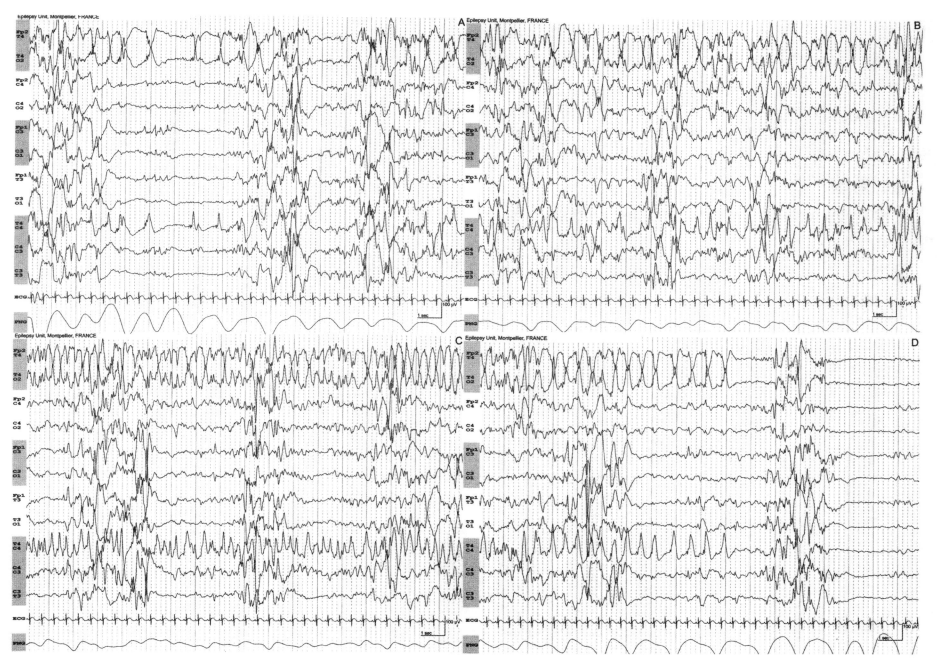

临床提示

患儿，女，11天。足月顺产。因出生后第4天出现发作就诊。表现为眼睛异常运动和凝视，持续数秒。无肢体抽搐，但发作后嗜睡。多次发作后进入重症监护室进行治疗。她有一个姐姐在出生后第12天也出现同样的发作类型，其后的精神运动发育正常。她还有一个姐姐有高热惊厥史，外祖父、舅舅和表哥患有特发性癫痫。*KCNQ2*基因没有出现突变。

脑电图特征

孩子处于睡眠状态。A：左侧中央区、右侧颞区和右侧中央区出现多灶性棘/尖波，混杂θ活动。B：几分钟后在右侧颞区和左侧中央区出现多灶性棘波。

评注

多灶性棘/尖波混杂θ活动是良性家族性或非家族性新生儿癫痫的一种脑电图模式，可出现在清醒或睡眠期，并可在临床发作结束后持续约12天。这是一种发作间期放电模式。

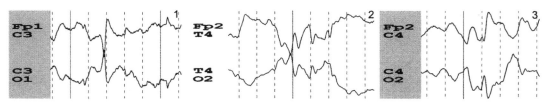

图a　一过性尖波出现在左侧中央区（1）、右侧颞区（2）和右侧中央区（3）混杂θ波

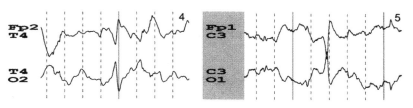

图b　一过性尖波出现在右侧颞区（4）和左侧中央区（5）

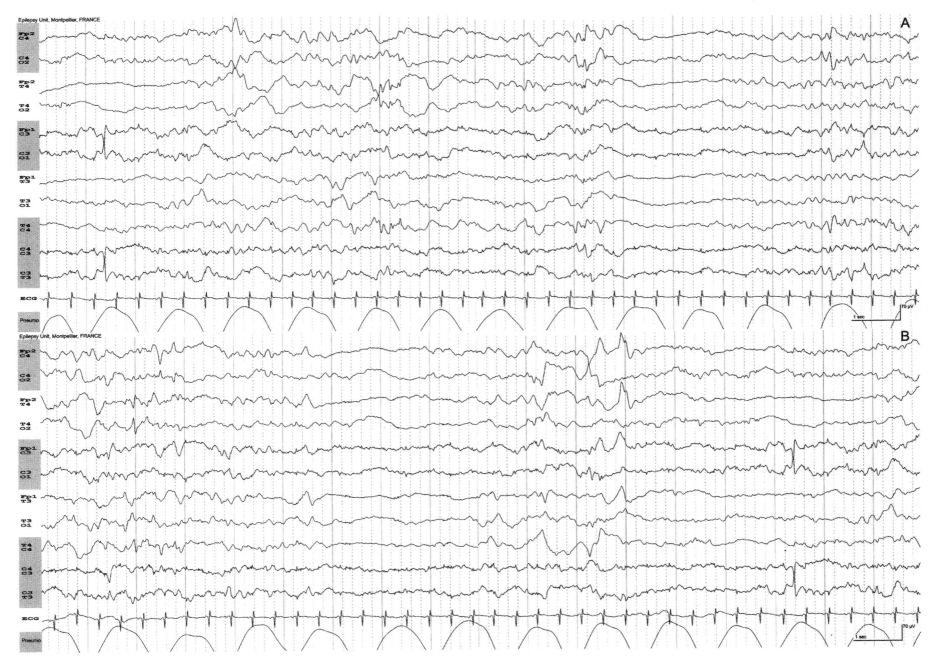

第三章

早期婴儿癫痫综合征

伴游走性局灶性发作的婴儿癫痫（婴儿期严重局灶性癫痫）

这种罕见的综合征由Coppola等在1995年描述，通常与*KCNT1*基因突变有关（Barcia等，2012；McTague等，2013）。大部分发作出现在出生后第3个月（出生后第1周至第7个月），伴有多形性、几乎连续性的局灶性发作和严重的精神运动迟滞。没有家族史。开始出现发作时为运动性发作，随后变为多种形式，可能会继发全面性发作。发作频率和持续时间逐渐增加。发作往往是连续性的，之后会出现成串发作。肌阵挛和痉挛发作较少见。神经系统检查是异常的，发育迟滞、锥体束征、异常运动、张力低下。小头畸形和斜视越来越明显，发作呈现药物难治性，预后很差，发育障碍和神经系统问题严重恶化，可能在出生后1年内死亡。

从发病开始，脑电图显示背景活动逐渐恶化，缺乏生理睡眠活动转变。发作期脑电图显示发作从一个脑区开始，扩布至另一个脑区，然后再从一侧半球扩布到另一侧半球。

婴儿痉挛与West综合征

West综合征是婴儿最常见的癫痫综合征之一，发病率为（2.9～4.5）/万活产婴儿（Fusco等，2019）。这种脑病具有三联征特点：痉挛发作、精神运动发育迟滞和脑电图严重异常。痉挛发作时躯干、颈部和四肢肌肉呈现短暂的、对称的强直收缩（屈肌痉挛）。发作后患儿通常会哭。较少的情况下出现伸肌痉挛，表现为躯干、颈部和上肢突然伸展。痉挛发作也可以是混合性的（屈肌和伸肌均有痉挛）、不对称的或单侧的，单侧痉挛患儿通常是对侧大脑出现病变。痉挛发作常连续出现，多见于睡眠觉醒或刚入睡时，NREM睡眠中不常见。应努力寻找局灶性发作的特征，因为这是影响病因诊断和预后的重要因素。约50%的患儿可发现具体病因学特点，包括结节性硬化症、畸形、产前、围产期或产后脑病，以及代谢性、退行性或染色体疾病，或产前感染。预后与病因有一定关系。在大多数情况下预后较差，经常演变为另一种癫痫性脑病，如Lennox-Gastaut综合征，或演变为另一种与严重智力障碍相关的严重类型的癫痫。

发作间期脑电图常显示为典型的"高度节律失调"。背景是杂乱的，高波幅、不同步和非节律性慢波，以及不对称、多灶性棘波和多棘波。通常需要降低波幅以更好地观察脑电图异常放电。高度节律失调主要出现在起病时，痉挛发作之前也可看到高度节律失调，清醒时多见，在睡眠时呈碎片化。高度节律失调也可出现在困倦状态。在轻度NREM睡眠中，高度节律失调变得不连续。棘波变得更加频繁，并且趋向于更加弥漫性和同步性。不规则的多棘慢波与正常背景活动交替出现，正常背景包括像纺锤波这样的睡眠瞬态。REM睡眠的持续时间缩短。

痉挛发作时脑电图呈现高波幅慢波伴随弥漫性电活动减弱（去同步化），同时伴有或不伴有重叠的快波活动。有时只能分辨出快波活动。痉挛发作时出现短暂的肌肉收缩，可通过表面肌电图证实，症状是对称性的或非对称性的。清醒时或睡眠开始时可频繁地出现痉挛，伴或不伴发作间期高度节律失调。发作间期出现高度节律失调可能是特发性病例的特征，被认为是预后较好的标志（Dulac & Tuxhorn，2005）。局灶性发作开始时可出现一串痉挛发作，或在痉挛过程中出现，或独立出现。癫痫性痉挛很容易与非癫痫性痉挛区分开来，即"良性"痉挛，后者无脑电图变化。（Lombroso&Fejerman，1977）

良性婴儿家族性和非家族性癫痫

良性婴儿癫痫以前称为良性婴儿发作，其特点是发作开始时出现频繁而难治性局灶性发作，但在数周或数月内发作自行消失。家族性和非家族性病例有以下共同特点：发病年龄在3～20个月（平均10个月），发生在正常婴儿中。家族性病例发病年龄可能更早（4～7个月）。发作是短暂的，并在1～4天内出现成簇发作，这种成簇发作可能在数周后再次出现。发作时动作停止、交流没有反应、凝视和肢体抽搐。在家族性病例中，Vigevano等报道可出现眼和头偏转、全身张力低下、发绀、单侧性、同步或不同步肢体抽搐转变为双侧肢体抽搐（Vigevano，1992）。同一个孩子肢体抽搐的侧别会出现变化。病程总是良性的。在非家族性病例中，Watanabe（1987，1993）等报道患儿出现肢体、面部和口周自动症，并在某些患儿中出现快速全面性强直-阵挛发作。

在家族性病例中，该病为常染色体显性遗传，带有不完全外显率。研究证实了遗传异质性，并描述了一些明显的基因缺陷。与*PRRT2*突变相关的16p12-q12位点在阵发性舞蹈手足徐动症的大龄儿童家庭中被发现

（Schubert等，2012）。

发作间期清醒和睡眠脑电图始终是正常的。发作期脑电图显示局灶性棘波（中央－顶－颞）波幅逐渐增加，伴有尖波和锯齿状慢波并快速双侧化。发作可能局限于一侧半球，也可在两侧半球之间交替出现。

婴儿睡眠期良性局灶性癫痫伴中线棘慢波

1998年，Bureau & Maton首次描述这个疾病。随后Capovilla & Beccaria在2000年、Flesler在2010年分别确定了这个疾病的诊断。正常婴儿的发作年龄在出生后10个月（1～30个月）。发作是局灶性的，表现为动作停止、凝视、眼睛向上偏转、躯干肌肉张力减低、上肢张力过高，以及发绀等。神经影像学检查正常。3～4岁之前发作消失（Vigevano等，2019）。

清醒期脑电图是正常的，睡眠周期是正常的。睡眠起始阶段出现弥漫性棘慢波，而在深睡眠阶段不会出现。在额中央区和顶区可以出现双相棘波，伴或不伴有慢波，可以与纺锤波和K综合波混杂在一起。在睡眠起始阶段、NREM和REM睡眠阶段均可出现，当无发作时这些异常放电会消失。

临床提示

患儿，男，7周。因出生后几天出现发作就诊。病因学检查显示 *KCNT1* 基因有新生杂合突变。

脑电图特征

A：发作起始于左侧枕区，棘慢波起始。B：发作间期右侧枕区可见独立的棘慢波。C：1分钟后，左侧枕区呈现节律性活动，频率为4.5Hz。D：4分钟后发作结束。在图C和图D，右半球有独立的发作间期放电活动

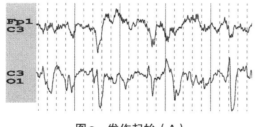

图a　发作起始（A）

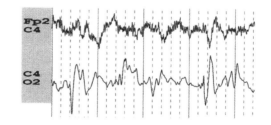

图b　右侧枕区可见孤立的发作间期癫痫样放电（B）

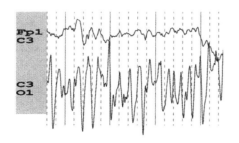

图c　左侧枕区4.5Hz节律性电活动（C）

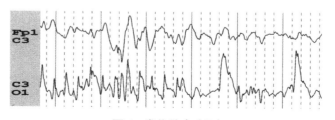

图d　发作结束（D）

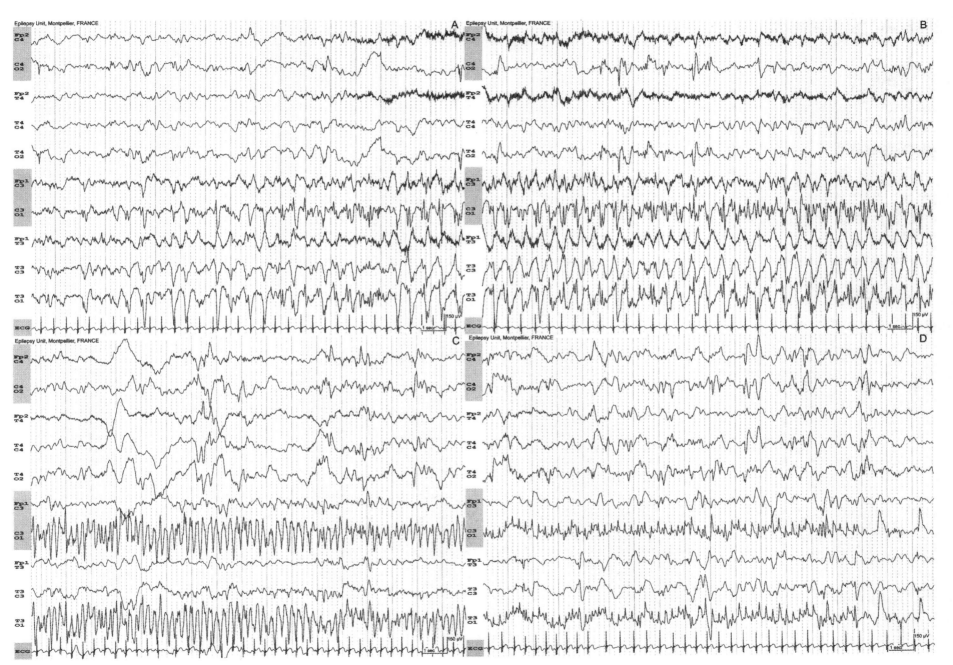

Ⅲ·2　婴儿癫痫伴游走性局灶性发作（2）

临床提示

与Ⅲ·1为同一患者。

脑电图特征

A：发作起始于右枕区，节律性尖波活动起始，波幅逐渐增加，并扩布至左枕区。B：发作过程中左枕区出现棘慢波。C：1分钟后双侧枕区出现节律性电活动，右侧节律较快。D：1分钟后发作结束，右侧的电活动逐渐减慢并停止，左侧枕区仍存在持续性放电。

评注

脑电图监测时间52分钟，记录到6次左侧枕区起始的癫痫发作，1次右侧枕区起始的癫痫发作。*KCNT1* 基因突变是导致婴儿癫痫伴游走性局灶性发作的常见原因（Barcia等，2012；McTague等，2013）

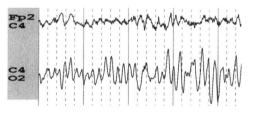

图a　发作起始，7Hz节律活动（A）

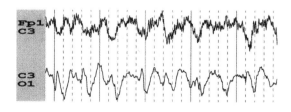

图b　左侧枕区棘慢波（B）

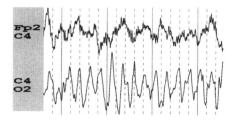

图c　4Hz节律性电活动（C）

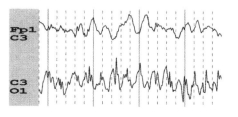

图d　左侧枕区仍存在持续性放电（D）

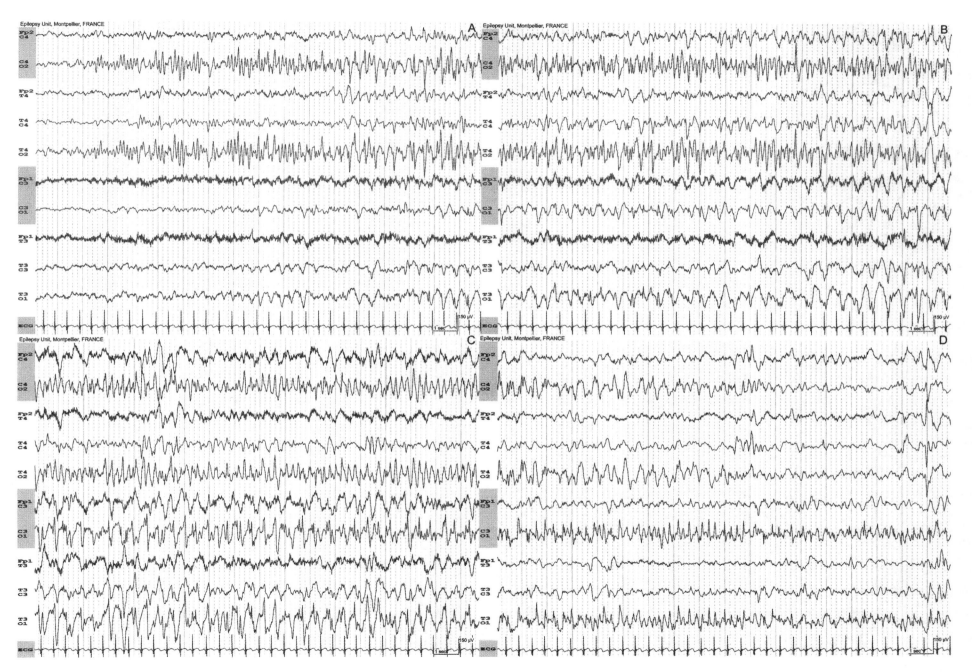

临床提示

与Ⅲ · 1为同一患者。以下为患儿14个月和21个月时脑电图。

脑电图特征

A：睡眠中出现发作，左侧后颞区出现低波幅快波活动。患儿睁开眼睛，向左侧凝视。脑电活动波幅逐渐增加，并扩布至左侧顶－颞-枕交界处，前头部出现肌电伪差和运动伪差。患儿头向后仰，双眼向左侧凝视。发作过程中出现8Hz的节律性电活动，以左后颞为主。发作持续时间约1分钟。B：NREM睡眠期，脑电图显示抑制－暴发模式，周期性"电静息"和阵发性高波幅棘波、棘慢波和慢波交替出现。暴发活动在左右大脑半球独立出现，或者呈广泛性。记录过程中没有睡眠的生理性电活动。C：睡眠中出现发作，发作起始可见右侧额极6Hz节律性电活动，5秒后右侧中央区出现低波幅快波活动，波幅逐渐增加，并扩布至右侧中央区、顶区。发作过程中可见肌电伪差和运动伪差。患儿头向后仰，几秒钟后左上肢抬起。发作持续时间约50秒。

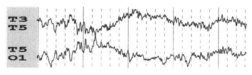

图a　发作起始可见低幅快波活动（A）

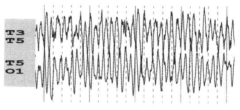

图b　8Hz节律性电活动（A）

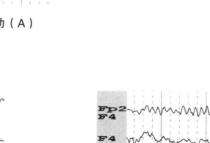

图c　发作间期暴发性异常放电（B）

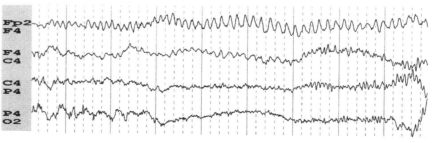

图d　发作起始于Fp2-F4，5秒后右侧中央区出现快节律（C）

14 个月

21 个月

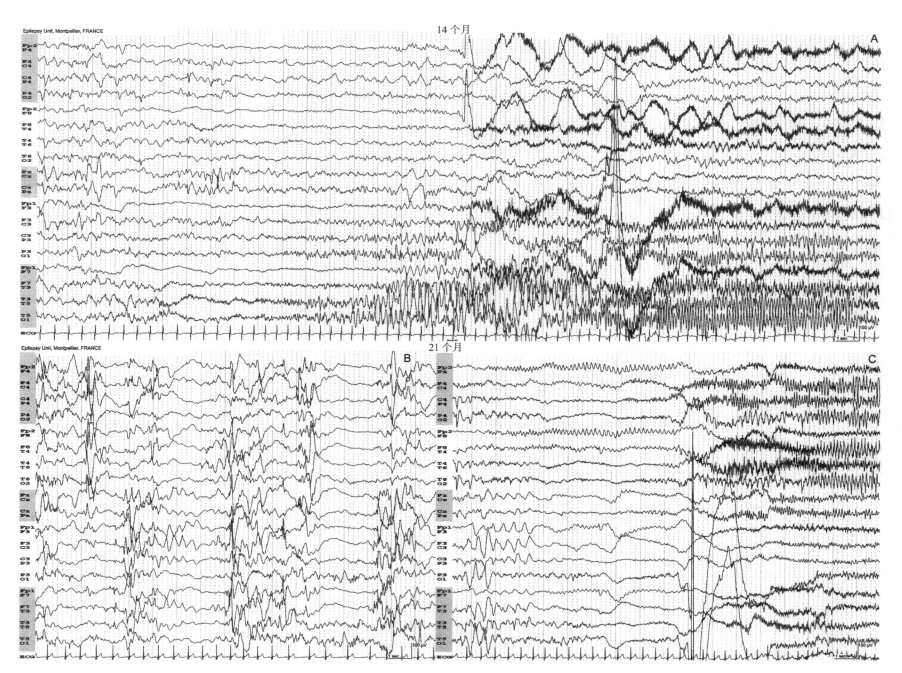

Ⅲ·4　非癫痫性痉挛

临床提示

患儿，4.5岁。因近期突然出现全身痉挛就诊。发育正常，异常运动逐渐缓解。

脑电图特征

困倦状态，发作期脑电图显示运动伪差，痉挛后出现觉醒反应。

评注

非癫痫性痉挛最初被描述为良性肌阵挛（Lombroso&Fejerman，1977），很容易与伴有高度节律失调的典型West综合征病例区分，但对其他类型的癫痫性痉挛可能会造成一些诊断问题，后者具有其他形式的脑电图特点，预后不良。

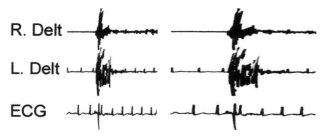

图a　三角肌肌电活动增强，是非癫痫性痉挛，心电图导联也可看到肌电伪差（记录速度左侧15mm/s、右侧30mm/s）

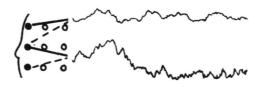

图b　痉挛后出现低电压快波活动，对应一过性觉醒反应

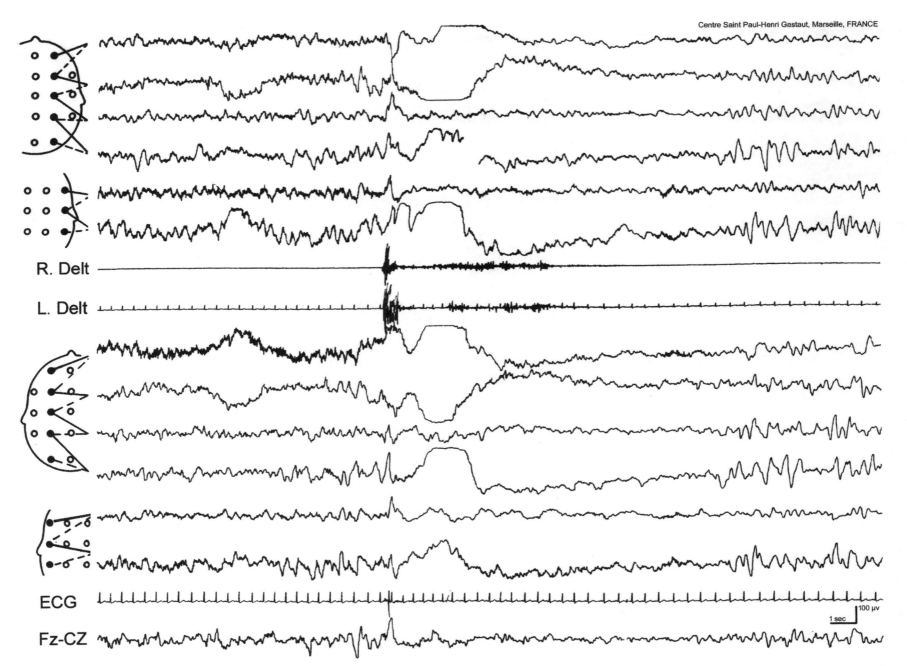

Centre Saint Paul-Henri Gastaut, Marseille, FRANCE

R. Delt

L. Delt

ECG

Fz-CZ

1 sec 100 μv

Ⅲ·5 婴儿痉挛与West综合征（1）

临床提示

患儿，11月龄。因反复哭闹就诊。本例患儿从7个半月开始出现屈肌痉挛，每天2～3次，并伴有哭闹。孩子的父母注意到孩子发育迟缓。经过治疗，痉挛发作消失，心律失常消失，孩子的发育恢复正常。病原学检查呈阴性。

脑电图特征

左：清醒脑电图。脑电图背景较差，高波幅δ波混杂多灶性棘波，不同步发放。脑电图显示高度节律失调。右：睡眠脑电图，与清醒期脑电图相比，睡眠脑电图显示高度节律失调呈碎片化，并伴有双侧半球多棘慢波。

评注

West综合征患儿的脑电图高度节律失调因发病年龄的不同而不同。在大一点的婴儿中，双侧大脑半球之间有更多的同步性电活动

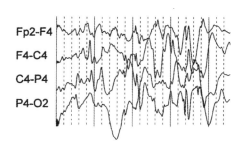

图a　高度节律失调，高波幅慢波混杂多灶性棘波

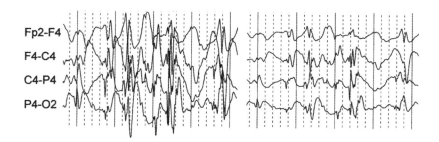

图b　左侧图可见棘波、棘慢波和多棘慢波混杂慢波，灵敏度20μV/mm；右侧图灵敏度30μV/mm

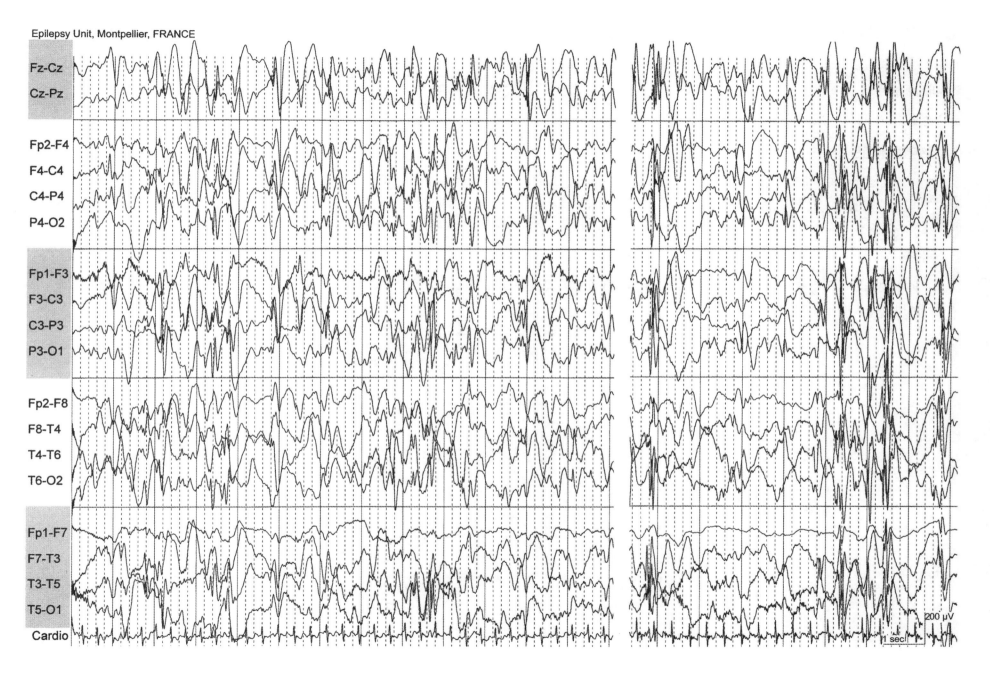

Epilepsy Unit, Montpellier, FRANCE

临床提示

与Ⅲ·5为同一患者。

脑电图特征

左：患儿刚刚醒来。脑电图第6秒时全部导联暴发快波节律，随后出现去同步化低电压活动，这是典型的癫痫性痉挛发作的表现。临床症状为屈肌痉挛。脑电图记录时没有同步肌电图记录，因为转诊时没有怀疑是痉挛发作。但是在心电图上可以看到肌电活动，肌电开始于快波活动结束时，并与慢波活动重合。右：记录到另一次痉挛发作，暴发快波活动，随后脑电图出现去同步化。心电图导联同样可见由屈肌痉挛引起的肌电伪差。

评注

三种不同的脑电图模式与痉挛发作有关：高波幅慢波（是最常见的模式），短暂的β活动又称"纺锤样活动"，以及突然出现的电活动低平，对应于非常快的放电活动（Fusco等，2019）

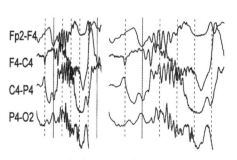

图a　痉挛发作时脑电图可见快波活动暴发

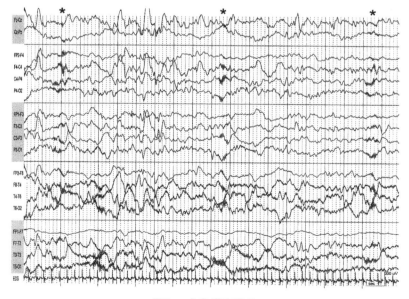

图b　成串痉挛发作

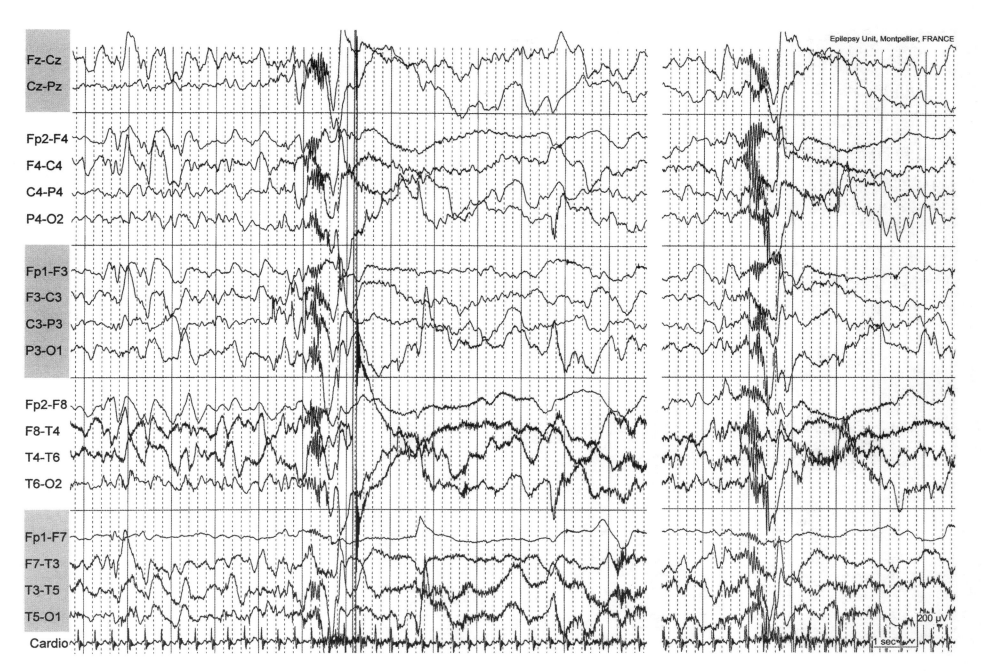

临床提示

患儿，男，6月龄。因屈肌痉挛发作15天就诊。服用氨己烯酸治疗。3年后头MRI显示左侧顶枕颞交界处白质异常。

脑电图特征

A：患儿处于困倦状态。脑电图可见弥漫性高波幅棘慢波，呈现轻度不对称高度节律失调。左侧半球棘波明显，左侧中后颞区为著。B：NREM睡眠2期。双侧半球可见多棘慢波，左侧顶－枕－颞交界处可见异常慢波活动。顶区可见低波幅睡眠纺锤波。C：REM睡眠期，异常放电明显减少，左侧顶－枕－颞交界处可见慢的棘慢波放电。当患儿3岁时，脑电图显示左侧顶－枕－颞交界处局灶性放电。

评注

一般来说，高度节律失调主要出现在后头部。在NREM睡眠期，脑电图显示双侧棘慢波、多棘慢波，呈同步性发放。通常睡眠的生理性电活动消失。在REM睡眠期高度节律失调消失（Koutroumanidis，2018）

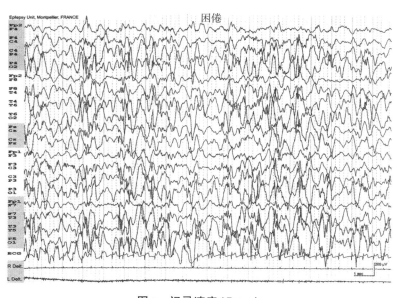

图a　记录速度15mm/s

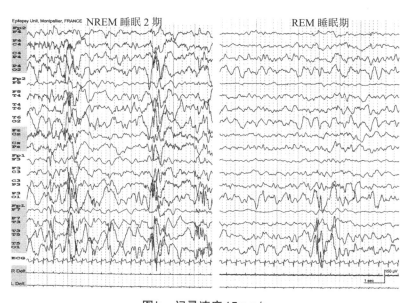

图b　记录速度15mm/s

困倦期

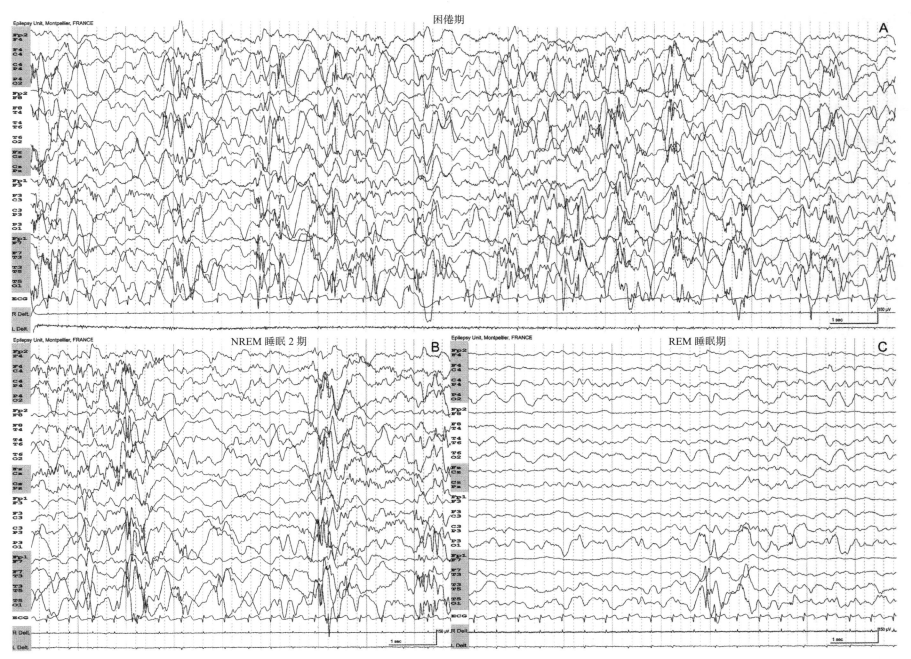

临床提示

与III · 7为同一患者。

脑电图特征

脑电图背景活动变慢。具有典型连续痉挛发作：弥漫性高波幅慢波，其上重叠快波活动。患儿服用氨己烯酸治疗，痉挛发作减轻，仅有三角肌轻微收缩，持续0.6秒。肌电活动比较典型，表现为渐强–渐弱的肌电活动。左侧顶–枕–颞交界处可见棘慢波（a）。

评注

大多数癫痫性痉挛发作时肌电活动呈现渐强–渐弱的波形（菱形）。

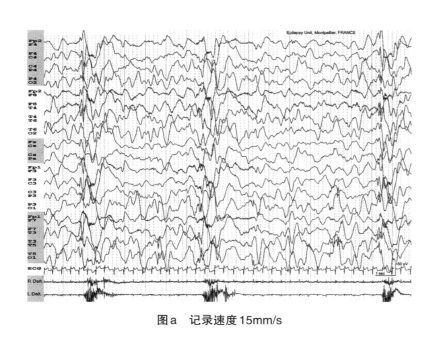

图a　记录速度15mm/s

图b　痉挛发作，Fp2-F4导联可见高波幅慢波和快波活动

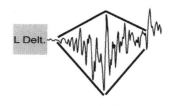

图c　肌电呈菱形

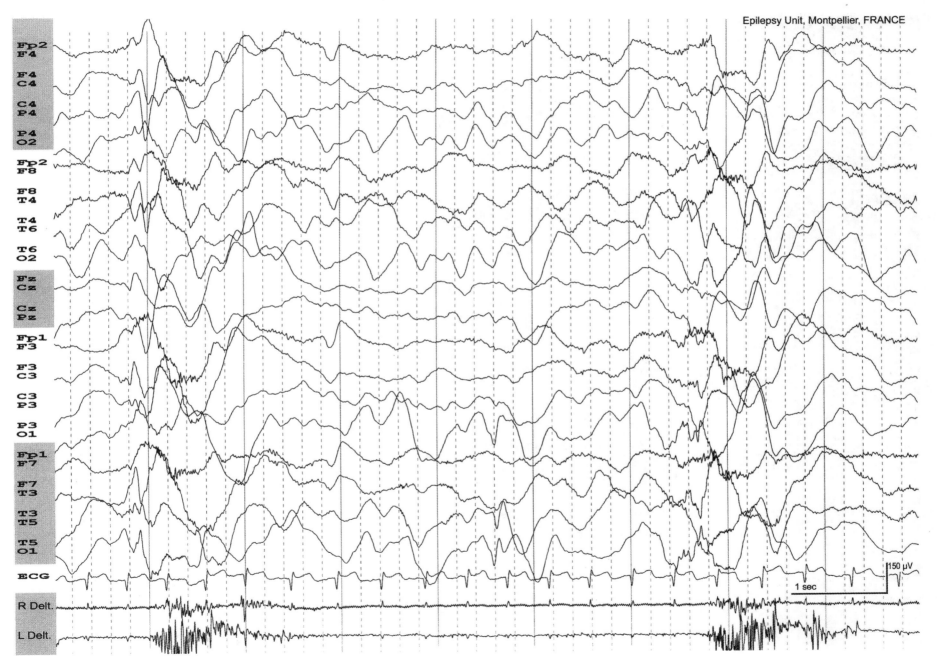

临床提示

　　患儿，男，3岁4个月。因持续痉挛发作就诊。7个月时出现痉挛发作，发育延迟。第一次清醒期脑电图显示高度节律失调。尽管使用抗惊厥药物和激素类药物，仍有痉挛发作，精神运动迟缓。

脑电图特征

　　清醒期脑电图，记录到多次伸肌痉挛发作（双臂外展和抬起）。睡眠开始时在20分钟内记录到8次痉挛发作。左：4秒时，外侧裂上方出现15Hz的快波活动，右侧为著。这种快波活动与发作间期双侧棘慢波交替出现。之后出现θ节律，持续5秒，波幅不断增加，随后出现慢－棘慢波活动。这种θ活动给人一种恢复正常的假象，但实际上它对应的是伸肌痉挛期的脑电去同步化。肌电图可见痉挛发作时双侧肢体是不对称的，左侧三角肌收缩明显。右：记录到另一次痉挛发作，去同步化时间较短，痉挛发作之前脑电图可以看到快波活动。三角肌肌电活动显示痉挛是不对称的。

评注

　　不对称痉挛、高度节律失调伴局灶性放电及局灶性发作，提示脑内结构性损伤病因。

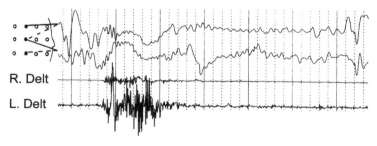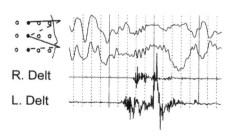

图a　痉挛发作，棘慢波之后出现快波活动，相应时刻可见三角肌肌电活动增强，继而出现低波幅θ活动，波幅逐渐增加

图b　左三角肌开始收缩时出现不对称痉挛

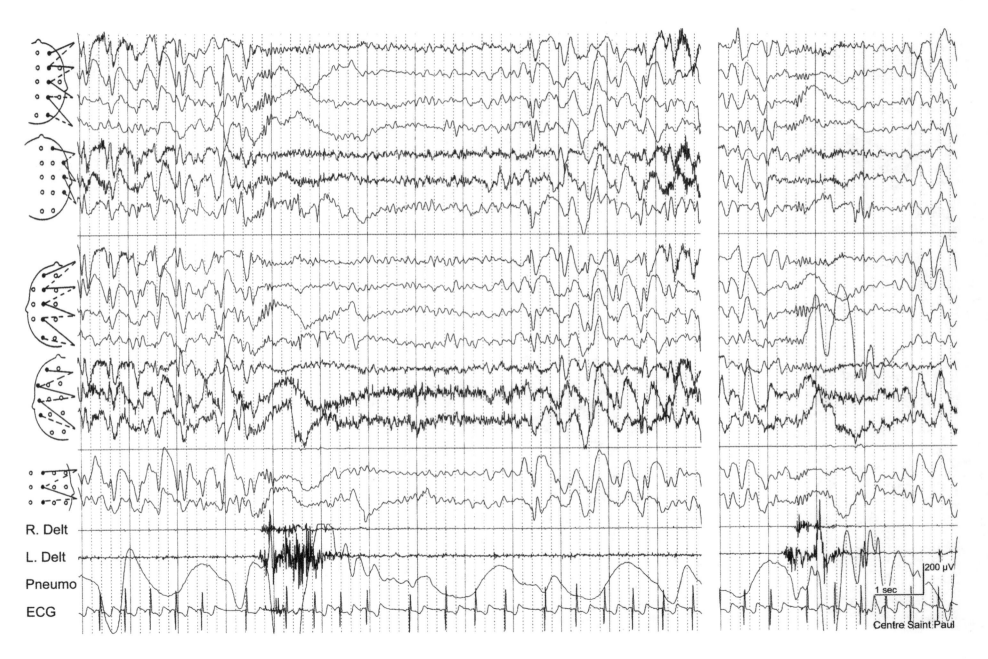

R. Delt
L. Delt
Pneumo
ECG

200 μV
1 sec
Centre Saint Paul

临床提示

患儿，男，7月龄。因清醒期出现抽搐发作就诊。在脑电图记录时没有记录肌电。MRI显示多发皮质结节（结节性硬化）。

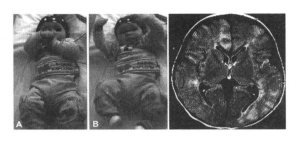

A.安静平卧状态；B.屈肌痉挛发作。MRI提示多个皮质结节

脑电图特征

清醒期记录到多次痉挛发作。广泛性多相复合棘慢波，其后出现2秒脑电活动低平。视频可以看到屈肌痉挛（a）。发作过程中，左侧枕区棘慢波扩布至右侧，脑电图没有高度节律失调，但睡眠时可见局灶性异常放电。睡眠纺锤波在右半球显示得更好（b）。在NREM睡眠2期可见孤立的、轻微的痉挛发作（b）。婴儿痉挛出现局灶性脑电图变化和局灶性发作，考虑是脑内病变引起的痉挛，特别是结节性硬化。

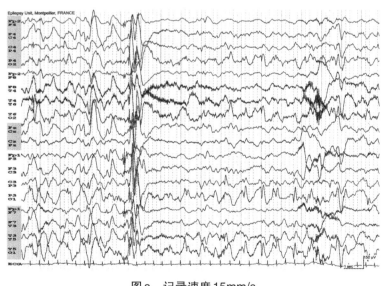

图a   记录速度15mm/s

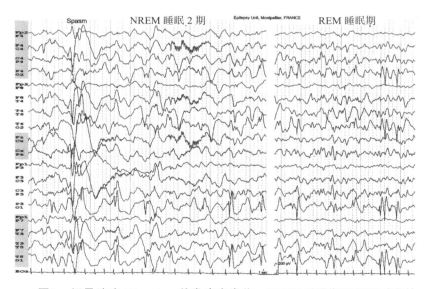

图b   记录速度15mm/s。单发痉挛发作。NREM睡眠期可见不对称的纺锤波。在NREM睡眠期和REM睡眠期左侧枕区可见棘慢波

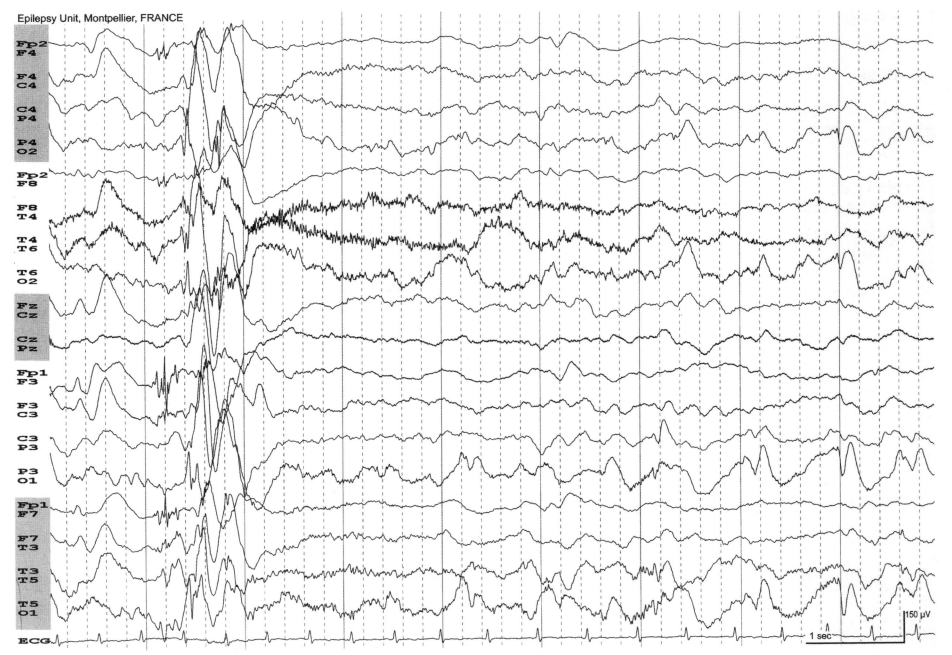

Epilepsy Unit, Montpellier, FRANCE

临床提示

患儿，20月龄。因痉挛发作和局灶性发作就诊。5个月时出现屈肌痉挛，后来出现频繁的局灶性发作。20个月时痉挛发作（屈颈）呈现药物难治性。本例患儿是结节性硬化症患者。

脑电图特征

在成串痉挛发作过程中记录到一次局灶性发作。左：发作时左额区出现节律性棘波活动。此外，可见高波幅多位相复合波，类周期性出现，以右侧导联为著，对应于痉挛发作（＊标记）。中：左额节律性棘波活动结束后40秒，左额中央区出现周期性棘慢波活动，继而出现弥漫性复合波。右：局灶性发作逐渐停止。棘波频率逐渐变慢，波幅逐渐降低，继而停止。痉挛发作继续出现，脑电图依然是弥漫性复合波形态。

评注

West综合征患者出现局灶性发作一般是由病灶引起的，特别是结节性硬化。局灶性发作可以单独出现，也可以出现在成串痉挛发作中，如痉挛发作起始时、痉挛发作过程中（比如本例）或痉挛发作结束后。局灶性发作和痉挛的关系存在争议：也许两种发作类型是完全独立的，也许二者是一种发作，只是具有不同的脑电图特征和临床表现

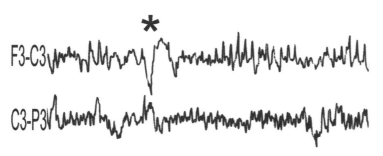

图a 呈串痉挛发作过程中记录到一次左额起始的发作（复合波＊）

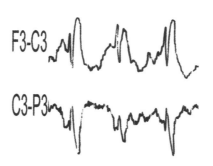

图b 左额－中央棘慢波

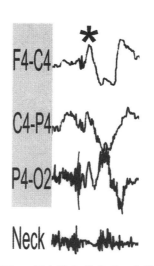

图c 复合波之前出现一个棘波，肌电显示颈肌肌电活动突然消失

点头

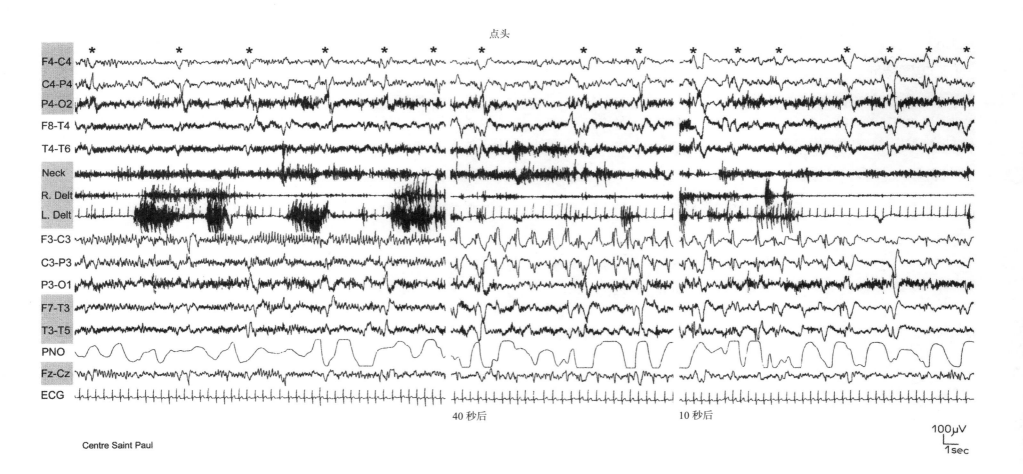

Centre Saint Paul

40 秒后

10 秒后

100μV

1sec

临床提示

患儿，男，5月龄。因出生不到1个月时出现局灶性发作和痉挛发作就诊。氨己烯酸和激素治疗6周后脑电图检查结果显示高度节律失调消失，但痉挛发作和局灶性发作仍然较多。MRI显示右侧枕叶局灶性皮质发育不良。

脑电图特征

脑电图记录速度为15mm/s。A：发作时右枕区棘慢波起始，棘慢波逐渐变得规则并呈现节律性。B：1分20秒后，异常放电仍然局限于右枕区，表现为节律性的多棘慢波。临床上，发作过程中患儿表现为眼球阵挛运动（癫痫性眼球震颤）。发作持续3分钟。C：连续不对称的伸肌痉挛后出现一次局灶性发作。痉挛发作时脑电图显示弥漫性高幅棘慢复合波，右侧导联为著。局灶性发作起始于右侧颞区，然后局限于右侧枕区（未显示）。

评注

婴儿痉挛患者不对称痉挛发作、局灶性脑电图改变和局灶性发作常提示存在大脑结构性病变。

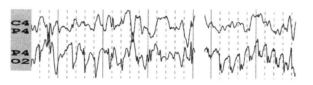

图a　棘慢波起始，第二段棘慢波更规则（A）

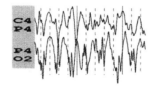

图b　节律性多棘慢波（B）

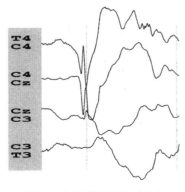

图b　高波幅棘慢波（C）

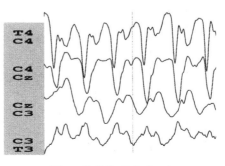

图c　发作期放电（C）

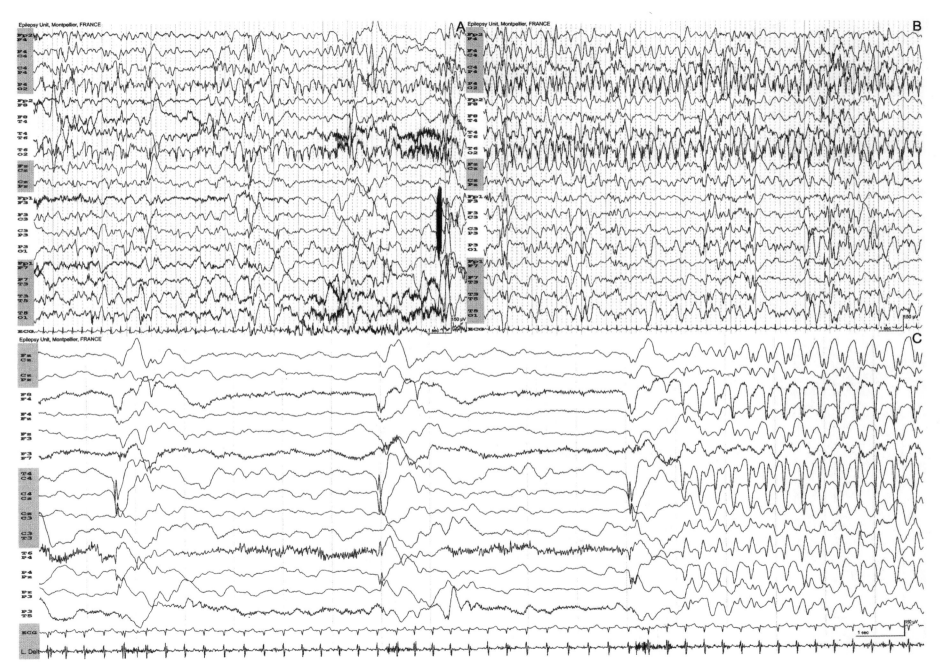

临床提示

患儿，男，5月龄。因痉挛发作5天后行脑电图检查就诊。MRI显示双侧脑室扩大。

脑电图特征

A：清醒期脑电图，睁眼状态。脑电图背景活动较差，可见高波幅慢波、棘波及弥漫性电压减低。这种放电模式称为高度节律失调伴短程弥漫性电压减低。B：NREM睡眠2期。高度节律失调逐渐双侧同步。

评注

高度节律失调具有多种不同变异型（修订的高度节律失调），包括半球间同步化增加的高度节律失调，不对称高度节律失调，高度节律失调伴持续局灶异常放电，高度节律失调伴波幅减低，以及高波幅慢波活动重叠小尖波或棘波活动的高度节律失调。

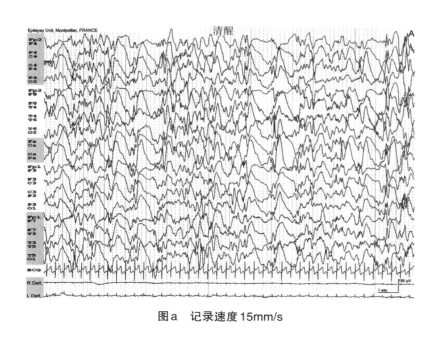

图a　记录速度15mm/s

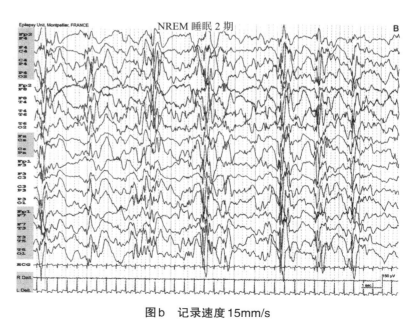

图b　记录速度15mm/s

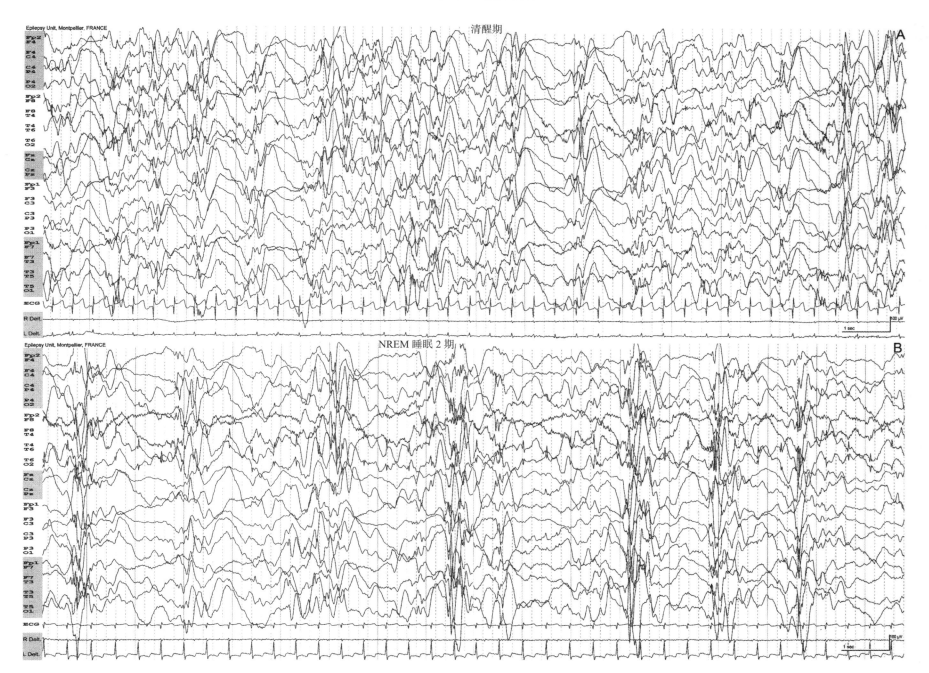

临床提示

与Ⅲ·13为同一患者同一次脑电图记录。清醒期患儿出现伸肌痉挛，继而出现强直发作。

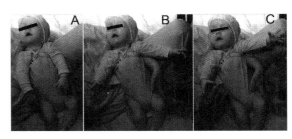

A.静息时；B.伸肌痉挛；C.强直期，发作结束

脑电图特征

脑电检查开始时患儿是睡眠状态。出现伸肌痉挛，患儿睁眼。同期脑电图显示弥漫性高波幅多相慢波叠加快波活动。肌电显示双侧三角肌渐强－减弱肌电活动，脑电图显示电压减低，随后出现低波幅快波活动，持续时间7～8秒。发作后出现弥漫性δ波。

评注

患儿的发作类型是痉挛－强直发作，指在一次典型痉挛发作后出现肌肉收缩，持续时间可达到10秒（Fusco等，2019）。

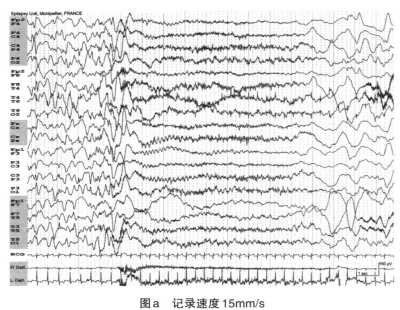

图a　记录速度15mm/s

图b　痉挛发作时出现高波幅多相复合波叠加快波活动，继之电压减低伴低波幅快波活动和θ波

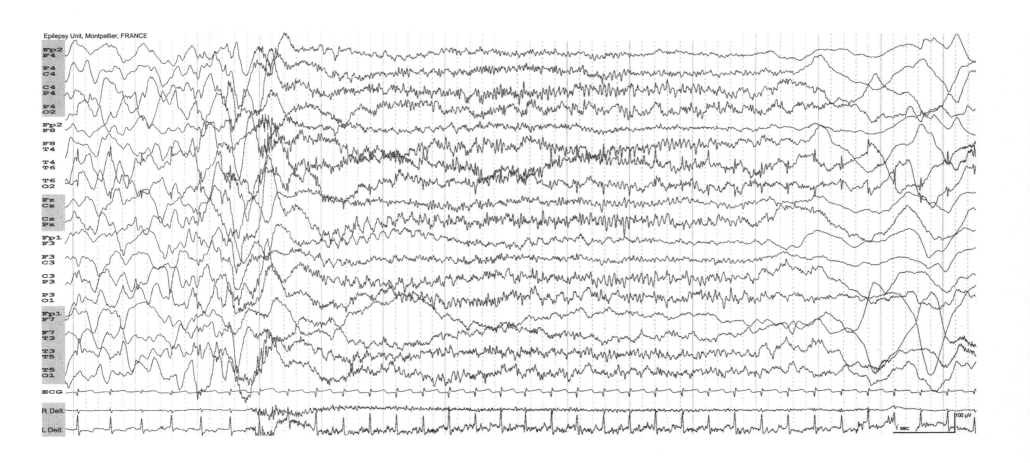

III · 15　婴儿睡眠期良性局灶性癫痫伴中线棘慢波

临床提示

患儿，男。6月龄。因出现首次癫痫发作伴行为中止就诊。MRI显示未见明显异常。

脑电图特征

NREM睡眠2期。右图示睡眠纺锤波。在顶和中央区可见小棘波和高幅慢波相继出现。

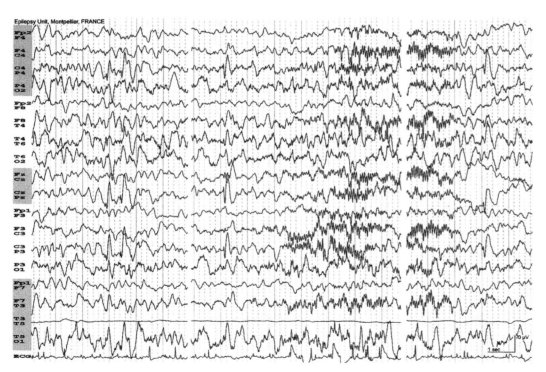

图a　记录速度15mm/s。图示棘慢波，形态刻板。注意婴儿睡眠纺锤波的典型特点

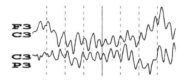

图b　睡眠纺锤波

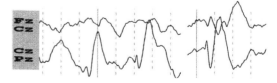

图c　顶区棘慢波

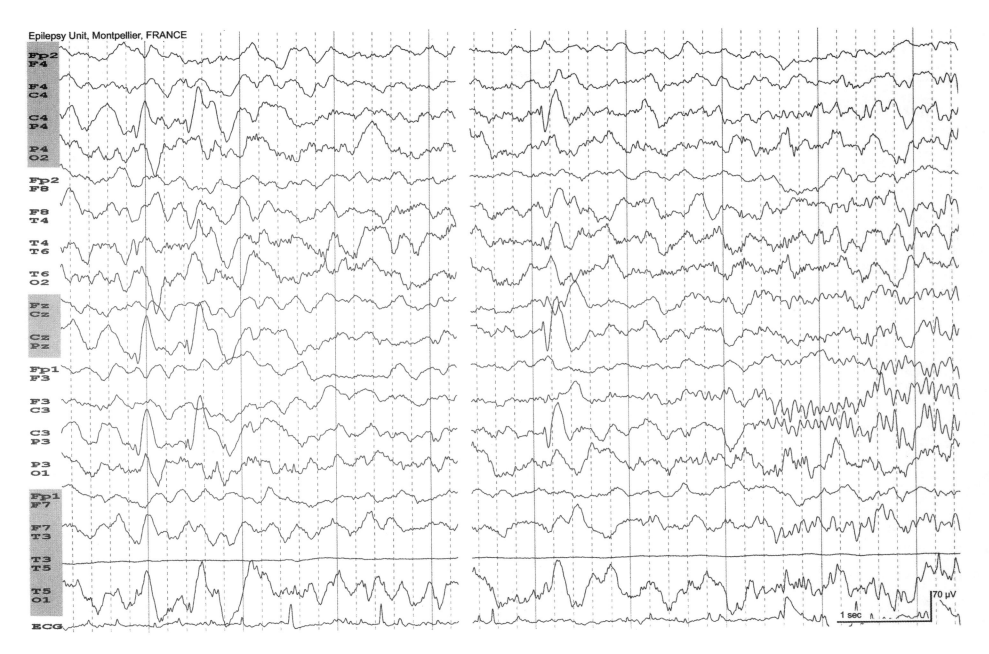

第四章

儿童癫痫性脑病

Dravet综合征

婴儿严重肌阵挛性癫痫，又称婴儿严重多态性癫痫，是1978年Dravet首次描述的。表4-1总结了这个综合征的特征。因为在一些病例中缺乏肌阵挛，所以改名为Dravet综合征（Dravet syndrome，DS）。DS非常罕见，患病率为1/15 700 ～ 1/40 900（Wirrell等，2017），通常1岁前发病，正常婴儿在发热时出现发作。患儿表现为高热时单侧、不对称或者全面性发作。与免疫相关的高热可能是第一次发作的诱发因素。男、女发病率一致。从出生后2岁开始，出现精神运动发育迟滞和难治性癫痫发作，多种发作类型如肌阵挛发作，不典型失神发作，由非惊厥持续状态导致的反应迟钝，GTCS，假性全面性发作伴有复杂的症状学和临床-脑电特征的差异，阵挛发作，同一个患者也可出现单侧肢体发作，同样的发作表现出各异的发作症状（Dravet等，2019）。在大约一半的病例中，单纯局灶运动性发作或者复杂局灶性发作伴随明显的自主神经症状。在DS中，强直发作并不多见（Dravet等，2019）。不会出现癫痫性痉挛发作。MRI没有特征性改变。MRI

表4-1　Dravet综合征的特征

热性惊厥或癫痫家族史
1岁前起病，通常是6个月左右
双侧阵挛或单侧肢体阵挛，在高热情况下发作时间延长
具有多种发作类型
高温、热水容易诱发发作
钠离子通道阻滞剂会加重发作
脑电图
-起病时脑电图正常
-早期具有光敏性
-后期弥漫性背景变慢，多灶和/或全面性棘慢波、多棘慢波
-发作期脑电图呈现多样性
神经系统检查
-早期神经系统查体正常
-2岁以后心理运动发育迟滞
-心理运动发育迟缓后出现共济失调、锥体束征、肌阵挛
神经影像学检查正常或者非特异性
85%的病例出现SCN1A突变

可能显示轻度的全脑萎缩和/或海马萎缩。高热惊厥或癫痫的家族史可能性大。分子遗传学显示，85%的病例有SCN1A（钠离子通道）基因突变（Wirrel等，2017）。病情逐渐进展，常呈现药物难治性发作和认知下降。任何年龄的患儿死亡率都很高。

早期脑电图是正常的，但背景活动逐渐变慢。顶区可见θ节律。然后会出现广泛性、局灶性、多灶性棘波、棘慢波或多棘慢波。闭眼时异常放电会增加，光敏性常见，可以早期发现。睡眠中异常放电增加。几年后，脑电图异常放电会减少。发作期脑电图是多样性的。

PCDH19相关癫痫

PCDH19相关癫痫表现为癫痫和精神发育迟滞，以前被认为女性才会患病，是儿童早期罕见的癫痫类型。X染色体上的原钙黏蛋白19基因突变导致该病，呈散发或者家族性。PCDH19综合征的特征可以和DS重叠。发作年龄为3月龄～ 3岁，常因发热诱发发作，成簇发作，局灶性发作或者全面性发作。患者表现出明显的局灶性发作的电-临床模式，伴有情感症状（Marini等，2012）。恐惧是最常见的发作起始症状之一。认知和智力下降从轻度到重度不等。有些患者同时患有孤独症谱系疾病。与DS患儿相比，这些患者很少出现肌阵挛和失神发作，光敏感不常见。10岁以后癫痫发作频率减少（Trivisano等，2018）。

发作间期脑电图可以是正常的，或者出现双侧慢波活动，或者出现癫痫样放电。局灶性发作时发作期脑电图显示明显的额颞区异常电活动。约一半的患者在一次发作中出现放电活动从一侧半球另一侧半球。约30%患者出现癫痫持续状态（Marini等，2012）。

Lennox-Gastaut综合征

Lennox-Gastaut综合征（LGS）占儿童癫痫的2% ～ 3%。起病年龄是3 ～ 10岁，高峰年龄是3 ～ 5岁。可以发生于既往精神发育迟滞或者癫痫的儿童（如West综合征），也可以发生于以前健康的儿童。部分患者晚发起病。该综合征具有以下三联征：

（1）癫痫发作：轴性强直发作，失张力和不典型失神。

（2）脑电图异常：清醒期弥漫性慢-棘慢波暴发（"Petit Mal variant"）

和睡眠期10Hz左右快节律暴发。

（3）智力发育迟缓和人格改变。

肌阵挛、肌阵挛-失张力、强直-阵挛发作和局灶性发作都可能发生，但缺乏特征。失张力发作比强直发作少见，但可能引起跌倒和受伤。不典型失神经常时间较长（持续时间20秒或更长）并且逐渐演变，意识未完全丧失。癫痫持续状态比较常见。患者出现非惊厥性癫痫持续状态时反应迟钝的时间较长，可能混有强直发作。强直发作持续状态也可能发生。病情进展严重，常呈现药物难治性，精神发育迟滞，晚发的行为异常和额叶功能受损。发病率和死亡率很高。病因学复杂多样，包括染色体异常、基因缺陷、获得性病理损伤（产前或围产期）、大脑发育畸形。

发作间期脑电图显示慢而不规则的背景活动，这种脑电图活动持续存在或者在疾病加重期出现（Crespel等，2019）。患病年龄不同、病因不同，脑电图也会出现相应的变化。年龄较大一些的患者脑电图背景也可以是正常的。可见弥漫性2～2.5Hz慢-棘慢波，全面性棘慢波或多棘慢波。棘慢波放电可以是不对称的，在不同时间会出现变化。同一患者棘慢波的波幅和频率都会变化。棘慢波放电容易发生在困倦时和NREM睡眠期。没有光敏性特征。局灶性异常放电多见于症状性LGS，隐源性病例中也可出现。也会出现三相波或者前头部δ波。

在睡眠期，脑电图可见慢-棘慢波、多棘波和快节律暴发，这些异常放电更多见于NREM睡眠期。该综合征最常见的脑电图特征是NREM睡眠期弥漫性快节律，持续0.5秒到几秒钟，伴或不伴有强直发作。睡眠期脑电图特征是：①在NREM睡眠期弥漫性慢-棘慢波增加或出现变化。②快节律增加，伴或不伴有轻微发作或强直发作。③在REM睡眠期发作间期异常放电减少、发作减少（Baldy-Moulinier等，1988）。在睡眠中，发作间期异常放电频率增加，更趋于节律性和同步性，与清醒期脑电图相比，这些异常放电更具有全面性特征。轻微强直发作可能有快节律和轻度的呼吸和/或肌肉活动改变。这些脑电变化使睡眠脑电图呈现碎片化特征，并且生理性睡眠分期很难辨认。

在清醒时，不典型失神发作时脑电图出现2～2.5Hz的全导慢-棘慢波，一般持续时间超过20秒，不规则，前头部为著，可能不对称。棘慢波的形态在失神发作时可能会出现变化。其他发作类型包括肌阵挛发作、肌阵挛-失张力发作、失张力发作，都可用多导肌电记录显示（肌电记录部位包括颈部肌肉和三角肌）。发作期脑电图可见慢-棘慢波，多棘慢波或快节律，前头部为著（Crespel等，2019）。

强直发作也可见于清醒期，但大多数发生于NREM睡眠期。临床下发作或发作较轻微时，仅可依据脑电图进行诊断。发作期脑电图显示全导快节律（10～20Hz），前头部为著，经常伴有肌肉强直收缩时的肌电伪差。发作开始前脑电图可见波幅压低或者弥漫性慢波。发作起始时通常是低电压，波幅逐渐增高，也可能开始时就出现高波幅电活动。发作结束比较突然，脑电图可见弥漫性δ波。有时强直发作过程中出现慢波活动或低电压活动，并混有快波节律。肌肉收缩和呼吸暂停后出现呼吸加深，深呼吸可持续到发作结束。

伴有自动症的强直发作，快节律之后出现弥漫性慢-棘慢波或高波幅慢波，持续时间较长。强直-阵挛发作时，快节律之后出现全面性棘慢波（阵挛期），临床表现为阵挛，有时后期出现弥漫性慢波。

非惊厥性癫痫持续状态时，脑电图出现混杂的不规则、弥漫性慢-棘慢波或多棘慢波，前头部为著，其频率较基线更慢。强直发作持续状态时，脑电图可见快节律混合慢-棘慢波。

肌阵挛-失张力发作性癫痫（Doose综合征）

肌阵挛-失张力（之前称肌阵挛-站立不能）癫痫（myoclonic-atonic epilepsy，MAE）在2001年被Engel归类为特发性全面性癫痫，是一种严重的癫痫类型，过去经常被误诊为LGS。起病年龄在18月龄～5岁，平均年龄为3岁。MAE占10岁以下儿童癫痫的1%～2%。患儿开始是正常的，后来出现多种发作类型，最具有特征性的发作是肌阵挛发作之后出现跌倒。这种发作类型能引起严重的外伤，特别是面部。其他发作类型有肌阵挛、失神、GTCS、反应迟钝状态。睡眠中强直发作不常见。MAE可由特发性癫痫家族史中筛选出来（包括"GEFS+"综合征），提示具有遗传性。早期神经系统检查正常，但后来会出现共济失调、笨拙、认知下降。病情进展和严重程度是有差异的，没有可靠的疗效预测因素。有些儿童预后较好，仅仅经历一段时间癫痫发作，其他儿童可能出现认知障碍和持续的癫痫发作。

脑电图显示正常或者背景活动变慢，有时出现中央区θ活动。有时出现全面性棘慢波和多棘慢波，单独出现或者暴发出现，清醒或睡眠中均可出现。局灶性放电可以出现但非常罕见。与LGS形成对比，睡眠期脑电图没有快节律。

肌阵挛和肌阵挛–失张力发作时脑电图出现不规则全面性棘慢波。肌阵挛持续状态往往伴随杂乱的脑电图，包括δ波、不规则独立的棘慢波和不稳定的肌阵挛。失神发作脑电图呈现慢–棘慢波。强直发作可见全面性10～15Hz快节律。

MAE患儿病情演变类似于LGS。有一些特征更倾向于MAE，包括特发性癫痫家族史，发病年龄早，脑电图出现≥3Hz棘慢波，没有局灶性脑电改变、肌阵挛发作、肌阵挛–失张力发作及GTCS，没有局灶性发作（Kaminska等，1999）。

慢波睡眠期癫痫性电持续状态（encephalopathy with electrical status epilepticus during slow sleep，ESES）（慢波睡眠期持续棘慢波综合征）

这个罕见的综合征由Patry等在1971年提出，被认为是一种癫痫性脑病，诊断需要进行全夜睡眠脑电图检查。小学阶段的儿童，或多或少有认知减退，各种程度的癫痫发作，局灶性发作或者全面性发作，包括失神发作和失张力发作。特征性脑电图是双侧或者弥漫性棘慢波在NREM睡眠期占比超过85%，1个月内至少3次脑电图记录均显示该特征（Tassinari等，2019）。清醒时可能出现负性肌阵挛。男孩更常见（63%）。超过1/3的患者有影像学异常，如多小脑回、单侧或弥漫性皮质萎缩或脑穿通畸形。ESES平均起病年龄是8岁，但发作可能出现得更早。发病1～5年后ESES消失，通常在青春期前消失。癫痫发作方面往往预后良好，但行为和认知问题预后不良，可能存在持续性损害。预后不仅取决于病因，也取决于ESES的持续时间。

患儿4～5岁时出现癫痫发作，脑电图改变是非特异性的，主要是局灶性异常放电，类似于儿童期特发性局灶性癫痫。睡眠期持续性棘慢波常出现在8岁左右。在ESES期间，清醒期弥漫性2～3Hz棘慢波暴发出现，发作类型为失神发作。入眠后出现持续性棘慢波，且持续存在于整个NREM睡眠期，占据总时长的85%以上。然而，某些作者认为持续性棘慢波占比可能更小。异常放电可以是非对称的。在REM睡眠期，棘慢波呈现碎片化，占比可能小于25%。持续性棘慢波有时会消失，出现局灶性额区为著的异常放电。在REM睡眠期，也能记录到临床下额叶发作，这是该综合征的一个特征。在大部分病例中，随着癫痫发作消失，脑电图逐渐恢复正常。

Landau-Kleffner综合征（获得性癫痫失语综合征）

这是癫痫性脑病中罕见的综合征。起病年龄2～8岁，通常不会超过12岁。临床特征包括听觉失认，获得性失语，癫痫发作和脑电图出现大量异常放电，通常是双颞出现异常放电，有时呈多灶性。有些患者仅仅有一次发作，或者一次癫痫持续状态。发作常出现在夜间，可能是全面性的（阵挛、不典型失神）或局灶性的（运动、单侧，伴或不伴意识障碍）。男女发病率一致。该综合征的病程各异。脑电图异常放电在15岁消失。一段时间后失语和其他认知障碍会改善，10%～20%的患儿可能恢复正常水平，但其他患儿可能存在永久的后遗症。神经影像学检查是正常的。病因不明确，约20%来源于GRIN2A基因突变（Lesca等，2013）。

清醒期，脑电图背景正常，伴有颞、顶枕区高波幅棘慢波。可能是单侧或者多灶的，同一个患者经过一段时间脑电图会出现变化。有时可见广泛性异常放电。异常放电在睡眠中更容易出现，与ESES综合征类似。REM睡眠期可见持续性异常放电（Genton等，1992）。有时候可能有NREM睡眠期的持续棘慢波发放，但变化可能是不连续的，或者是连续性的、局灶性的或半球性的（Hirsch等，1990）。这些变化在前颞区或者中央–颞区不常见。多见于双侧半球放电。青春期后脑电图恢复正常。

IV · 1　Dravet综合征（1）

临床提示

患儿，男，20月龄。因诊断为Dravet综合征就诊。4个月时注射白喉/破伤风/脊髓灰质炎疫苗后几个小时，出现左上肢阵挛发作，持续20分钟，逐渐累及左下肢和面部。虽然服用抗癫痫发作药物治疗，仍反复出现热性惊厥发作。发育里程碑正常。15个月会走路。一直有高热惊厥。2岁时开始出现无热惊厥和认知下降。其父母是表兄妹。

脑电图特征

左：清醒期脑电背景活动正常。弥漫性带切迹慢波暴发出现，中央区为著，左侧导联明显。中：20Hz间断光刺激左侧导联出现棘慢波放电。右：22Hz间断闪光刺激。光刺激时间延长，脑电图显示左侧导联棘慢波为著，右侧三角肌肌电活动暴发。

评注

除DS特殊病因外，婴幼儿光敏性是不常见的。这例患儿虽然频繁发作但脑电图背景正常。随着认知逐渐下降，脑电图背景活动逐渐恶化。

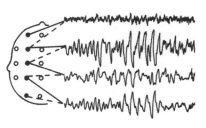

图a　带切迹慢波

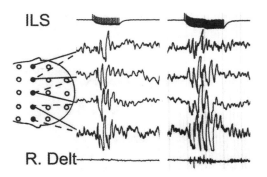

图b　间断闪光刺激时出现棘波暴发，第二段出现右侧三角肌阵挛发作

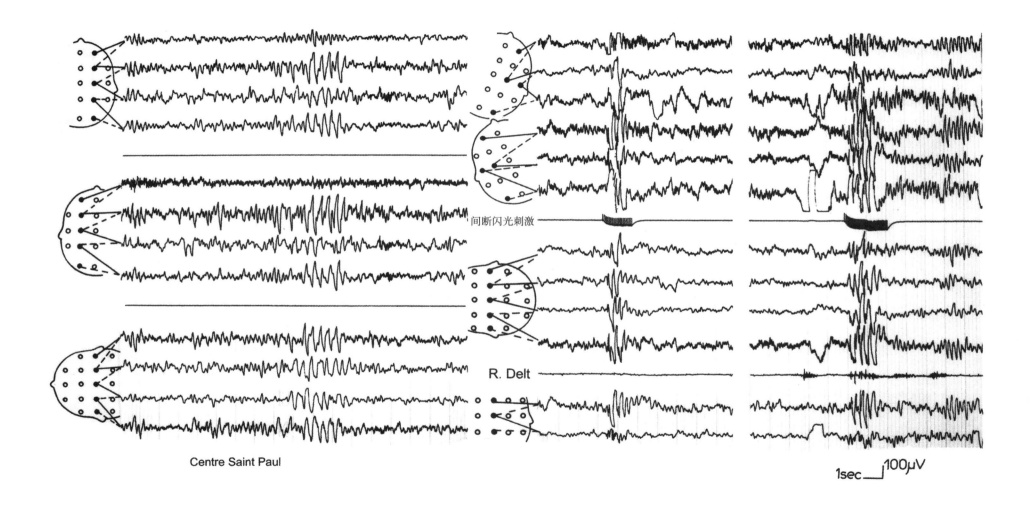

间断闪光刺激

R. Delt

Centre Saint Paul

1sec 100μV

IV · 2　Dravet综合征（2）

临床提示

与IV · 1为同一患者。本次就诊时患儿28月龄。在20～28个月受刺激时出现反应减弱，但可以走路和进食，不能回答问题。这种状态可以持续几个小时。每年出现几次惊厥性癫痫持续状态、失神、不稳定的肌阵挛，精神发育迟滞，此后患儿病情迅速恶化。

脑电图特征

脑电图可见不规则背景活动。慢波、尖波，以中线导联和后头部为著。没有节律性棘慢波放电，顶区附近可见独立的棘慢波。出现不稳定肌阵挛，肌电导联记录到不规则运动活动。

评注

DS婴儿典型表现是反应减弱，这是该综合征的特征。意识的变化是多样的，有不稳定肌阵挛发作。这种状态可以持续数小时或者数天。脑电图显示波幅和形态各异的尖样慢波。没有节律性棘慢波放电。静脉用药或者直肠给药苯二氮䓬类可以使这种状态减轻，但很少完全恢复正常。

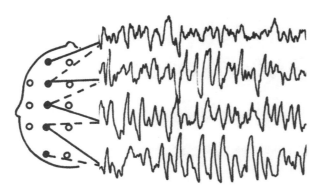

图a　尖样慢波，形态不一，以中央区和后头部为著

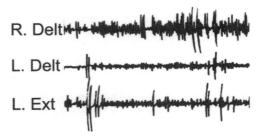

图b　近端（三角肌），节段性（整个肢体）或者远端（左手伸肌）不同步性，有时出现双侧肌阵挛

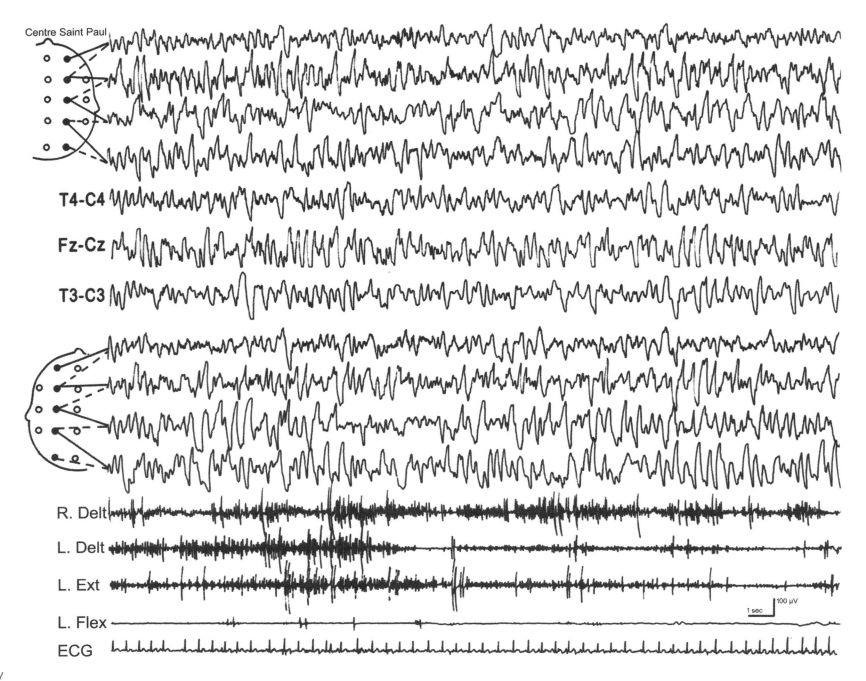

IV·3 Dravet综合征（3）

临床提示

患儿，女，2岁9个月。因早期高热惊厥发作，继而出现节段性肌阵挛发作就诊。为DS患儿，临床表现典型。

脑电图特征

灵敏度为30μv/mm。左：点头发作，脑电图出现弥漫性高波幅棘慢波，没有明显的背景活动改变。右：临床表现相同（点头发作），黑白条纹（几何图形）诱发发作。

评注

这个年龄段的DS患儿光敏性常见，间断闪光刺激或几何图形可诱发出现脑电图改变和肌阵挛发作。

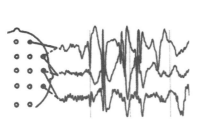

图a　点头发作时出现棘慢波

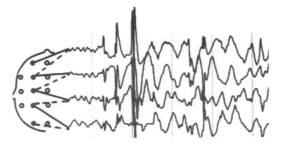

图b　几何图形诱发出现棘慢波和慢波。点头发作

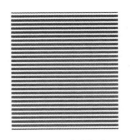

图c　几何图形

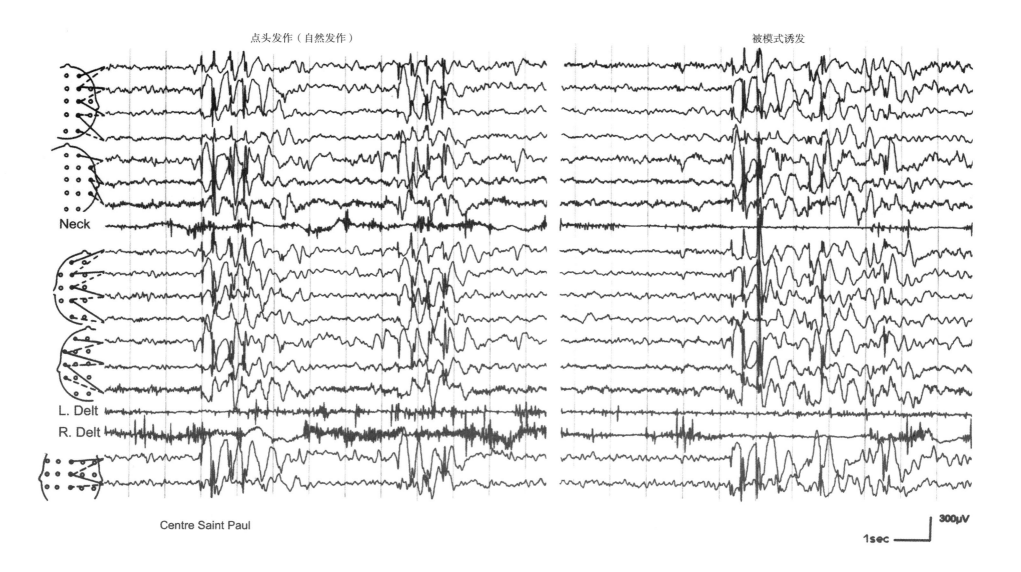

点头发作（自然发作）　　　　　　　　　　被模式诱发

Neck

L. Delt

R. Delt

Centre Saint Paul

300μV

1sec

临床提示

患儿，2岁6个月。因记录到一次局灶性发作就诊。

脑电图特征

左：背景活动变慢，棘波以前头部为著。右额出现10～12Hz快节律，波幅轻度增高，波及顶区。右：起始放电30秒后，患儿双眼向右偏斜，右手抖动，异常放电局限于右侧前头部导联。右额出现异常放电，同时右侧后头部导联出现节律性棘慢波活动，7秒后头、眼和躯干向左偏转，脑电图可见右侧半球高幅快节律，后头部为著，部分波及左侧导联。左侧三角肌肌电显示，在强直发作的基础上叠加快速的肌阵挛。

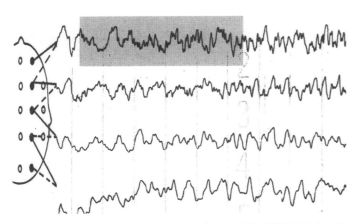

图a　发作起始时，Fp2-F4导联可见低波幅快波活动，波幅逐渐增高

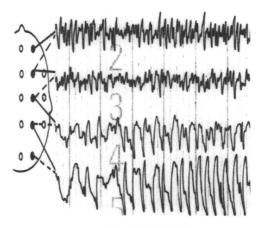

图b　后头部出现棘慢波

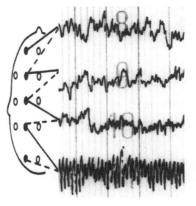

图c　发作过程中P3-O1导联可见异常放电，逐渐扩布到左侧半球

眼向下看　右手轻微抽搐　　　　眼、头、身体向左转

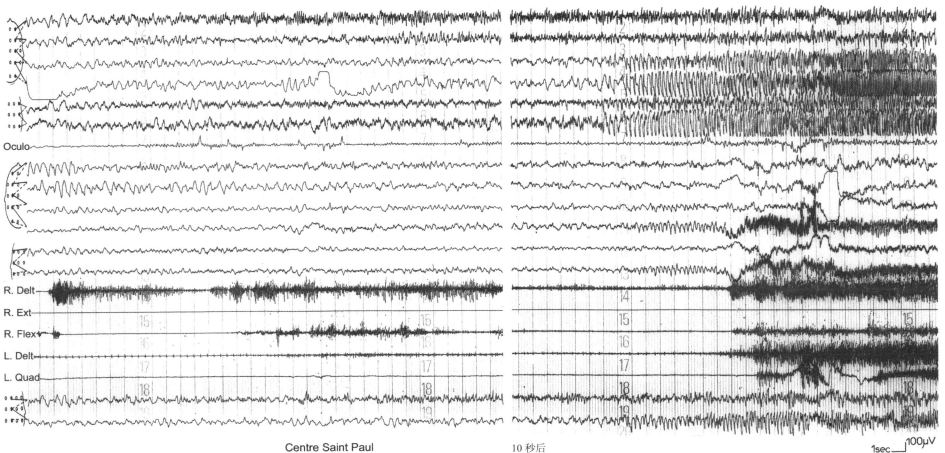

Centre Saint Paul　　　　10 秒后　　　　1sec⌐ ⌐100μV

临床提示

与Ⅳ·4为同一患者。左侧肢体抽搐持续状态。

脑电图特征

左：前一页记录之后的10秒。右侧半球持续性异常放电。左侧前头部出现慢波。眼动电图可见一些眼肌阵挛发作。中：右侧半球持续性异常放电。左侧三角肌出现节律性肌阵挛，右侧三角肌阵挛与左侧不同步。眼肌阵挛更加明显。右：左侧半球慢波更明显，右侧半球持续性放电，局限于中央区。左侧三角肌和股四头肌出现节律性阵挛。上肢和下肢是不同步的。阵挛速度逐渐变慢，脑电图异常放电和阵挛同时停止。右侧半球脑电活动明显抑制，左额-中央区出现慢波。临床上患儿双眼睁开，向右侧偏斜，咀嚼动作。发作后出现一过性的左侧肢体偏瘫。

评注

DS患儿可以出现单侧肢体抽搐。随着发作进展，右半球出现（至少）双灶放电的特征，出现一系列不同的临床症状，上肢和下肢阵挛是不同步的。

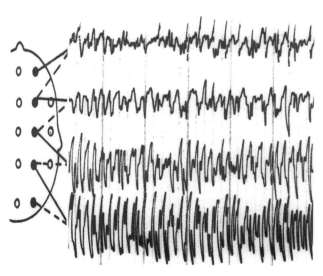

图a　发作期放电位于右侧半球

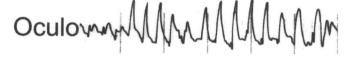

图b　眼动图可见眼肌阵挛

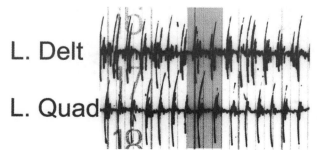

图c　上肢和下肢阵挛不同步

双侧肢体轻微肌阵挛　　　　左手抖动　　　　双眼左视　　　左侧肢体阵挛　　　　双眼向右侧凝视

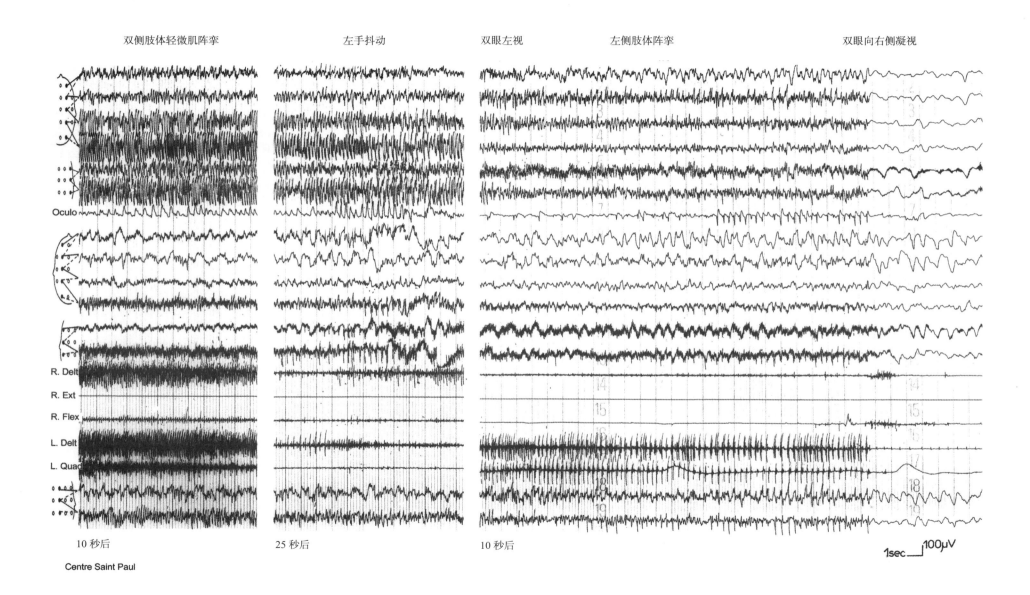

10 秒后　　　　　　25 秒后　　　　　10 秒后

1sec 100μV

临床提示

患儿，5岁6个月。因夜间发作，假性全面性发作就诊。

脑电图特征

上：NREM睡眠3期。弥漫性非生理性尖波。唤醒后出现发作，睁眼，继而头慢慢向左侧偏转，脑电图显示不规则弥漫性慢－棘慢波。突然出现眼睑肌阵挛伴高波幅弥漫性快波活动。8秒后，右侧肢体阵挛，很快出现双侧肢体阵挛。呼吸暂停。下：双侧肢体阵挛速度逐渐减慢。双侧肢体阵挛可以是同步性的，也可以是非同步性的。脑电图显示不规则棘慢波，临床上对应肌阵挛发作。左侧三角肌阵挛停止，几秒后右侧三角肌阵挛停止，脑电图仍呈现发作期放电，逐渐变成慢波。

评注

这种"假性全面性"发作是DS的典型特征。注意与典型GTCS的区别，特别是脑电图异常和肌电活动之间有时间差，发作开始就出现肌阵挛抽搐，呈现不对称性，不会出现发作后电压降低的现象。

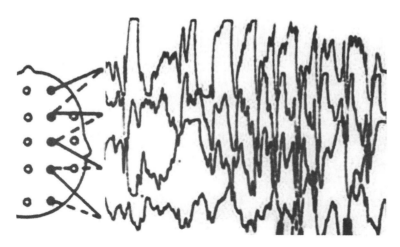

图a　不规则慢－棘慢波

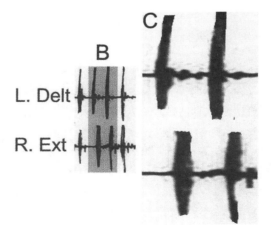

图b和c　左侧和右侧阵挛不同步。c图为b图局部放大

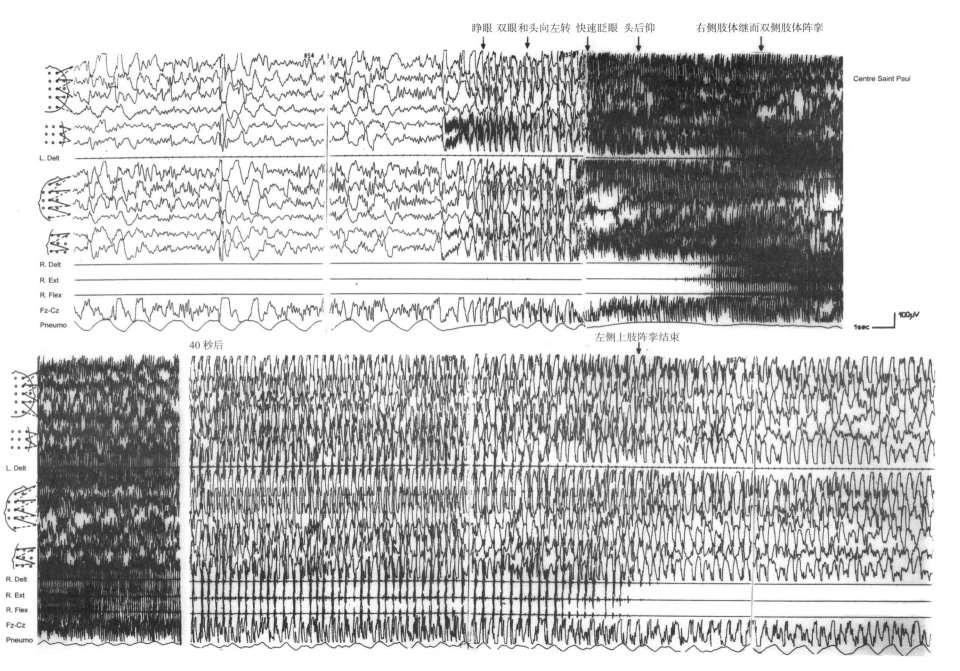

睁眼 双眼和头向左转 快速眨眼 头后仰　　右侧肢体继而双侧肢体阵挛

Centre Saint Paul

L. Delt

R. Delt
R. Ext
R. Flex
Fz-Cz
Pneumo

100μV
1sec

40 秒后

左侧上肢阵挛结束

L. Delt

R. Delt
R. Ext
R. Flex
Fz-Cz
Pneumo

Ⅳ·7　Dravet综合征（7）

临床提示

患儿，女，11岁。因4.5个月出现发作就诊。每周有1～2次夜间发作和肌阵挛发作。*SCN1A*基因突变。脑电图检查时记录到一次意识减低的状态。

脑电图特征

患者是睁眼状态，两段记录间隔几分钟。脑电图可见不规则高波幅δ波，右侧半球为著。双侧导联多棘慢波/棘慢波，前头部为著。标准脑电图没有多导记录。

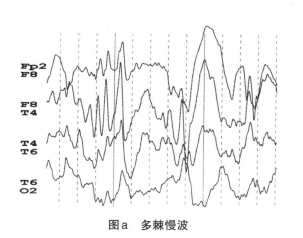

图a　多棘慢波

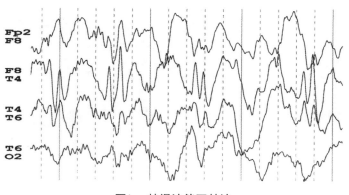

图b　棘慢波伴双棘波

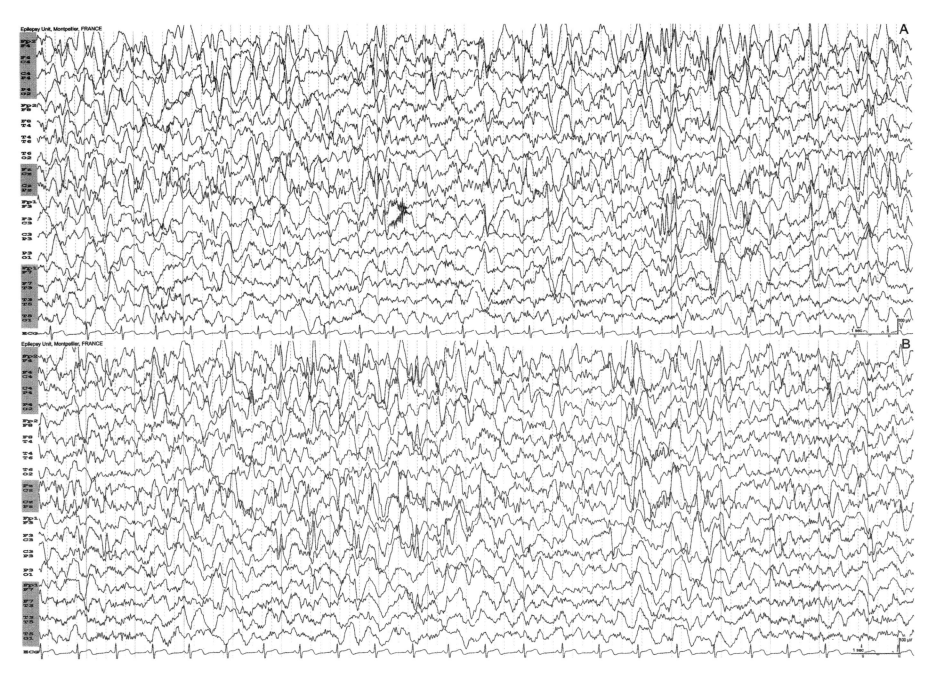

Ⅳ · 8 Dravet综合征（8）

临床提示

患者，女，22岁。因3个月大时出现高热惊厥发作，然后出现半侧肢体阵挛发作，发作多出现在发热时就诊。*SCN1A*基因突变。进行脑电图时发作较少，仅记录到不典型失神发作。

脑电图特征

夜间患者处于清醒状态。记录到不典型失神发作，脑电图可见典型棘慢波活动。棘慢波频率约5Hz。双侧轻微不对称，左侧为著（右侧后头部没有异常放电）。

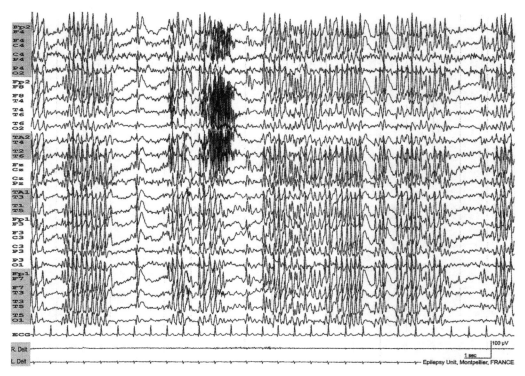

图a 记录速度15mm/s

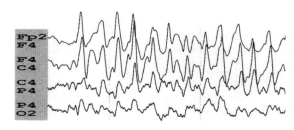

图b 棘慢波频率5Hz

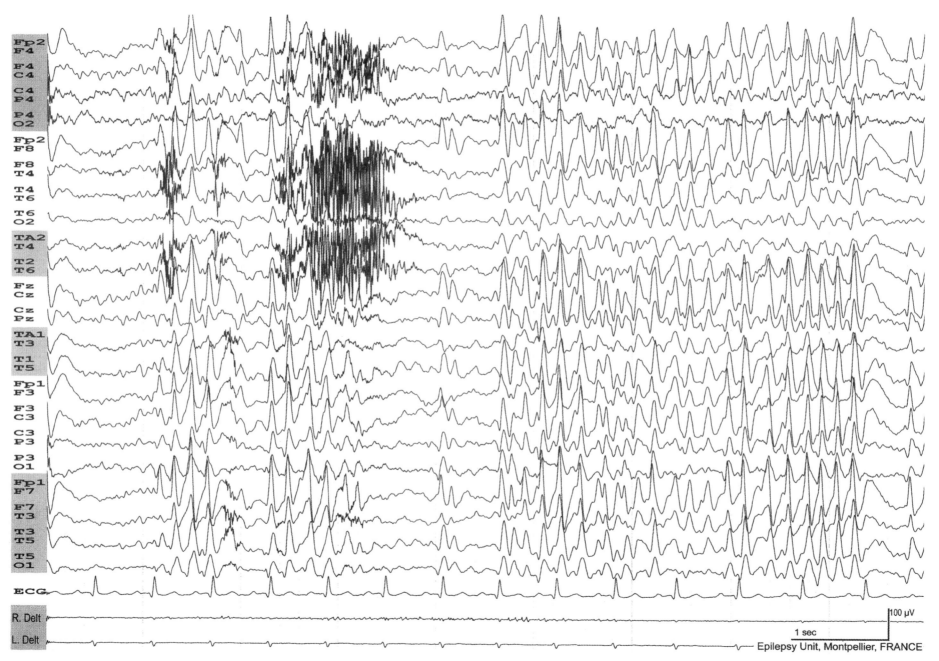

Epilepsy Unit, Montpellier, FRANCE

Ⅳ·9 PCDH19相关癫痫

临床提示

患者，女，15岁6个月。PCDH19相关癫痫，发热时反复出现癫痫持续状态，注射白喉/破伤风/百日咳/脊髓灰质炎疫苗3天后因为全面惊厥性癫痫持续状态在ICU进行治疗。硫喷妥钠使用后4小时发作停止。15天后脑电图恢复正常。

脑电图特征

非惊厥性癫痫持续状态。A：双侧导联持续性异常δ波活动。局灶发作起源于左侧中、后颞区伴节律性θ活动。波幅逐渐增加，很快扩布到右侧半球，继而放电局限于左颞和C3-P3导联。B：发作过程中异常放电波幅更高，累及双侧半球。第一段脑电图异常放电活动局限于左枕区。第二段脑电图异常放电频率降低，变得不规则。10秒后发作停止。肌电伪差消失。在45分钟的脑电记录过程中，记录到14次局灶性发作，大部分发作起源于左侧后颞区，但也有部分发作起源于左额或左额颞区。

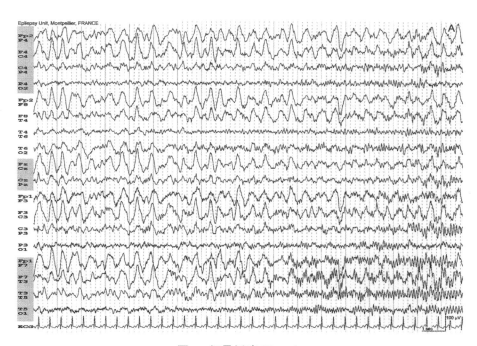

图a 记录纸速15mm/s

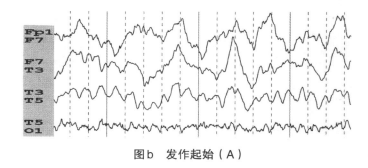

图b 发作起始（A）

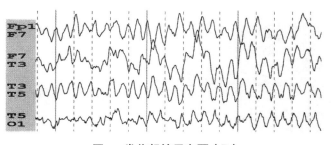

图c 发作起始于左颞（B）

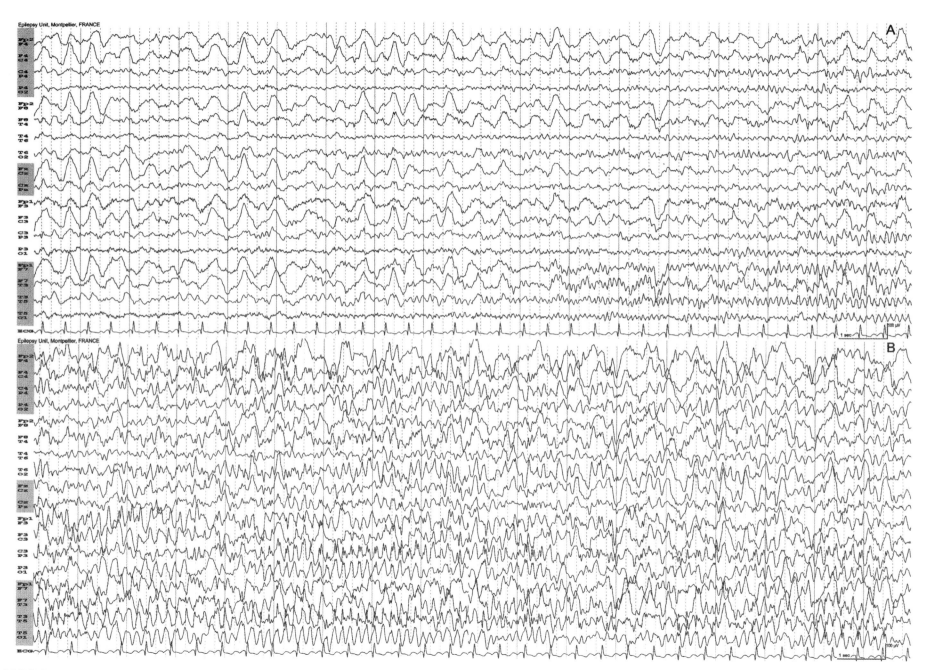

临床提示

患儿，女，6岁。过期产，运动发育滞后。2岁时出现癫痫发作，3.5岁时开始就诊。发作类型包括不典型失神发作、跌倒发作和强直发作。MRI未见异常。9岁前癫痫发作非常频繁，服用丙戊酸和拉莫三嗪，并进行迷走神经刺激治疗，白天和夜间发作明显减少。

脑电图特征

灵敏度降到20μV/mm。清醒时脑电图显示前头部为著的持续性慢-棘慢波。异常放电持续17秒。棘慢波形态和波幅各异。异常放电非常多，随着警觉状态而出现变化。当出现刺激时，棘慢波消失。因为缺乏基线脑电图数据，不确定当时是否存在意识障碍。

评注

LGS主要特征是脑电图出现慢-棘慢波，历史命名是"Petit Mal variant"，因为与儿童失神相比，异常放电不典型。然而，诊断LGS基于体征和症状，仅出现慢-棘慢波不具特异性，也不足以诊断。

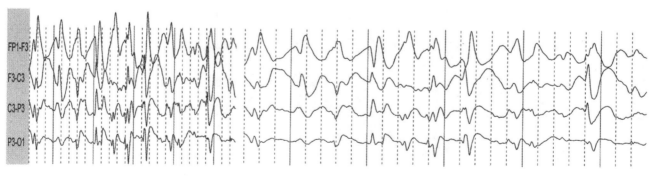

图a　记录速度15mm/s和30mm/s。慢棘慢波放电

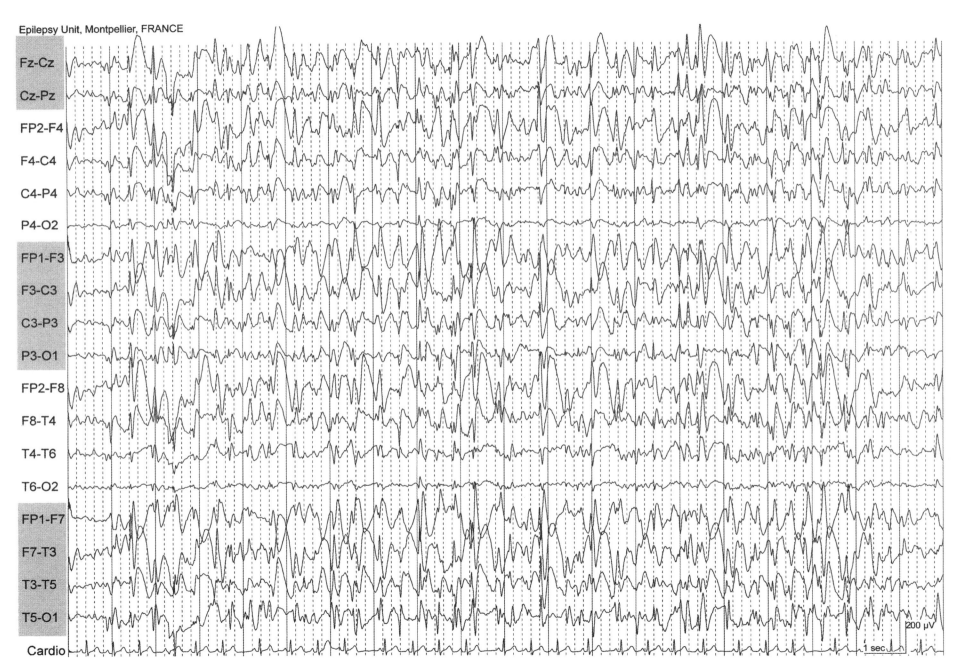

临床提示

与Ⅳ · 10为同一患者同一次脑电图记录。

脑电图特征

左：NREM 睡眠2期。脑电图可见广泛性多棘波、棘波暴发，暴发电活动之间伴随低电压。右：NREM 睡眠2期。脑电图可见广泛性异常放电，强直发作出现时可见高波幅棘慢复合波后出现低波幅快波活动，波幅逐渐增加。发作持续7秒，发作后可见运动伪差。

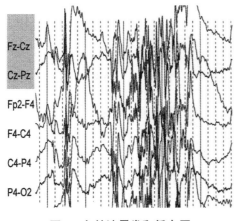

图a　多棘波暴发和低电压

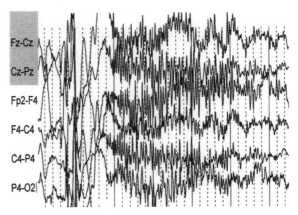

图b　棘慢复合波后出现临床发作（低波幅快波活动，逐渐形成棘波节律）

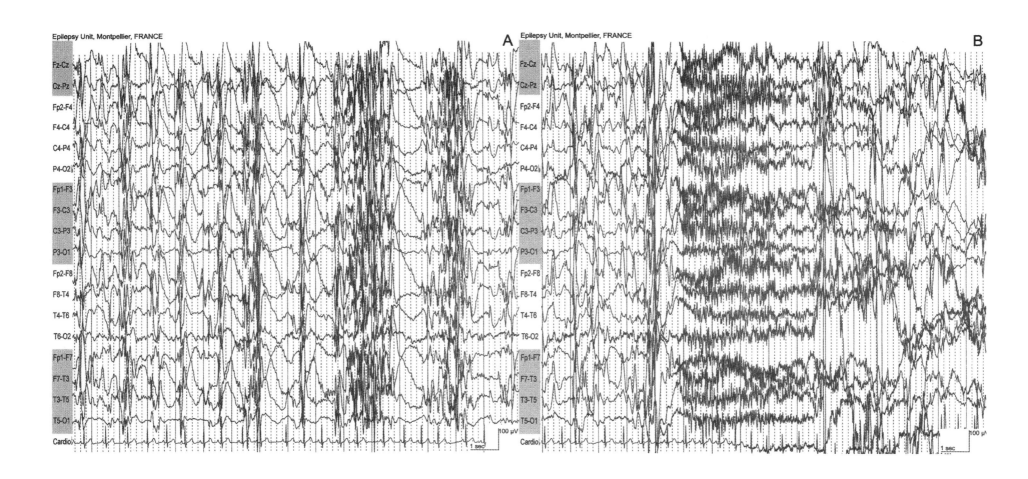

Ⅳ · 12 Lennox-Gastaut综合征（3）

临床提示

与Ⅳ · 10为同一患儿。下图为本例患儿9岁6个月时的脑电图。

脑电图特征

左：NREM睡眠1期。脑电图可见广泛性快节律。中和右：NREM睡眠2期。脑电图可见广泛性快节律，符合LGS特征性变化。继而出现短暂性电压抑制，呼吸逐渐增快。右：可见持续性异常放电，快节律之前有1个K复合波和睡眠纺锤波。

评注

快节律是LGS的特征性脑电图表现，是其诊断的重要标准，不一定伴有临床症状，尤其当放电时间很短时。

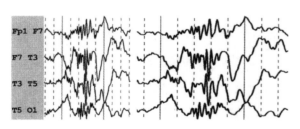

图a　NREM睡眠1期快节律（记录速度左侧15mm/s、右侧30mm/s）

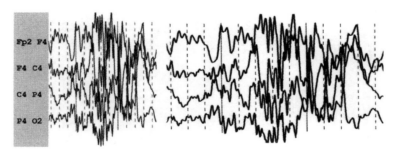

图b　NREM睡眠2期快节律（记录速度左侧15mm/s、右侧30mm/s）

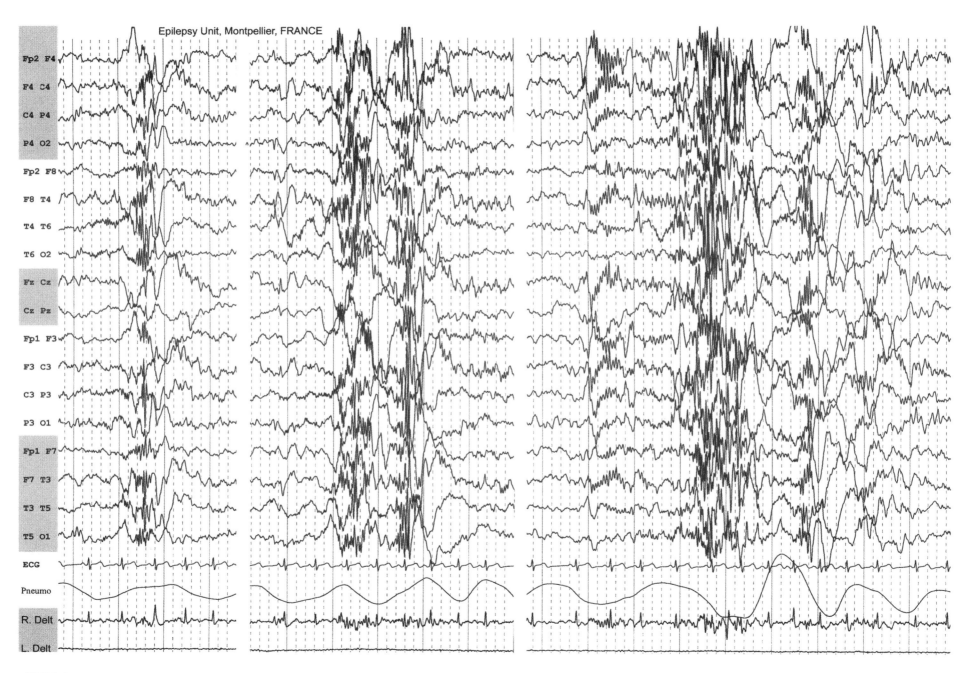

Ⅳ · 13　Lennox-Gastaut综合征（4）

临床提示

与Ⅳ·10为同一患者，与Ⅳ·12为同一次脑电图记录。

脑电图特征

在NREM睡眠期记录到一次强直发作。发作起始时，间期放电消失（前头部多形态δ活动）。出现低波幅快波活动，波幅逐渐增加，频率逐渐降低，继而出现不规则棘慢波，之后出现电活动减弱。肌电导联可见发作起始后2秒出现肌肉强直收缩。肌电活动逐渐增强，随着脑电活动减弱，肌电活动也逐渐降低。发作起始后5秒出现呼吸暂停，发作结束后恢复呼吸。

评注

慢-棘慢波放电时出现轻微强直可能不容易被观察到。强直发作后出现发作后慢波，考虑与自动症有关，这种类型的发作见于清醒或睡眠期，称为强直-自动症发作。

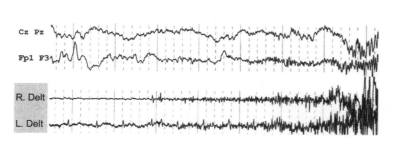

图a　低波幅快波活动，波幅逐渐增加，肌电显示肌肉强直收缩

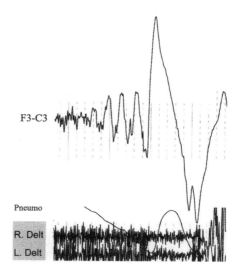

图b　多棘波之后出现节律性棘慢波，继而出现电活动抑制，呼吸逐渐恢复，肌电活动减弱

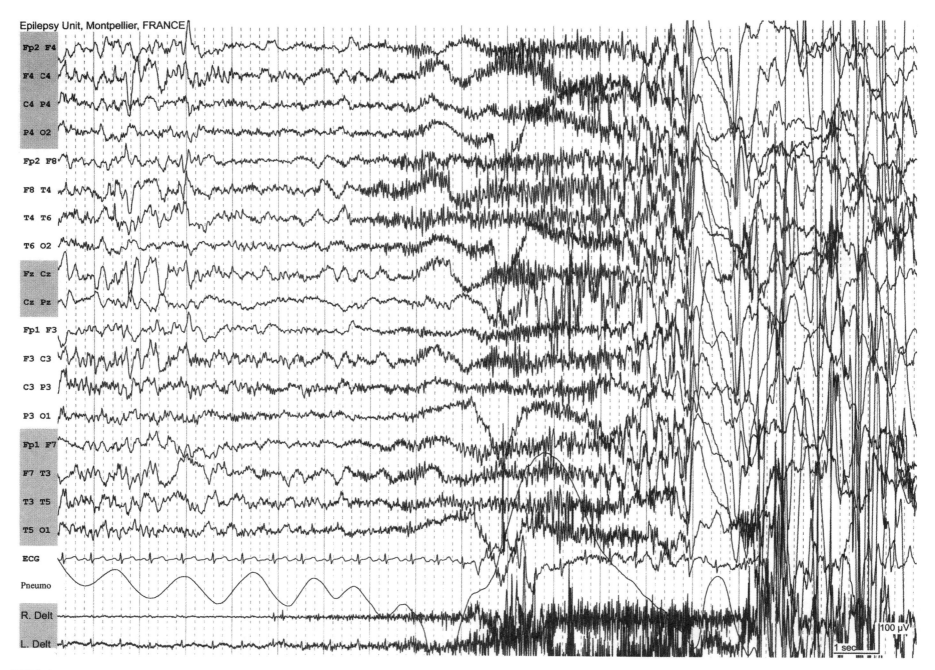

临床提示

患儿，男，7岁。因5岁时出现强直发作、不典型失神发作和失神持续状态就诊。MRI未见明显异常。智力进行性倒退。

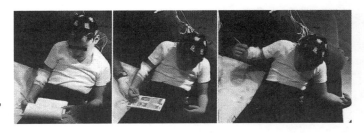

强直发作，低头，
同时双上肢外展

脑电图特征

清醒期睁眼状态，出现强直发作，脑电图起始可见三相复合波，继而出现低波幅快波活动，波幅逐渐增加。快波活动混有肌电伪差，前头部导联肌电明显。肌电活动显示肌肉出现强直收缩。肌电活动晚于脑电活动出现，肌电活动波幅逐渐增加。

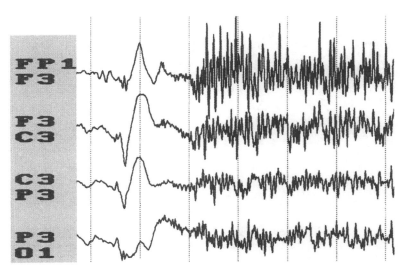

图a　三相复合波后出现低波幅快波活动，波幅逐渐增加

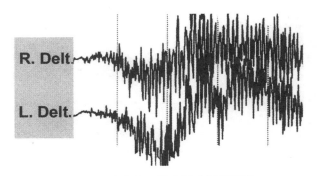

图b　肌肉收缩，肌电活动逐渐增强

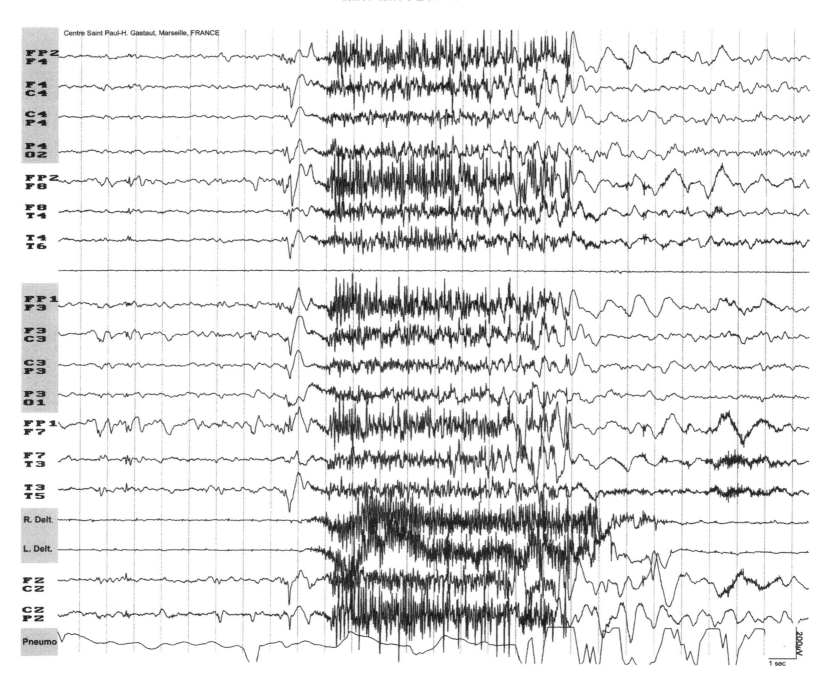

Centre Saint Paul-H. Gastaut, Marseille, FRANCE

临床提示

患者，女，26岁。因典型LGS就诊。发作类型包括不典型失神发作、强直发作和失张力发作。头MRI未见明显异常。

脑电图特征

不典型失神发作，意识丧失，双眼向上凝视。脑电图可见广泛性2.5Hz棘慢复合波，前头部为著。发作起始脑电图可见中央区节律明显，持续时间为15秒，棘慢波活动由节律性转变为非节律性。异常放电突然终止。

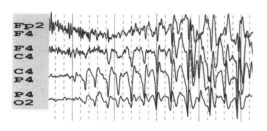

图a　发作起始C4-P4导联可见棘慢波，波幅逐渐升高，演变为慢-棘慢波发放

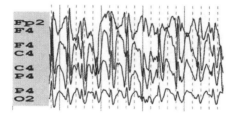

图b　慢-棘慢波

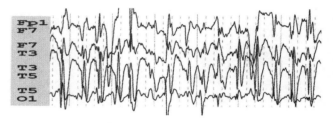

图c　非节律性慢-棘慢波，波幅逐渐降低

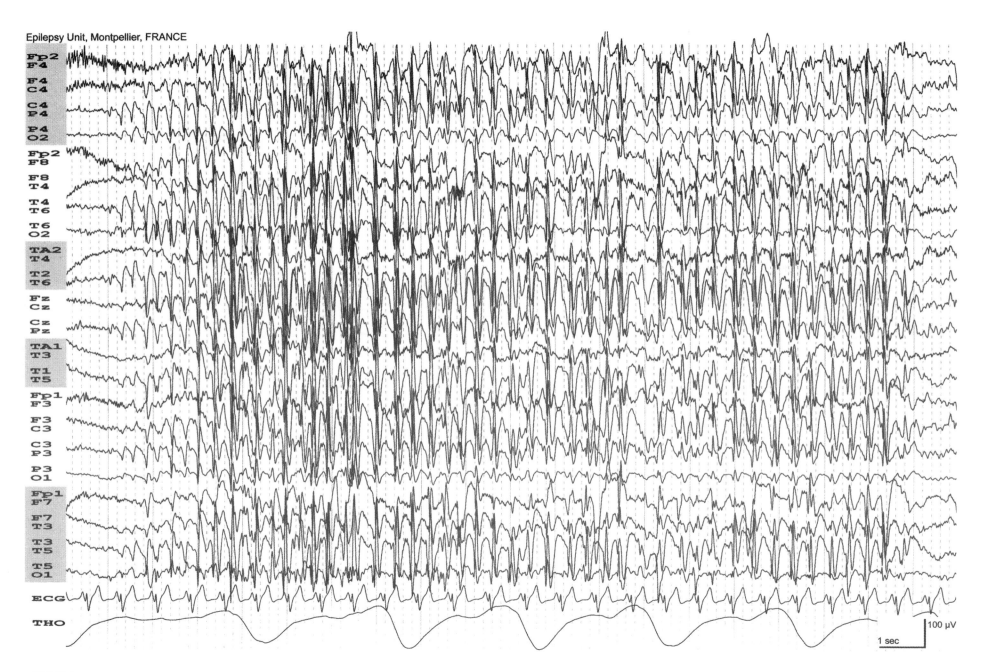

临床提示

与Ⅳ · 15为同一患者。

脑电图特征

NREM 睡眠 2 期。脑电图起始可见睡眠纺锤波，继而出现 13Hz 快波，右半球为著，随后出现广泛性慢－棘慢波。

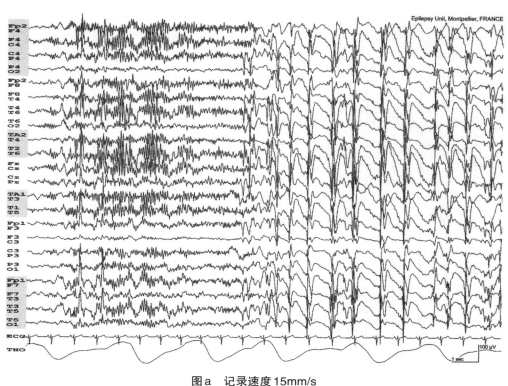

图a　记录速度15mm/s

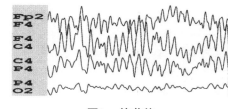

图b　快节律

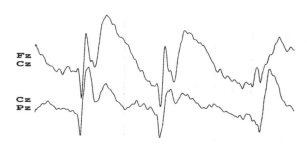

图c　慢－棘慢波

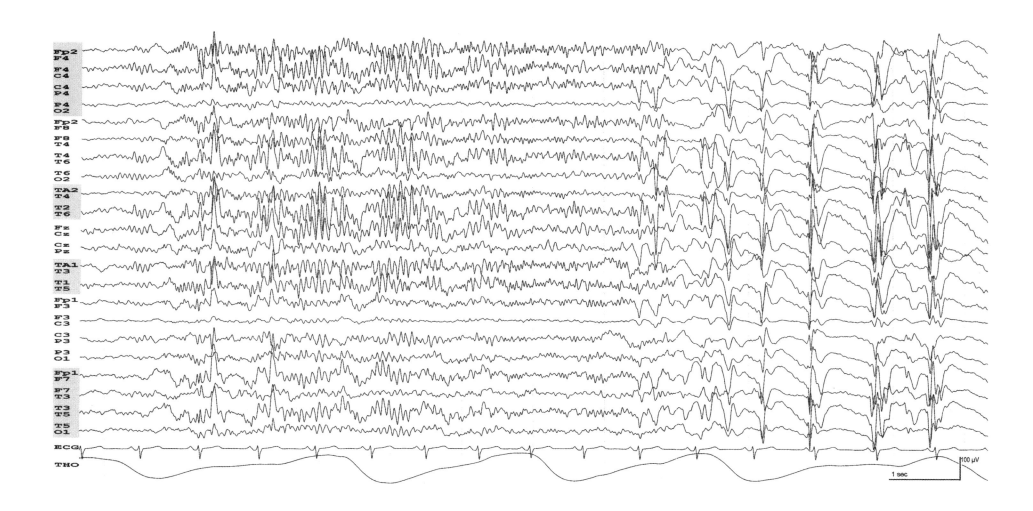

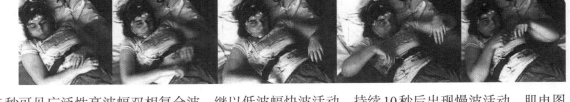

临床提示

与Ⅳ·15为同一患者同一次脑电图记录。

脑电图特征

NREM睡眠期。双侧后颞区异常放电，T5导联为著。第6秒可见广泛性高波幅双相复合波，继以低波幅快波活动，持续10秒后出现慢波活动。肌电图显示在高波幅慢波复合波发放时肌肉强直收缩。发作症状表现为头部屈曲（B），双上肢抬举（C），双眼上视（D），双上肢呈半屈曲状（E）。在强直性放电结束时出现呼吸加速。

评注

强直发作另一种脑电图表现为低波幅快波活动，继之出现高波幅复合波，以高波幅δ波结束。

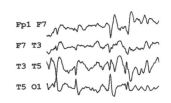

图a　发作间期放电，T5导联位相倒置

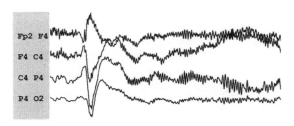

图b　高波幅复合波后出现低波幅快波活动，逐渐形成快节律

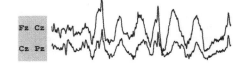

图c　阵发性放电以δ波结束

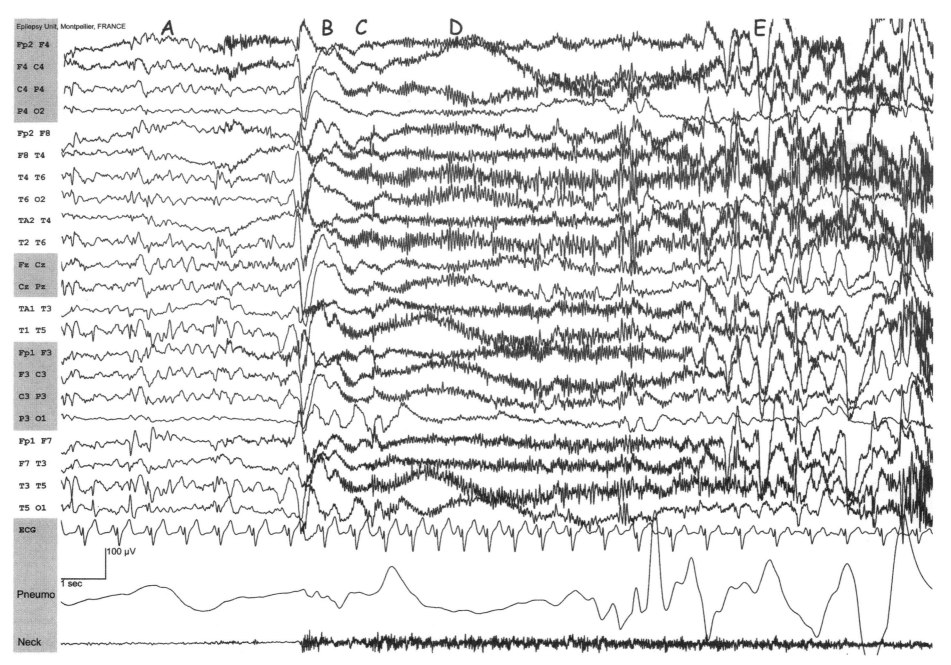

临床提示

患者，男，18岁。因3号染色体短臂2带缺失综合征就诊。婴儿期行心脏外科手术时曾有缺氧病史。2岁半时出现癫痫发作，合并严重的精神发育迟滞。

脑电图特征

清醒期，睁眼状态。失神发作，脑电图显示2.5Hz广泛性棘慢波，持续4.5秒，继之出现弥漫性δ波，持续数秒。肌电同步记录显示双侧三角肌肌电活动消失。失神发作后恢复原来的动作。

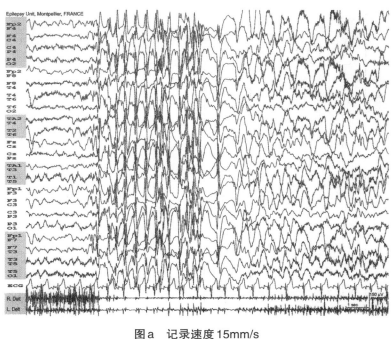

图a　记录速度15mm/s

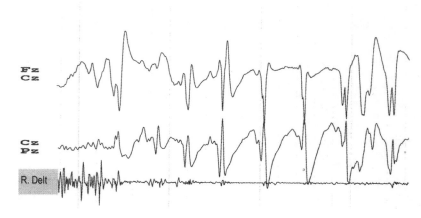

图b　棘慢波，肌电活动（姿势性肌张力）消失

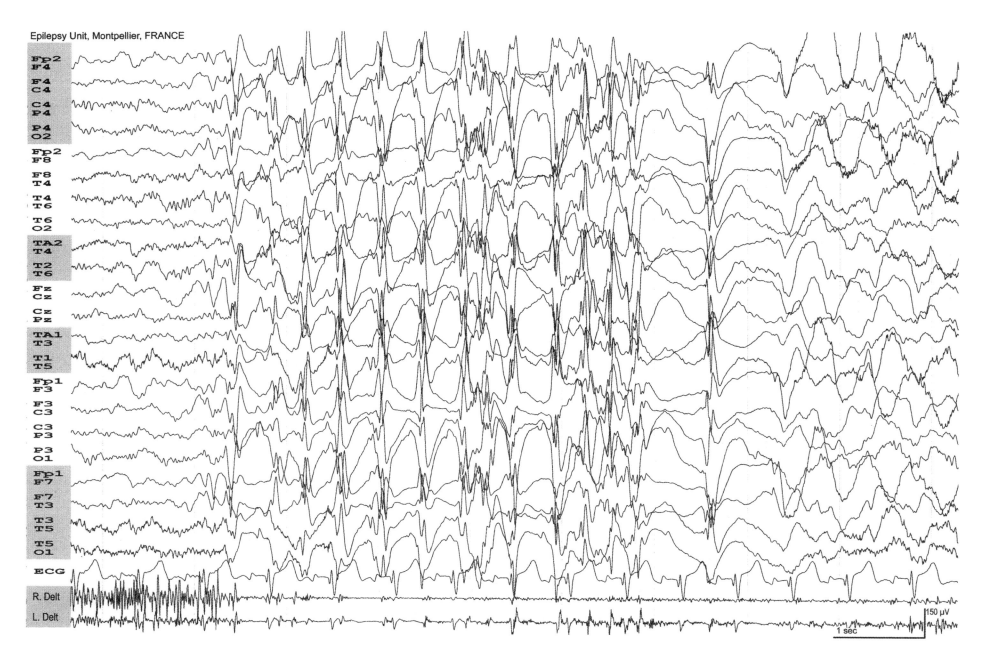

Epilepsy Unit, Montpellier, FRANCE

临床提示

与Ⅳ · 18为同一患者。

脑电图特征

NREM睡眠2期。暴发性多棘波后出现10Hz快节律，继之出现电压减低。这是一次亚临床放电，出现呼吸暂停现象。图a末段可见觉醒反应。

评注

在NREM睡眠期出现10～20Hz的快节律是LGS的特征性脑电图表现。在NREM期，一系列广泛性棘慢波、快节律及慢－棘慢波放电导致睡眠模式碎片化。临床上患者表现为睡眠障碍，包括NREM睡眠剥夺及日间嗜睡。

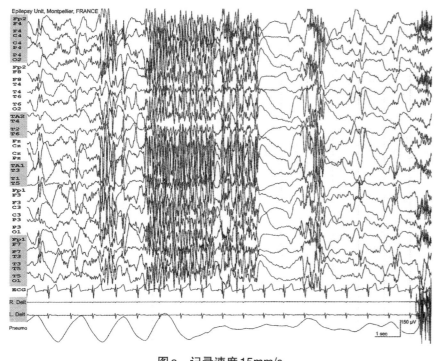

图a　记录速度15mm/s

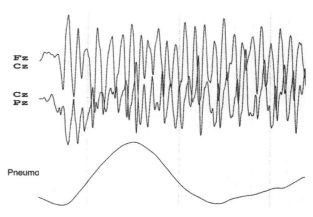

图b　脑电图显示10Hz快节律及呼吸暂停现象

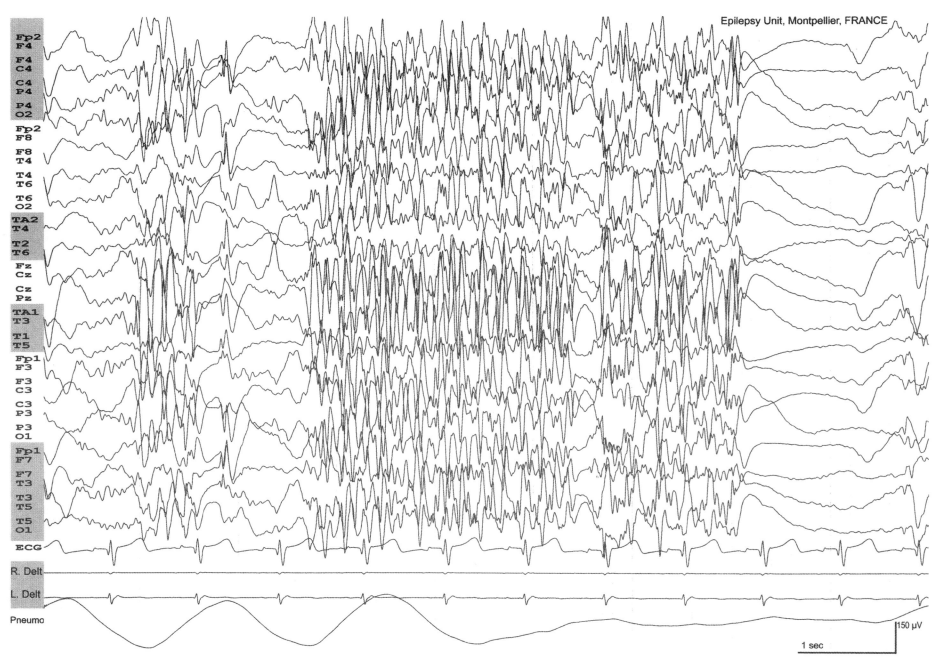

Epilepsy Unit, Montpellier, FRANCE

临床提示

与Ⅳ · 18为同一患者同一次脑电图记录。

脑电图特征

清醒期脑电图。患者坐在轮椅上，失张力发作。脑电图可见高波幅复合波后出现弥漫性快节律。快节律后出现慢波活动。肌电图显示在复合波发放时三角肌肌电活动消失，发作结束时肌电活动逐渐恢复。

评注

在LGS中，强直发作最常见、最典型，此外失张力发作也很常见，如本例患者脑电图记录所示。在其他病例中，可出现短暂失张力发作，如发生在清醒期，有时会导致患者跌倒和受伤。

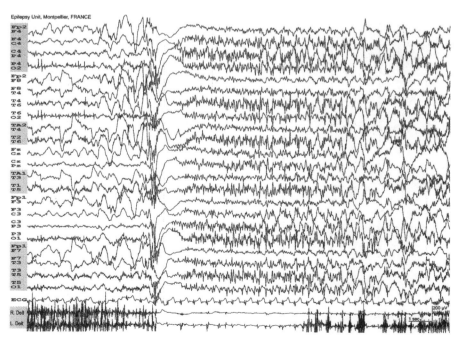

图a　记录速度15mm/s

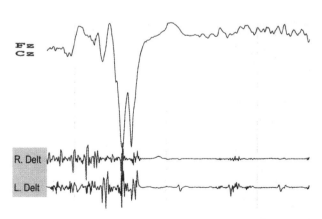

图b　失张力发作时可见高波幅复合波后出现快节律发放，同步肌电图可见肌电活动消失

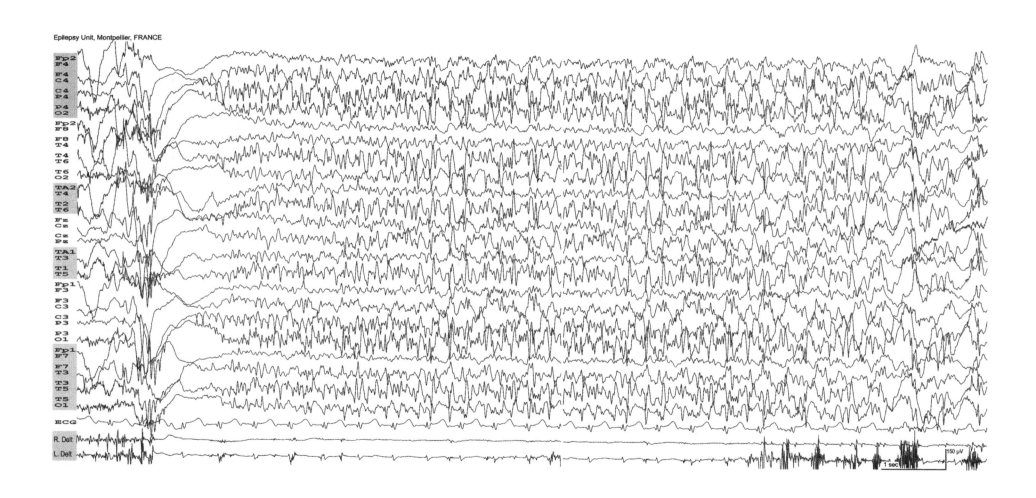

Ⅳ · 21 Lennox-Gastaut综合征（12）

临床提示

患者，男，20岁。因早期是West综合征，后来转变为LGS就诊。3岁时曾有严重头外伤病史。

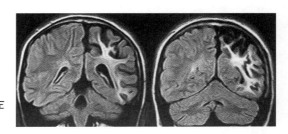

头颅MRI提示左侧后头部外伤病变

脑电图特征

清醒期脑电图。不典型失神发作，脑电图可见广泛性棘慢波，频率为2.5Hz。图a可见棘慢波放电，有时呈阵发性。

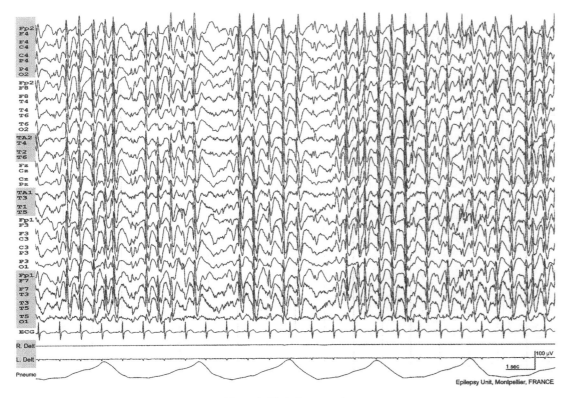

图a　记录速度15mm/s

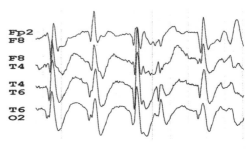

图b　慢-棘慢波

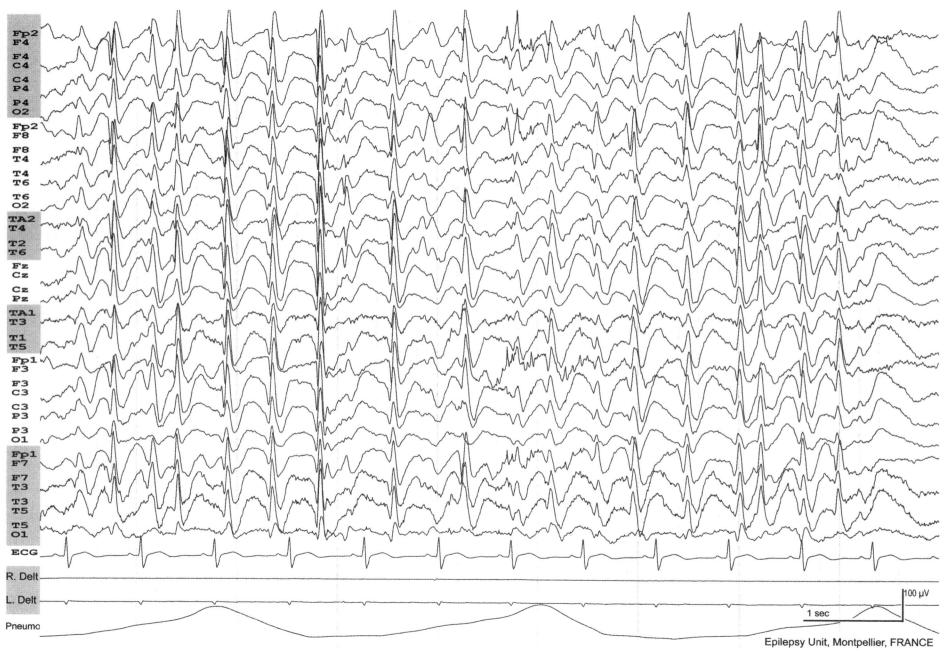

Epilepsy Unit, Montpellier, FRANCE

临床提示

与Ⅳ·21为同一患者同一次脑电图记录。

脑电图特征

NREM 睡眠 2 期。C 和 D 是熟睡期脑电图记录。可见广泛性多棘波暴发，暴发活动之间可见电活动抑制。在深睡眠阶段这种脑电图表现更明显。

评注

LGS睡眠期脑电图特征包括：①NREM睡眠期弥漫性慢－棘慢波增多。②多棘波和10Hz快节律增多，持续0.5秒至数秒不等。发作间期异常放电呈现高度同步化。

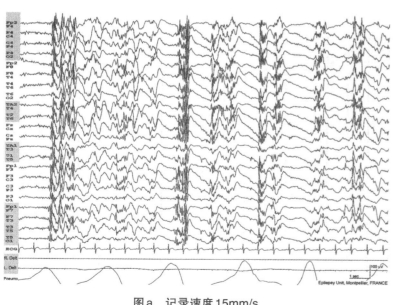

图a　记录速度 15mm/s

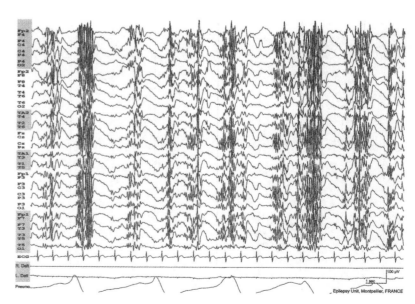

图b　记录速度 15mm/s

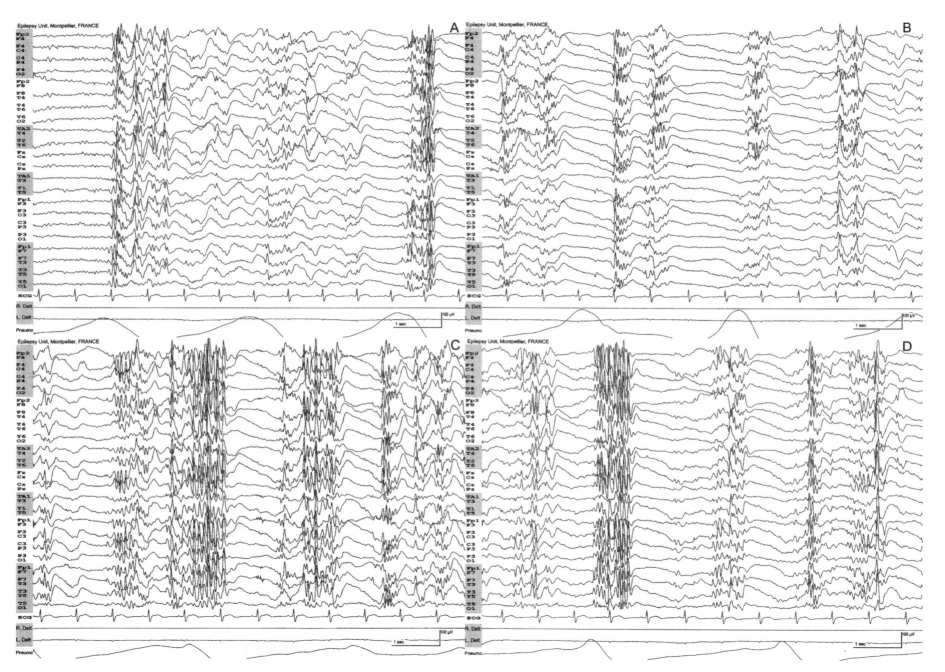

临床提示

与Ⅳ·21为同一患者同一次脑电图记录。

脑电图特征

NREM睡眠期。广泛性多棘波暴发，继之出现电活动抑制和弥漫性发作间期放电。随后是双侧半球快节律发放，频率为10Hz，持续约4秒。患者临床表现为低通气状态，右侧三角肌肌张力稍增高。继而可见多棘波和棘慢波。

评注

NREM睡眠期快节律（10～20Hz）是LGS的特征性表现。在NREM睡眠期，一系列广泛性棘慢波、快节律及慢-棘慢波放电导致睡眠模式碎片化。临床上患者出现严重睡眠障碍，包括NREM睡眠期睡眠剥夺及日间嗜睡。

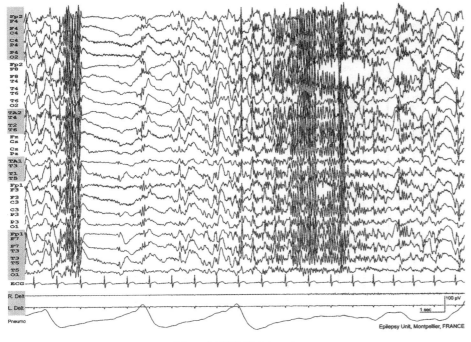

图a　记录速度15mm/s

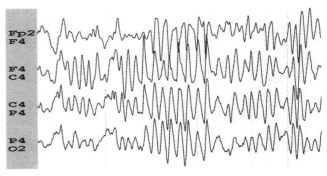

图b　快节律，频率为10Hz

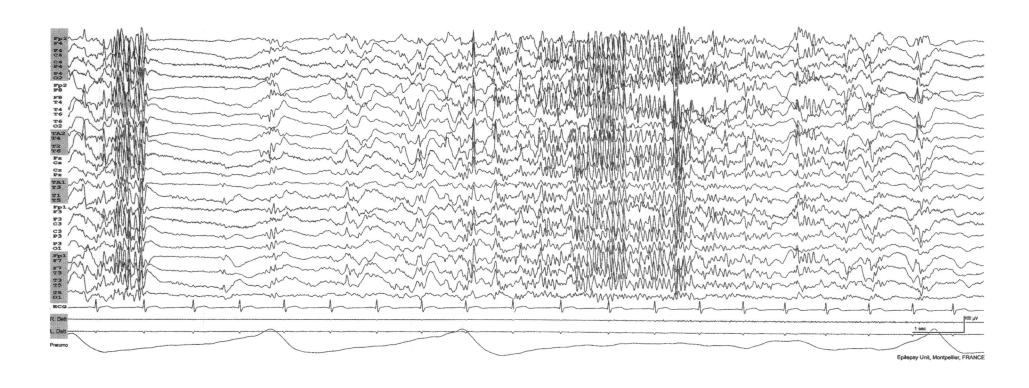

Epilepsy Unit, Montpellier, FRANCE

Ⅳ·24 Lennox-Gastaut综合征（15）

临床提示

与Ⅳ·21为同一患者同一次脑电图记录。

脑电图特征

REM睡眠期。A：右颞区棘慢波为著，同时左侧导联可见大量弥漫性慢波。B：广泛性慢－棘慢波，未记录到多棘波或快节律。

评注

在REM睡眠期，快节律、多棘波和多棘慢波放电不太多，且不太典型，可能与局灶性或多灶性病变有关。

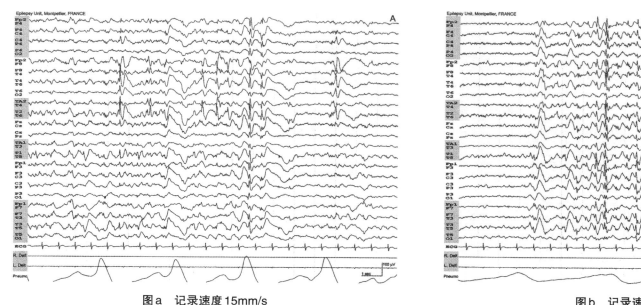

图a　记录速度15mm/s　　　　　　　　　图b　记录速度15mm/s

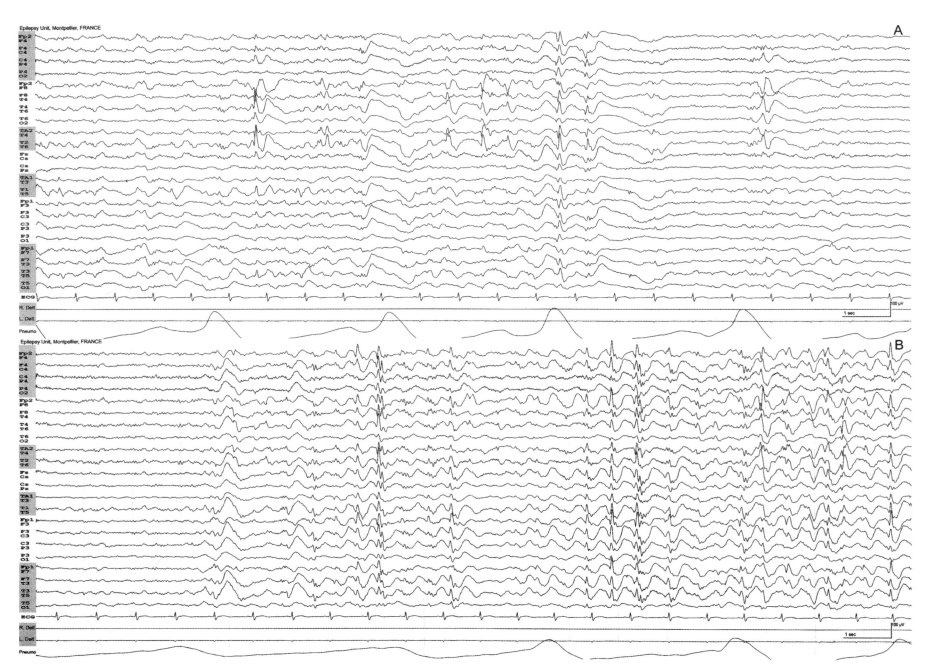

Ⅳ · 25　Lennox-Gastaut综合征（16）

临床提示

与Ⅳ · 21为同一患者同一次脑电图记录。

脑电图特征

夜间转醒，睁开眼睛。临床上出现成串痉挛发作。双侧导联可见复合波，类周期性发放，也有一些棘慢波。双侧高波幅复合波对应于痉挛发作，随后出现低电压。肌电图显示典型的痉挛发作肌电，表现为渐强渐弱的肌电活动（菱形）。

评注

1/3的症状性LGS患者在婴幼儿期有痉挛发作病史（Crespel等，2019）。典型LGS中，频繁肌阵挛发作和痉挛发作可能持续存在。

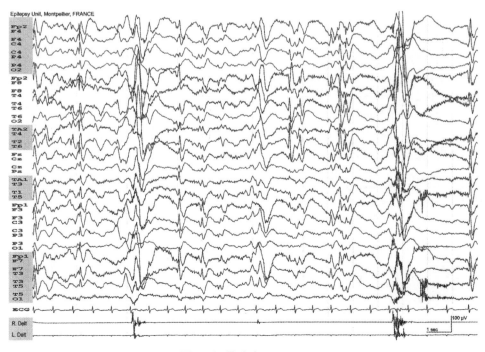

图a　记录速度15mm/s

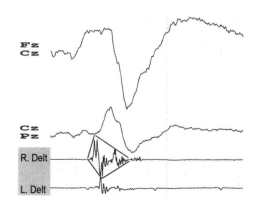

图b　高波幅三相慢波，肌电图显示渐强渐弱的肌肉收缩活动（菱形）

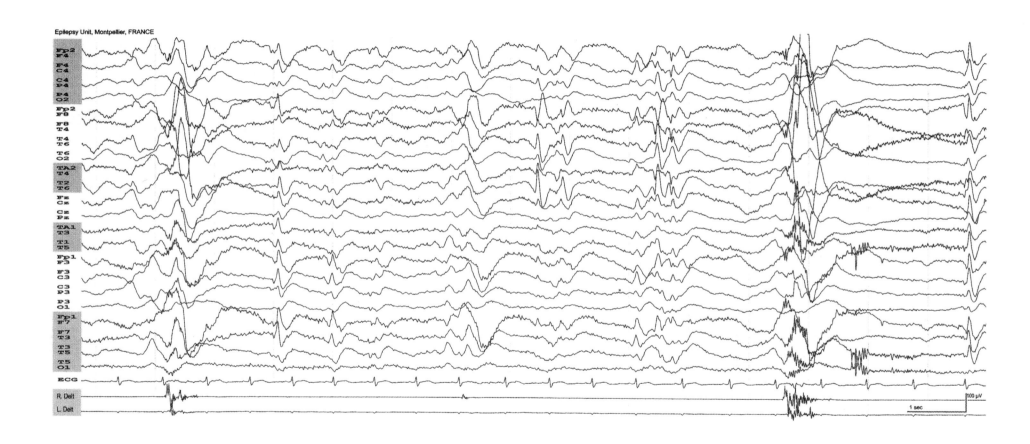

临床提示

与Ⅳ · 21为同一患者同一次脑电图记录。

脑电图特征

　　早晨清醒期。脑电图起始见眼动伪差，随后出现弥漫性慢波，典型痉挛发作。肌电图显示典型肌电特征（菱形）。随后出现快节律，频率为13Hz。肌电图显示双侧肌肉强直收缩。发作过程中出现短暂呼吸暂停。脑电图记录到3次强直发作，强直发作之前均出现了痉挛发作。

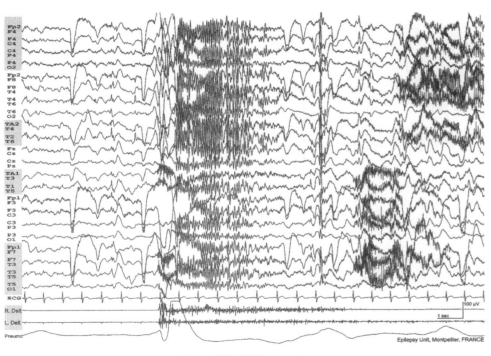

图a　记录速度15mm/s

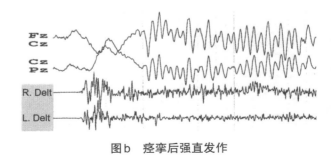

图b　痉挛后强直发作

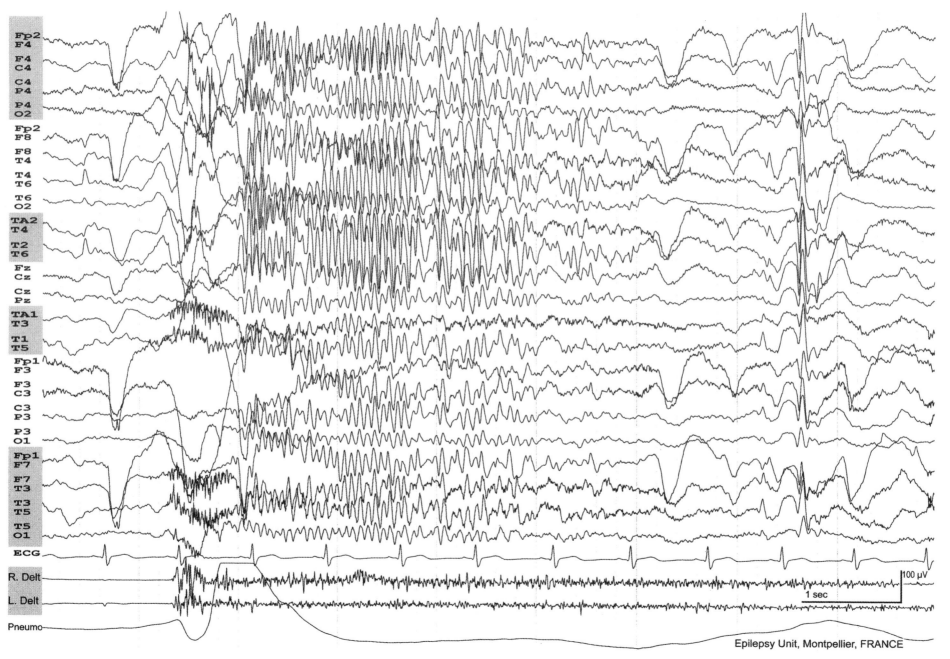

Epilepsy Unit, Montpellier, FRANCE

临床提示

患者，女，44岁。因LGS就诊。2岁6个月出现首次发作，发作之前发育正常。发作类型包括不典型失神发作、强直发作、失张力发作和GTCS。强直失神性癫痫持续状态每月发生2次。有严重精神发育迟滞。头颅MRI正常。

脑电图特征

睡眠开始出现癫痫持续状态。A：背景脑电图显示不规则、弥漫性棘慢波/多棘慢波，强直发作时这些放电消失。脑电图比较典型，弥漫性快节律波幅逐渐增高。发作起始出现呼吸暂停。肌电图显示在放电开始3秒后出现肌肉强直性收缩。脑电图可见快节律混杂肌电伪差。B：发作期放电显示多棘慢波混杂阵挛引起的肌电伪差。发作结束后出现不规则、双侧前头部棘慢波。C：棘慢波逐渐演变得更规则，更具节律性。D：这张图中间显示放电结束。棘慢波以左侧导联为著。

评注

这份图为强直-阵挛发作的脑电图，快节律后出现广泛性多棘慢波（阵挛期），随后出现弥漫性慢波。患者每1～2分钟出现一次强直发作，持续时间不等，但均有呼吸暂停。

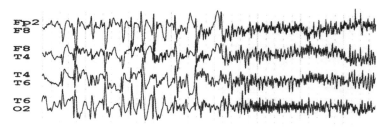

图a　强直发作脑电图，发作之前可见棘慢波

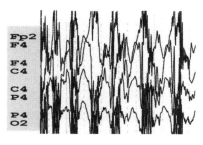

图b　多棘波混合肌电伪差，阵挛发作

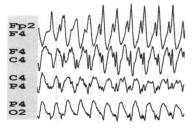

图c　节律性棘慢波

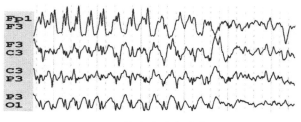

图d　棘慢波放电结束

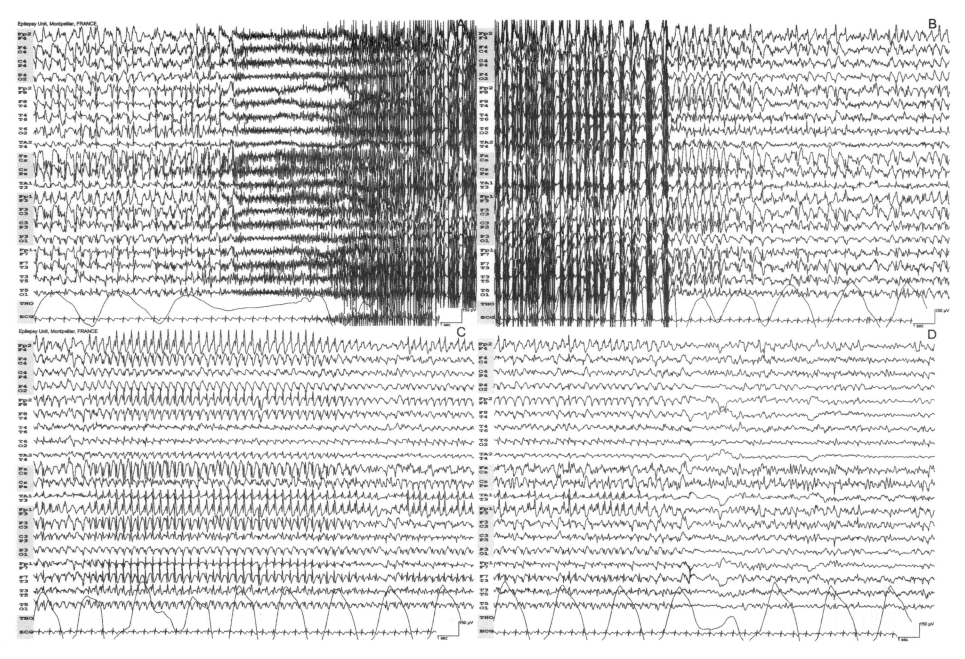

临床提示

患儿，26个月。因跌倒发作就诊。

脑电图特征

左侧导联为正常背景活动。右侧导联暴发出现广泛性尖波混合高波幅棘波。暴发活动结束时可见独立棘慢波，颈部和三角肌肌电显示肌阵挛发作。临床表现为点头。这张图的中间广泛性棘慢波暴发对应一次肌阵挛失张力发作。失张力发作对应于脑电图慢波。失张力发作可致患儿突然摔倒在地。右图双侧三角肌和颈部肌电图显示肌阵挛失张力发作。失张力发作对应于脑电图慢波。患儿重重摔倒在地上。

评注

Doose综合征患者颈部肌电图通常能记录到失张力发作。

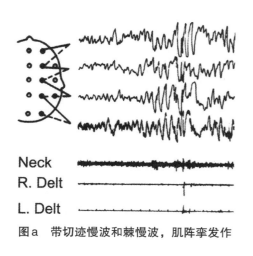

图a　带切迹慢波和棘慢波，肌阵挛发作

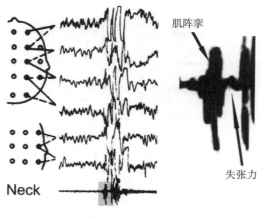

图b　棘慢波。肌阵挛后失张力

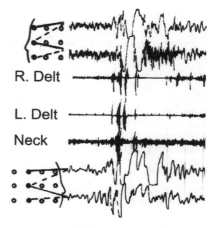

图c　棘慢波。肌阵挛－失张力发作。由于失张力发作，患儿出现跌倒

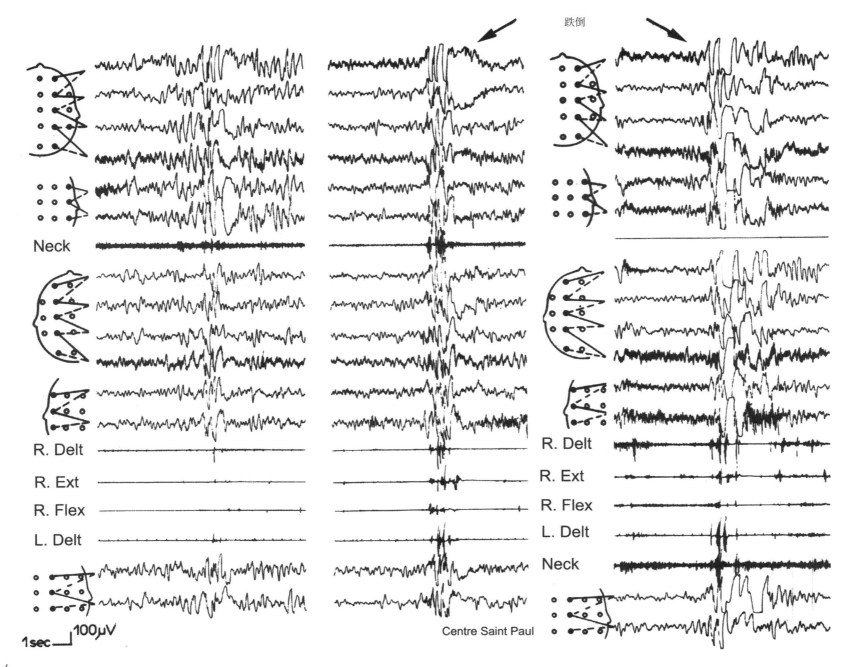

跌倒

Neck

R. Delt

R. Ext

R. Flex

L. Delt

R. Delt

R. Ext

R. Flex

L. Delt

Neck

Centre Saint Paul

1sec 100μV

临床提示

患儿，4岁4个月。因诊断为癫痫就诊。有癫痫家族史，精神运动发育正常。4岁时出现GTCS，还有不典型失神发作、肌阵挛发作和失张力发作。肌阵挛发作和肌阵挛－失张力发作通常出现持续状态。7岁6个月时出现夜间强直发作。9岁时发作消失，12岁时停止药物治疗。认知和专科检查是正常的。癫痫发作时间长达5年。

脑电图特征

A.患儿处于清醒休息状态。脑电图可见棘慢波暴发，肌电图显示肌阵挛发作，肌阵挛和棘慢波无明显关系。B：双上肢上举。脑电图可见弥漫性棘慢波暴发，以前头部为著。在暴发棘慢波活动时，广泛性棘慢波对应于肌阵挛－失张力发作（右侧三角肌和颏肌）。右侧伸肌肌电图上只有失张力是明显的。临床上患儿在广泛性棘慢波时有短暂姿势变化。C：广泛性、不规则棘慢波放电持续10秒，以前头部和中线导联为著，临床上出现不典型失神发作，肌电图可见点头和颏肌阵挛。失神发作过程中眼动图未见眼球运动。失神发作结束时患儿恢复发作前的姿势，三角肌和颈部肌电恢复基线水平。D：前头部棘慢波放电起始，当放电呈广泛性时出现肌阵挛－失张力发作。患儿站立位，发作时突然跌倒。

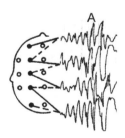

图a　棘慢波

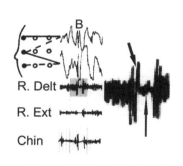

图b　棘慢波，肌阵挛－失张力发作，双上肢上举

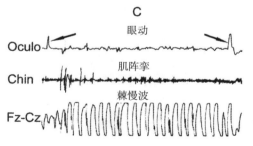

图c　失神发作，颏肌阵挛

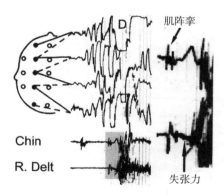

图d　棘慢波，失张力发作时患儿突然跌倒

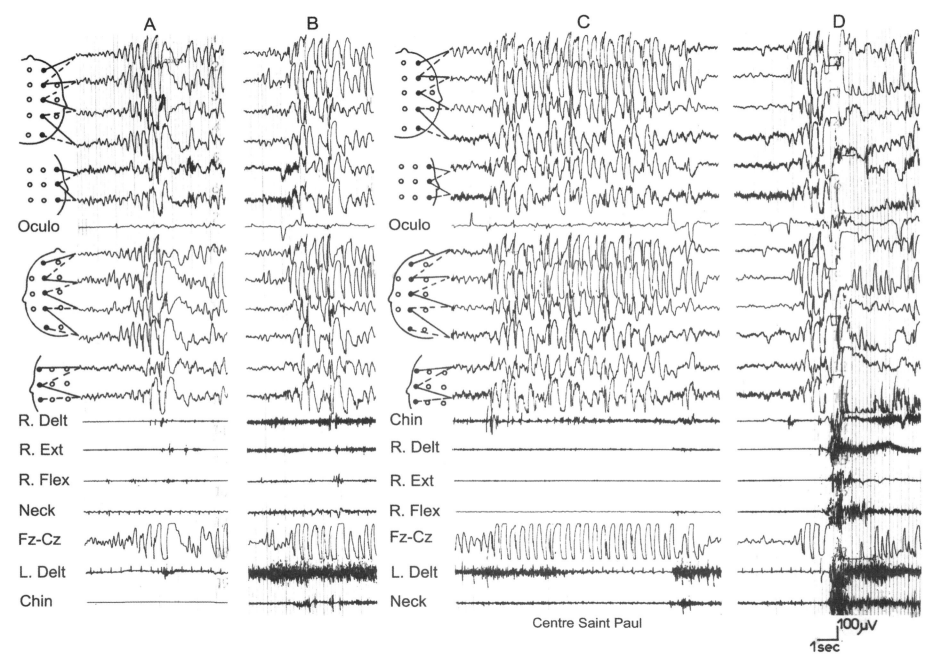

Centre Saint Paul

100μV

1sec

Ⅳ·30　慢波睡眠期癫痫性电持续状态（ESES）（1）

临床提示

　　患儿发育正常，既往史无特殊。6岁时首次在睡眠期间出现GTCS。7岁出现ESES，学习成绩下降。7.5岁出现失神发作、空间定向困难和行为障碍。神经系统检查和神经影像学检查均正常。10岁突然出现跌倒发作。11岁癫痫发作频率减少，行为障碍改善。13岁上六年级（落后2年），在这个年龄左右癫痫发作得到缓解。获得技术工人的资格证书，可以正常工作。

脑电图特征

　　上：6岁时第一次脑电图检查，包括清醒期和睡眠期。清醒期可见双相棘波和棘慢波，左侧前头部为著。左额和右中央可见慢波活动。睡眠期棘波放电明显增多，呈弥漫性，仍以左侧为著。下：7岁时脑电图检查。清醒时可见稍多弥漫性棘波和双侧导联棘慢波，临床上可能出现失神发作持续数秒，伴眼睑肌阵挛。

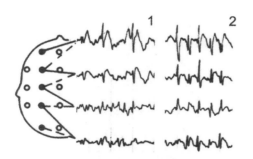

图a　清醒期双相棘慢波，前头部为
著（1），NREM睡眠期放电更广泛（2）

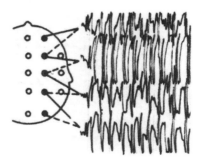

图b　棘慢波，患儿出现失神
发作伴眼睑肌阵挛

清醒期　　　　　　　　　　　　　　　睡眠期

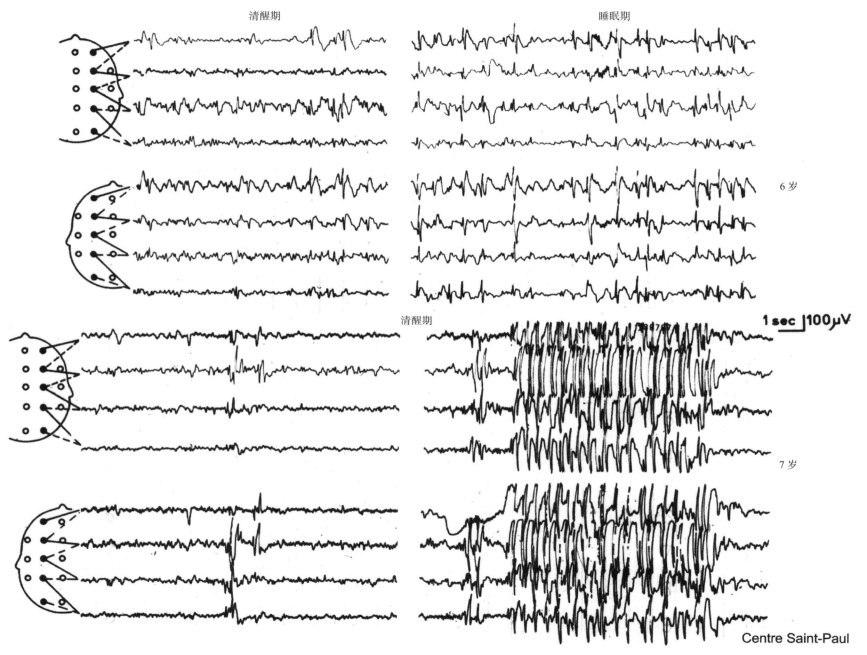

清醒期

6 岁

1 sec 100μV

7 岁

Centre Saint-Paul

临床提示

与Ⅳ·30为同一患儿。7岁时诊断为ESES，目前8岁6个月。学习成绩差，精神发育倒退。

脑电图特征

左：清醒睁眼。脑电图出现弥漫性多棘波和棘慢波，左侧中央区为著。右：睡眠期（夜间睡眠）。脑电图可见多棘波活动，以左侧导联为著。数秒内出现节律性棘慢波，呈广泛性、连续性。这种连续性棘慢波占NREM睡眠时间的85%以上。

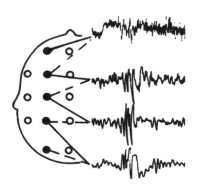

图a　清醒期双相棘慢波，以左中央区为著

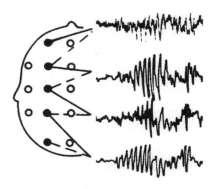

图b　睡眠起始可见左侧导联多棘波放电

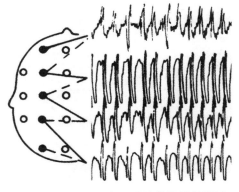

图c　NREM睡眠期连续的节律性棘慢波

清醒期   入睡

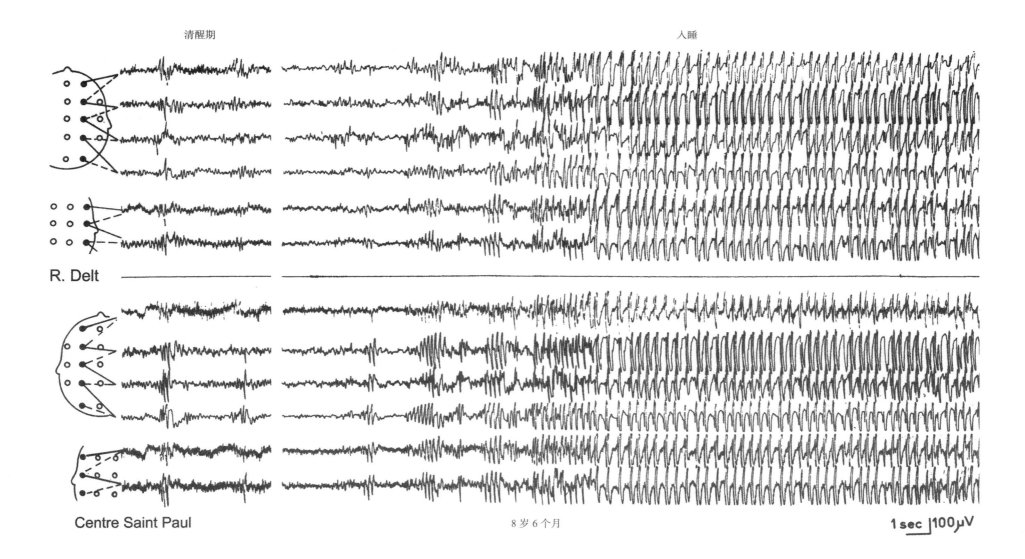

R. Delt

Centre Saint Paul   8 岁 6 个月   1 sec ⌐100μV

临床提示

与Ⅳ·30为同一患儿。目前10岁6个月。学习成绩差，精神发育持续倒退。

脑电图特征

患儿处于REM睡眠期。棘慢波呈非连续性发放，不如NREM睡眠期广泛。慢-棘慢波以左额区为著。左额快节律扩布到右额，属于亚临床发作的发作期放电。

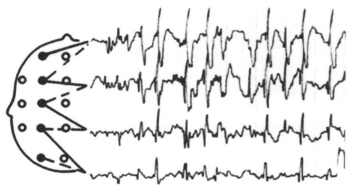

图a　REM睡眠期左额区棘慢波

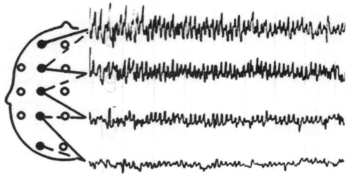

图b　左额区快节律，亚临床性发作

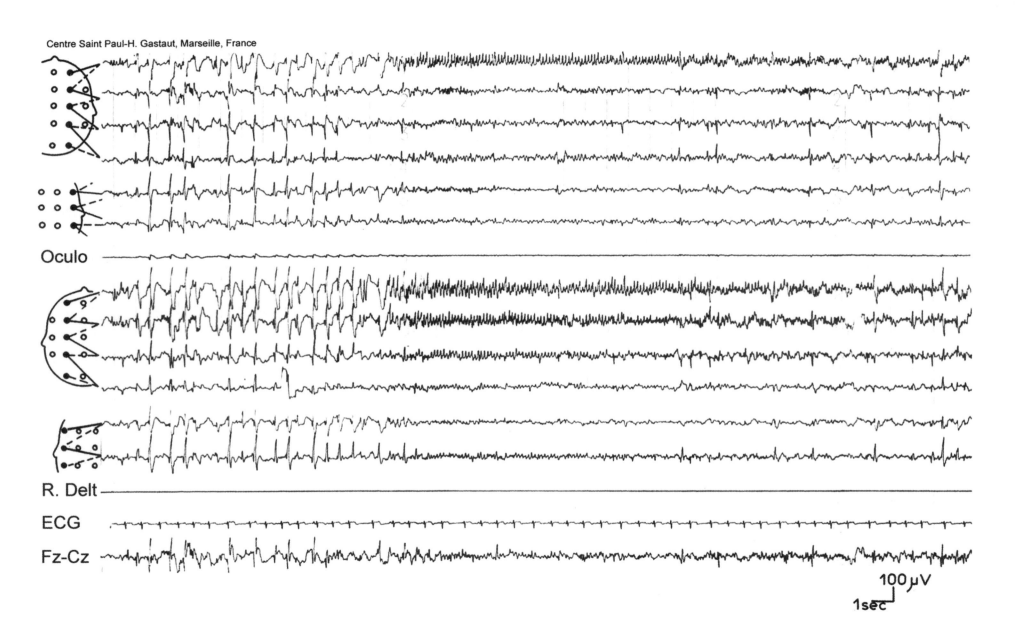

Centre Saint Paul-H. Gastaut, Marseille, France

临床提示

患儿，女，5岁。因3岁6个月时首次出现高热惊厥发作，随后出现3次高热惊厥就诊。服用拉莫三嗪治疗。5岁时，每月有2次癫痫发作，表现为非高热情况下眼睛向右偏转持续5分钟，随后出现右侧肢体阵挛，继发GTCS。头颅MRI正常。*SCN1A*和*PCDH19*为阴性。脑电图检查后停用拉莫三嗪，服用丙戊酸钠治疗。

脑电图特征

患儿处于清醒睁眼状态。脑电图可见肌电伪差，左侧导联低波幅棘慢波。患儿在这次脑电图检查中未记录到睡眠期脑电图。

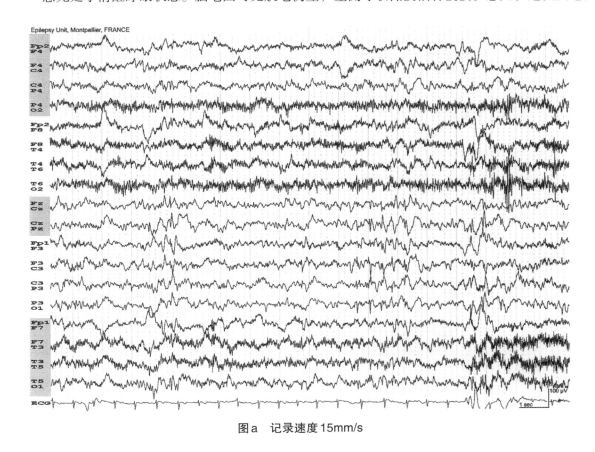

图a　记录速度15mm/s

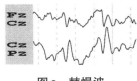

图b　棘慢波

图c　棘慢波

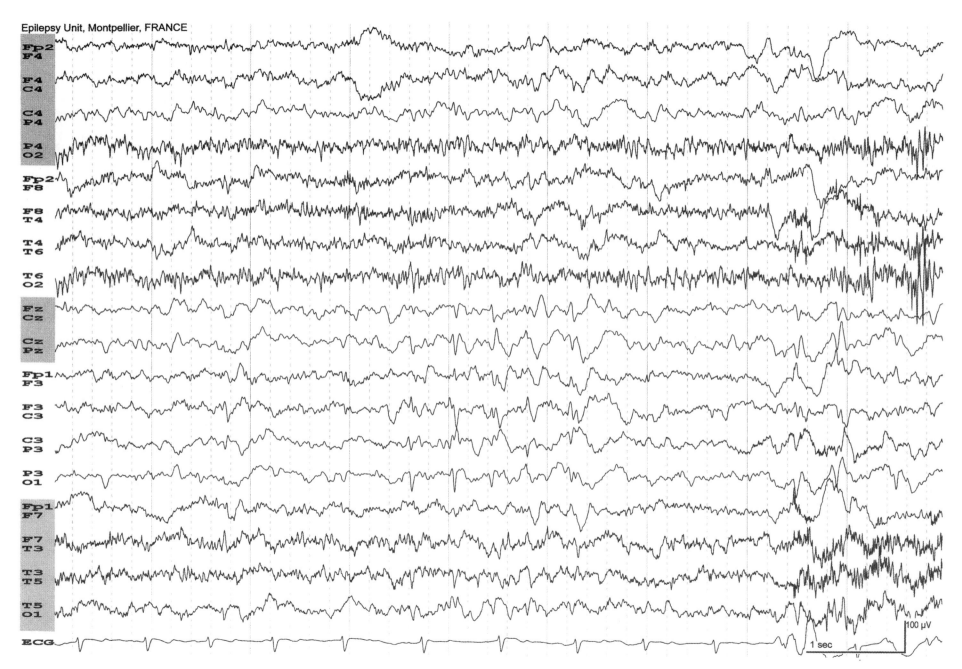

临床提示

与Ⅳ·33为同一患儿。目前6岁。服用丙戊酸钠治疗，学习成绩下降。

脑电图特征

与之前的脑电图相比，波幅降至15μV/mm。清醒闭眼状态下，左后头部可见正常α背景活动。双侧前头部高波幅棘慢波为著，同时出现异常δ波，是棘慢波中棘波消失后遗留的慢波成分。图的最后可见3Hz棘慢波暴发。

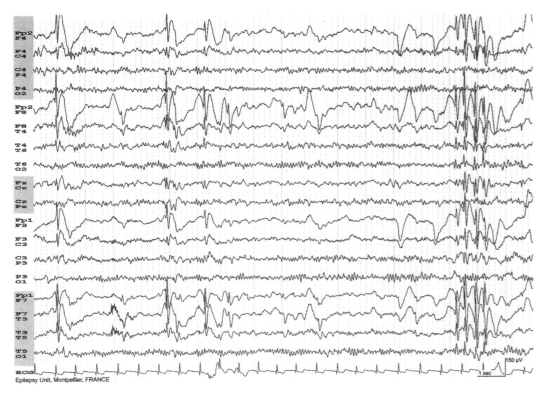

图a　记录速度15mm/s

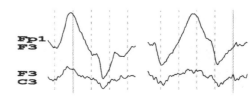

图b　前头部δ波

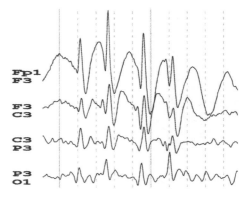

图c　棘慢波暴发

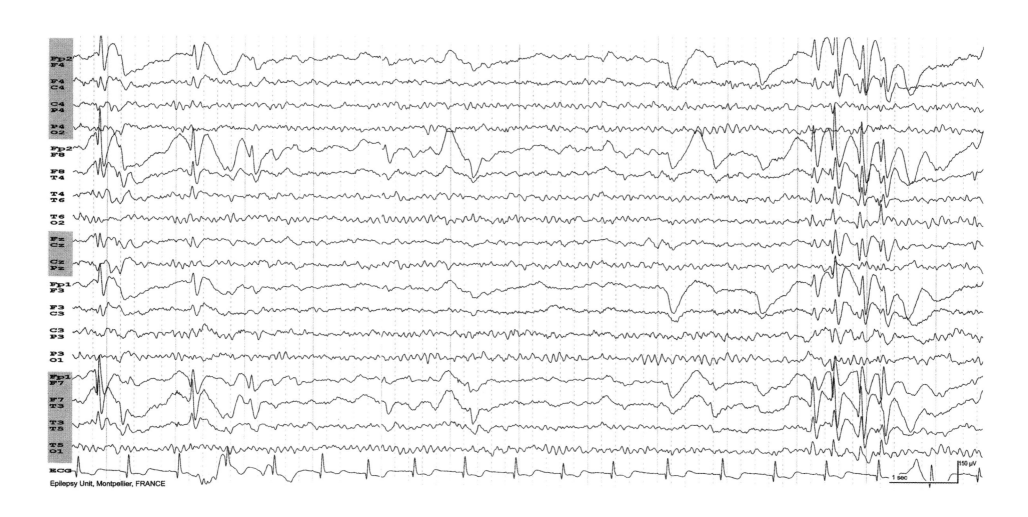

Epilepsy Unit, Montpellier, FRANCE

Ⅳ·35 慢波睡眠期癫痫性电持续状态（ESES）（6）

临床提示

与Ⅳ·33为同一患儿，与Ⅳ·34为同一次脑电图记录。

脑电图特征

NREM睡眠期可见非连续性高波幅棘慢波，双侧前头部为著，无生理性睡眠结构。1年后出现最后一次发作，2年后脑电图显著改善。

评注

患儿在出现ESES之前，4～5岁脑电图变化是非特异性的，主要以局灶性放电为主。之后在睡眠期出现连续性棘慢波，与学习能力下降有关。

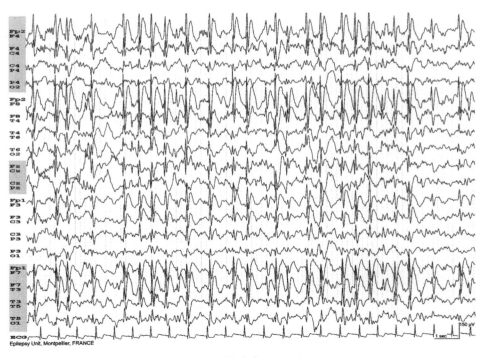

图a　记录速度15mm/s

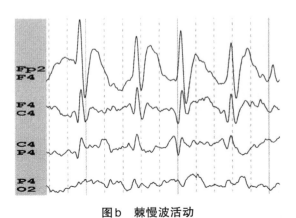

图b　棘慢波活动

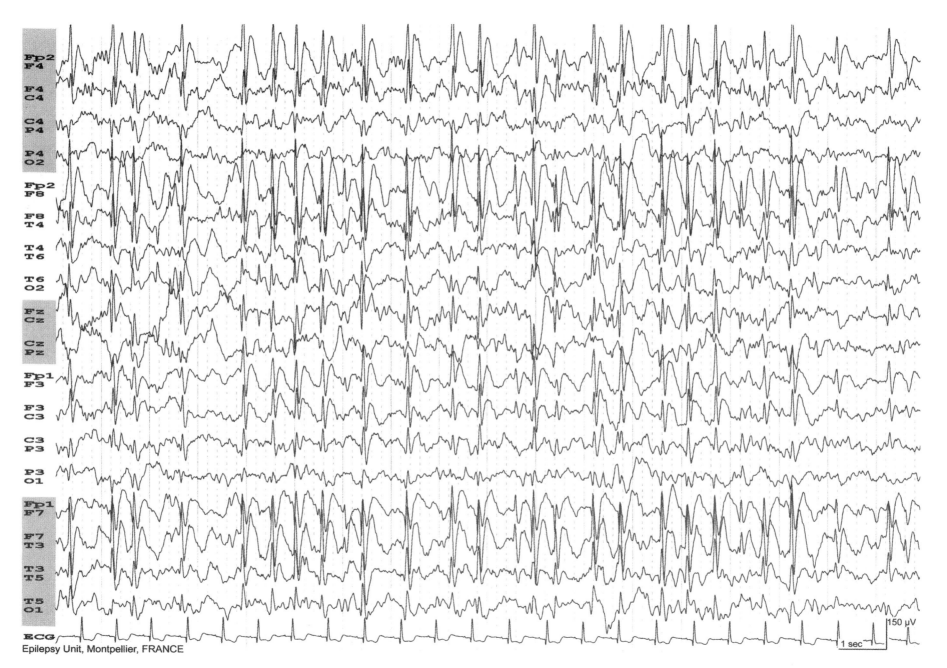

Epilepsy Unit, Montpellier, FRANCE

临床提示

患儿，男，5岁6个月。因产前大脑中动脉梗死，MRI显示右脑囊性脑软化灶就诊。3岁7个月时出现左侧肢体阵挛发作，1年后出现多次跌倒发作，学习成绩大幅下降，服用硫噻嗪后跌倒发作消失。

脑电图特征

波幅降至20μV/mm。NREM睡眠期，无生理性睡眠结构。右侧外侧裂区（T6和顶区）可见连续棘慢波，左侧半球可见低波幅棘波、棘慢波。这种持续性不对称棘慢波在NREM睡眠期持续存在。

评注

这种ESES综合征是产前动脉梗死的症状。双侧导联或弥漫性棘慢波占NREM睡眠期的85%以上，并且至少在1个月内有3次脑电图记录均持续存在这种情况，即可诊断ESES。然而，棘慢波放电占比小于85%也可诊断ESES，放电可以不对称。ESES是一种电－临床综合征，诊断需要满足临床症状（跌倒发作和学习成绩下降）和脑电图（NREM睡眠期棘慢波活动）。

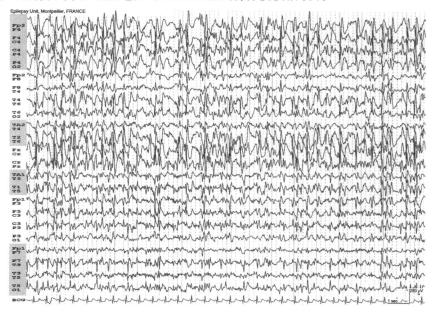

图a　记录速度15mm/s

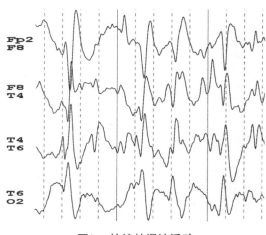

图b　持续棘慢波活动

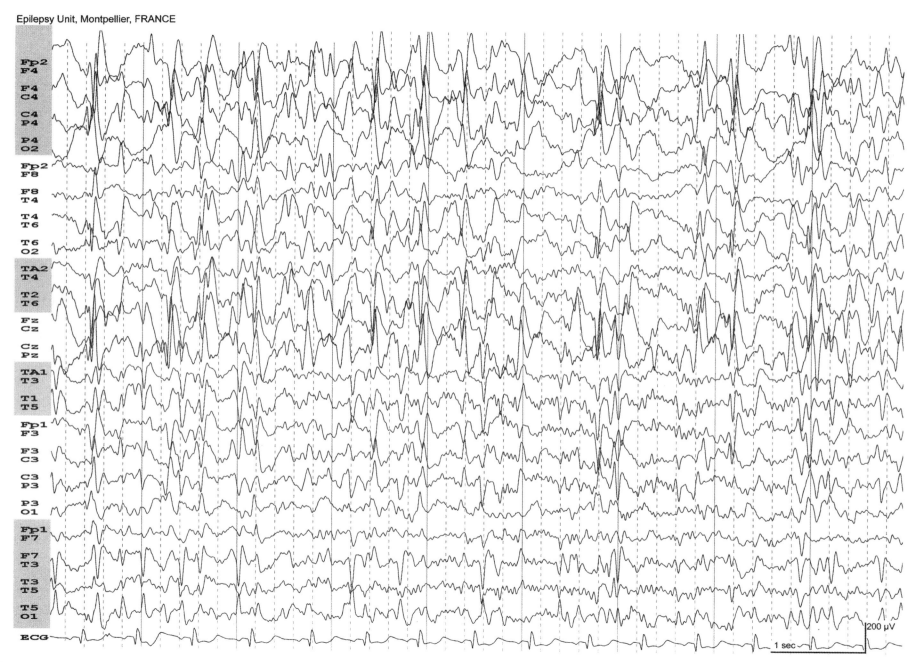

Ⅳ · 37 慢波睡眠期癫痫性电持续状态（ESES）（8）

临床提示

与Ⅳ · 35 为同一患儿同一次脑电图记录。

脑电图特征

波幅降至20μV/mm。清醒期异常放电明显减少。多灶性棘波、棘慢波，左右半球交替出现。13岁时脑电图检查是正常的。

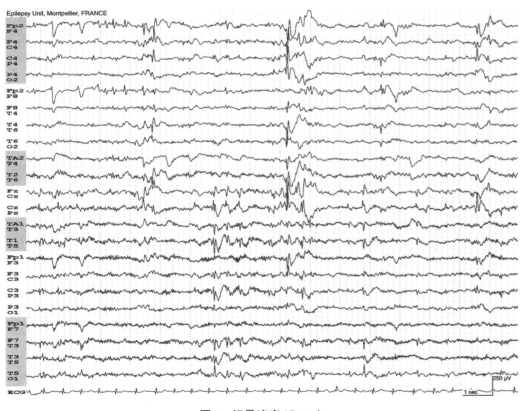

图a　记录速度15mm/s

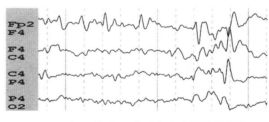

图b　右额区棘波，随后出现弥漫性棘慢波

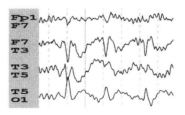

图c　左颞区局灶性放电

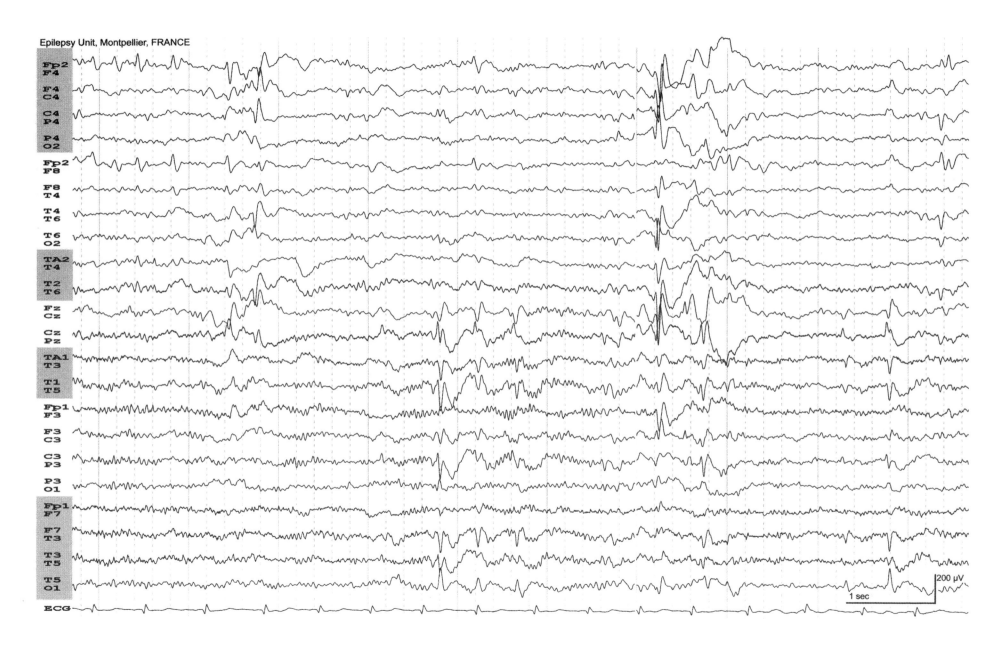

IV · 38 Landau-Kleffner综合征（1）

临床提示

患儿，女，5岁。因诊断Landau-Kleffner综合征就诊。既往史无特殊，生长发育正常，4岁时出现行为障碍和语言倒退。父母注意到失神发作。认知评估显示语言技能存在严重缺陷，她的语言很难被理解，在非语言方面的表现一般。第一次脑电图检查显示清醒期弥漫性棘慢波，睡眠期棘慢波增多，慢波睡眠期出现连续棘慢波（CSWS）。2年后脑电图恢复正常，临床症状逐渐好转。9岁时认知测试智商105，言语智商70，证实语言障碍持续存在。

脑电图特征

波幅降至30μV/mm。NREM睡眠期无生理性睡眠结构。清醒期脑电图右顶−颞或中央−颞区可见短程高波幅棘慢波及广泛性棘慢波发放。这些异常放电在睡眠开始时明显增多。广泛性高波幅棘慢波频率各异。在整个睡眠期，棘慢波占NREM睡眠的85%以上，符合CSWS。清醒期异常放电减少。

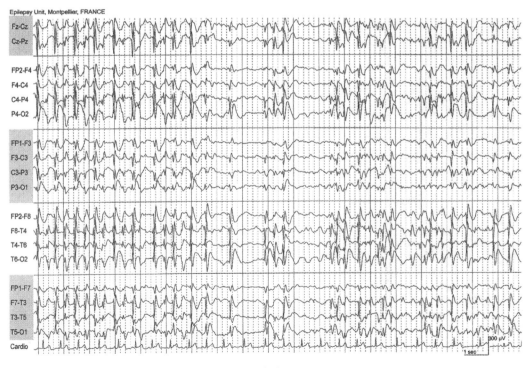

图a　记录速度15mm/s

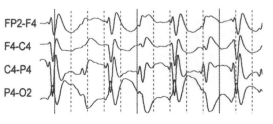

图b　棘慢波

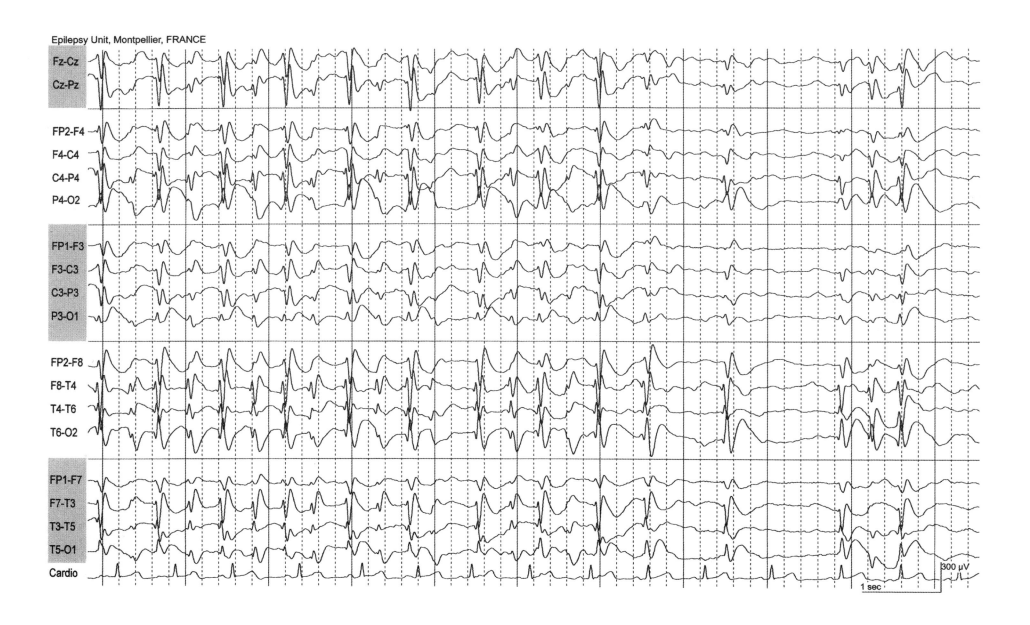

Epilepsy Unit, Montpellier, FRANCE

临床提示

患儿，男，8岁。因6岁时诊断Landau-Kleffner综合征就诊。生长发育正常，6岁时出现语言倒退及行为障碍。另外，他还出现可疑的失神发作及2次GTCS。第一次脑电图检查可见清醒期左额颞区棘慢波及广泛性棘慢波，睡眠期棘慢波增多，慢波睡眠期出现连续性棘慢波。这种异常放电持续到8岁。之后仅有左颞区放电并持续1年。这次脑电图检查时他正服用类固醇治疗。随后的清醒和睡眠期脑电图记录显示，这些异常放电消失。9岁后症状明显改善。

脑电图特征

波幅降至15μV/mm。NREM 睡眠2期可见睡眠纺锤波。左中颞区可见非连续性双相高波幅棘慢波（T3位相倒置）。这些异常放电出现在清醒期，但在睡眠期明显增多，波幅增高。

评注

Landau-Kleffner综合征的特征之一是脑电图阵发性活动的分布随时间而变化，睡眠期变化增加。在慢波睡眠期间，可能出现弥漫性、连续性棘慢波，但也可出现非连续性放电，以及连续的局灶性或半球性变化（Hirsch等，1990）。这些变化不仅出现在前中颞区，还出现在右侧半球或左侧半球。

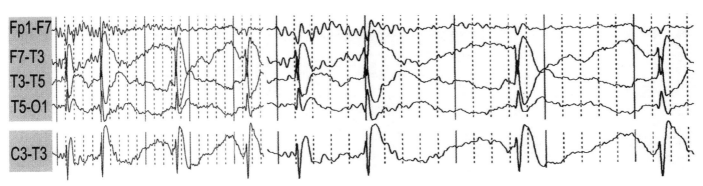

图a　左中颞区双相棘慢波（记录速度左侧15mm/s、右侧30mm/s），可见睡眠纺锤

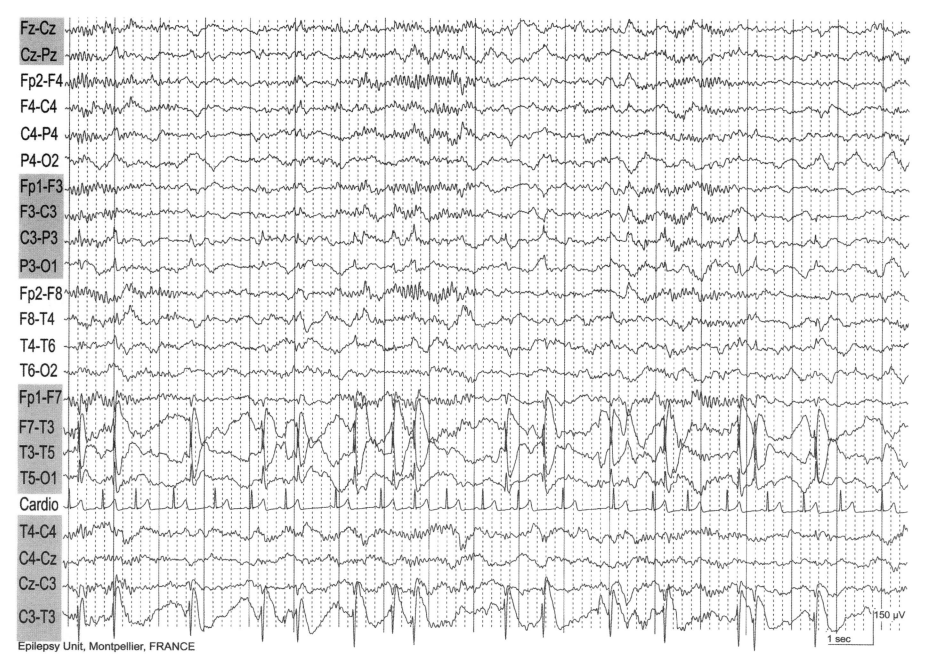

Epilepsy Unit, Montpellier, FRANCE

150 µV

1 sec

第五章

儿童先天性/遗传性局灶性癫痫

Panayiotopoulos 综合征

Panayiotopoulos 综合征是一种儿童良性癫痫综合征，临床症状包括夜间癫痫发作、双眼强直性偏斜和呕吐。在16岁前发病的癫痫患者中，Panayio-topoulos 综合征占6%。发病年龄4~5岁（年龄范围1~14岁）（Demirbilek 等，2019）。2/3的患者在睡眠中出现发作，伴有明显的自主神经症状（包括恶心、面色苍白、出汗等）、异常行为（易怒）、眼球偏转，伴有意识改变，25%的患者可能进展为偏侧阵挛发作。起始症状包括感觉不适、意识不清、面色苍白和呕吐。可出现发作性晕厥，患儿无反应，张力减低，随后可能出现抽搐。癫痫发作持续时间不等，但50%的患者发作至少持续30分钟（时间范围3分钟到几个小时），可能包括自主神经症状持续状态。发作后头痛并不常见。男女儿童发病比例基本一致。癫痫发作不常见，1/3的患儿癫痫发作不超过1次。预后良好，癫痫发作可完全缓解。

脑电图背景正常。发作间期脑电图可能正常；癫痫发作后，脑电图更有可能提供信息，如右侧或左侧后头部区域出现独立的高幅、多灶性棘波，也可出现额区、中央颞区棘波。睁眼后这些放电减少或消失。睡眠中异常放电增加，但形态保持相同。这些棘波可能类似于Rolandic癫痫，重复性棘慢波成簇出现。2/3的病例中可发现枕区棘波，伴或不伴枕区外棘波。其余1/3的病例中，只有枕区外棘波，弥漫性慢波放电叠加一些棘波，或者没有异常放电。棘波在青春期或青春期前消失。发作期脑电图通常显示单侧后头部起始，但也可能是前头部起始。发作期放电显示节律性θ或δ活动，叠加低波幅棘波。这种放电模式不同于Gastaut型的发作模式（见下文）。

Gastaut 儿童枕叶癫痫

Gastaut（1982）对该综合征进行了个体化描述，但Beaumanoir等（1981）此前已报道该综合征。这些作者报告了7例局灶性癫痫，发病年龄8岁（3~16岁）（Demirbilek 等，2019）。发作通常发生在白天，出现短暂、频繁的视觉症状（如初级视幻觉、光幻视、幻觉、部分性或完全性黑蒙）。视觉症状之后可能出现感觉症状、眼球运动和疼痛，可能出现眼强直性偏转、强迫闭眼和眼睑眨动、意识障碍、一侧肢体感觉异常、摔倒、一侧肢体抽搐和继发GTCS。在1/3~1/2的病例中，发作后头痛与发作的持续时

间和程度成正比，这可能很难与偏头痛区分。治疗后预后通常良好，但这种癫痫发作可能很难控制。症状性枕叶癫痫可能与Gastaut型特发性/遗传性枕叶癫痫的脑电图特征相似。因此，为寻找病因，需要进行MRI检查。

脑电图背景正常。特征性表现是闭眼时右侧枕区或左侧枕区出现高波幅棘波，睁眼时棘波消失，再次闭眼时棘波再次出现。这种变化可能是间歇性的，通常在发作后出现这种变化。脑电图也可见清醒和睡眠期独立棘波。脑电图也可能是正常的。额区或中央－颞区很少见到棘波。当出现视幻觉时，脑电图可见快节律和棘波，波幅逐渐增加，频率逐渐降低，没有发作后慢波。Gastaut和Zifkin（1987）也报道了简单视幻觉时脑电图出现广泛性慢波。在发作性失明时，脑电图可见类周期性棘波和慢波。

伴中央－颞区棘波的儿童良性癫痫

伴中央－颞区棘波的儿童良性癫痫（benign childhood epilepsy with centro-temporal spikes，BCECTS）以前称为"Rolandic癫痫"，属于特发性/遗传性局灶性癫痫，是儿童癫痫中最常见的形式。发病年龄3~14岁（高峰年龄5~8岁），青春期之前可以缓解。男孩发病率高。正常儿童或存在脑损伤的儿童均可发病（Gélisse 等，2003）。有单纯局灶性发作，一侧舌和面部感觉异常，面部抽搐，扩布到上肢甚至下肢。睡眠中可继发GTCS。最典型的情况是孩子会在深夜出现面部抽搐、流涎、喉中发音，并且无法讲话，因此，来到父母的卧室。部分儿童在清醒时会出现癫痫发作。典型发作的患者，神经影像学检查不是必需的。诊断依据临床症状和脑电图。大多数儿童只有一次或很少的发作，通常不需要治疗。部分儿童发作频繁，清醒和睡眠均可发作，有负性肌阵挛发作和轻微认知障碍，需要积极治疗和适当管理。德国研究者报道了这种"不典型"BCECTS病例的发病率。然而，BCECTS仍是一种良性癫痫，预后良好，多数在青春期彻底缓解。

脑电图显示背景正常，睡眠结构正常。特征性变化是双相、中波幅或高波幅（＞100μV）棘波，然后是一个慢波，被认为是"Rolandic棘波"。棘波和慢波位于中央－颞区，顶－颞区或额颞区不常见。年幼患儿棘波以后头部为著（Demirbilek 等，2019）。棘波独立出现，或重复性、节律性出现。约30%的病例中，这样的棘波仅出现在睡眠中。睡眠中棘波明显增多，尤其是NREM睡眠期。睡眠期棘波呈多灶性，形态不变，但REM睡眠期棘

波较少。在难治性病例中，如患者同一年龄段的健康兄弟姐妹脑电图显示"Rolandic"棘波，则患者可明确诊断BCECTS。很难记录到发作期脑电图。

发作期脑电图显示中央、颞区棘波明显增加，随后出现快节律。

V·1 Panayiotopoulos综合征（1）

临床提示

患儿，男，3岁。首次发作后3天出现面色苍白和呕吐。患儿在2年里出现5次发作。服用奥卡西平治疗。6岁时停止药物治疗。9岁时再次出现癫痫发作。发育正常，9岁时脑电图检查结果正常。

脑电图特征

患儿处于睁眼状态。颞区和右额极导联可见肌电伪差。右枕区可见棘慢波，扩布到Pz导联和左侧枕区。

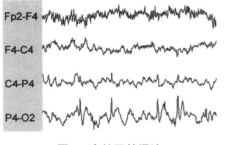

图a　右枕区棘慢波

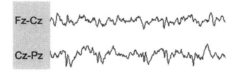

图b　Cz-Pz导联可见棘慢波

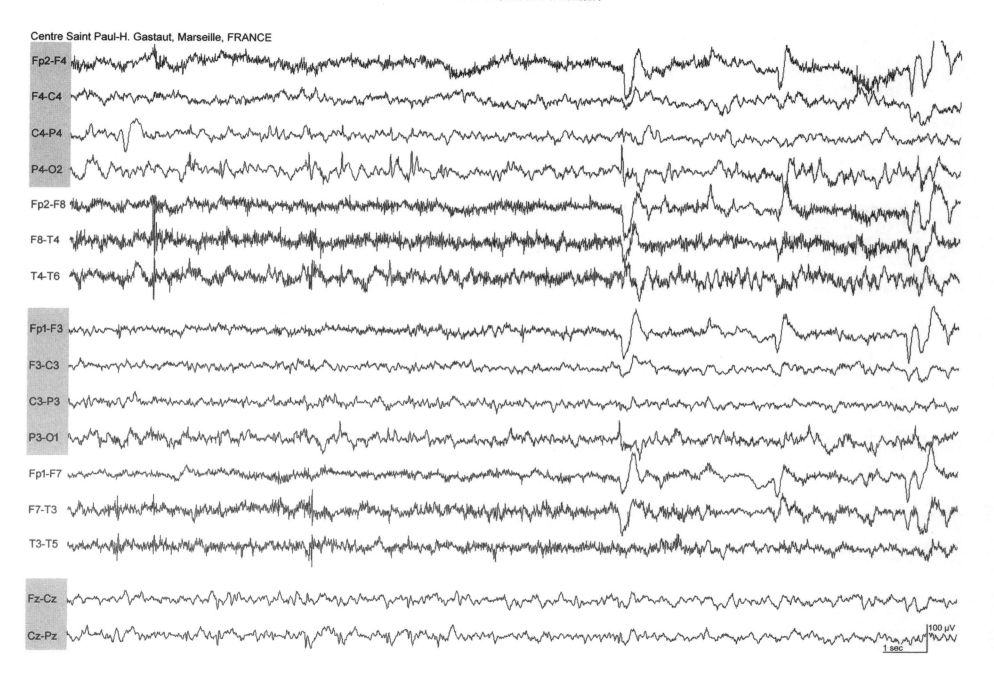

Centre Saint Paul-H. Gastaut, Marseille, FRANCE

临床提示

患儿，女，11岁。为判断是否可以停药而进行脑电图检查。5岁和7岁时各出现一次夜间发作，转醒后处于朦胧状态，恶心，之后出现呕吐。持续20～30分钟，重新入睡。家族史、个人史无特殊。头MRI正常。在学校表现正常。

脑电图特征

左：清醒期，左侧中颞区短暂暴发锯齿状慢波混杂棘波，右侧中颞区少量。右：清醒时，左侧导联暴发慢波混杂棘波，扩布到右侧导联。患儿仅有枕区外异常放电，这种情况见于20%的病例中。

评注

这类癫痫的诊断主要依据典型的临床特征。脑电图变化很大，典型脑电图表现是后头部多灶性异常放电。有些患者可记录到类似于"Rolandic"棘波（高波幅、双相、重复出现），但也可能不同。睁眼时枕区棘波抑制。2/3的病例至少有一次脑电图检查记录到枕区棘波，伴或不伴颞叶外棘波。其余1/3的病例可见枕区外棘波（20%）、弥漫性棘波（2%）或脑电图是正常的。

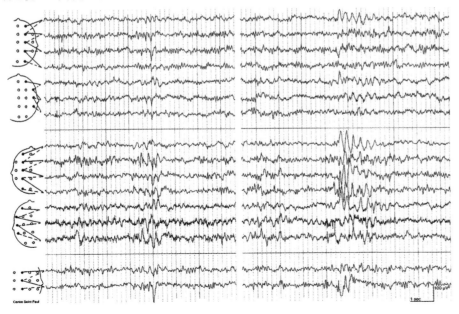

图a 记录速度15mm/s

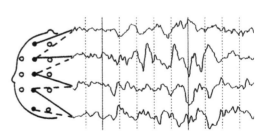

图b 慢波暴发混杂棘波

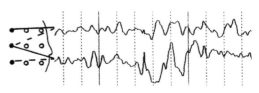

图c 顶区棘慢波

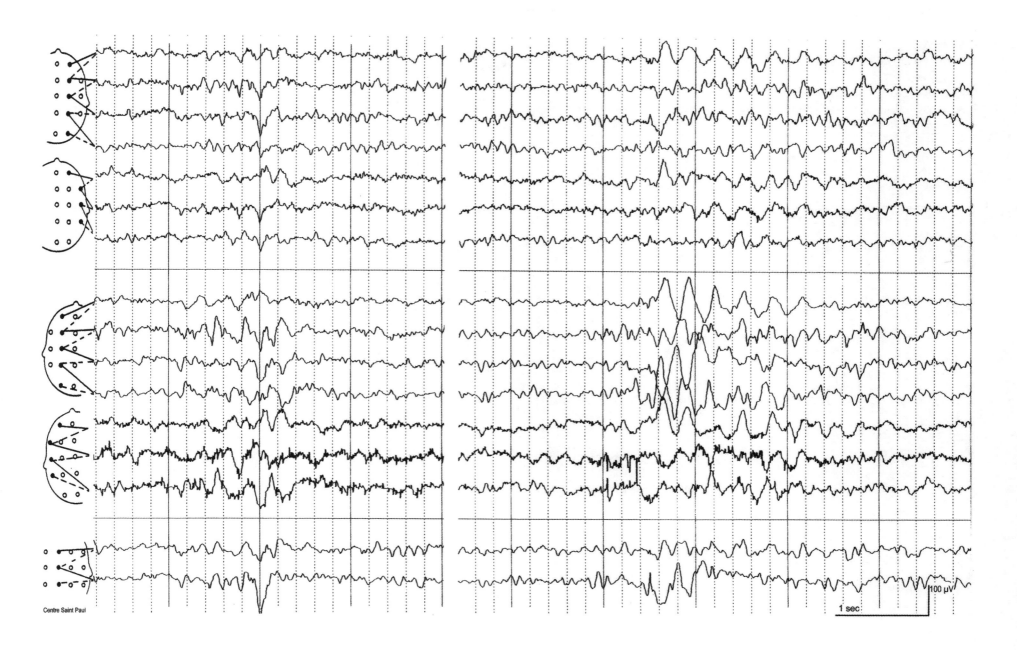

Centre Saint Paul

100 μV

1 sec

V·3 Gastaut儿童枕叶癫痫（1）

临床提示

患儿，女，11岁。精神运动发育正常。5岁10个月时出现一次右侧肢体阵挛发作。治疗期间未再出现癫痫发作。患儿学习成绩班级第一。

脑电图特征

灵敏度15μV/mm。左：双侧后头部可见大量棘慢波。睁眼时棘慢波被抑制，但一些孤立的棘波不受睁眼影响。右：脑电图显示闭眼后棘慢波再次出现。注意μ节律的存在，尤其在右侧中央区域，睁眼时更明显。

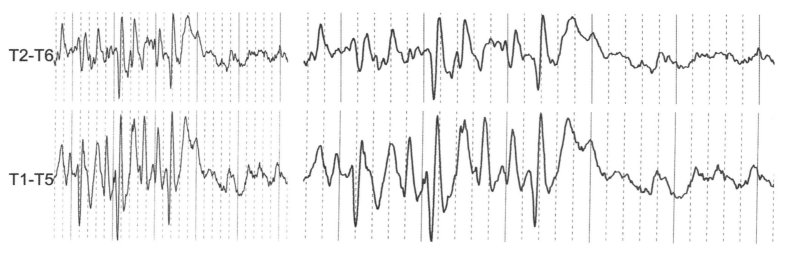

图a　睁眼时高波幅棘慢波消失（记录速度左侧15mm/s、右侧30mm/s）

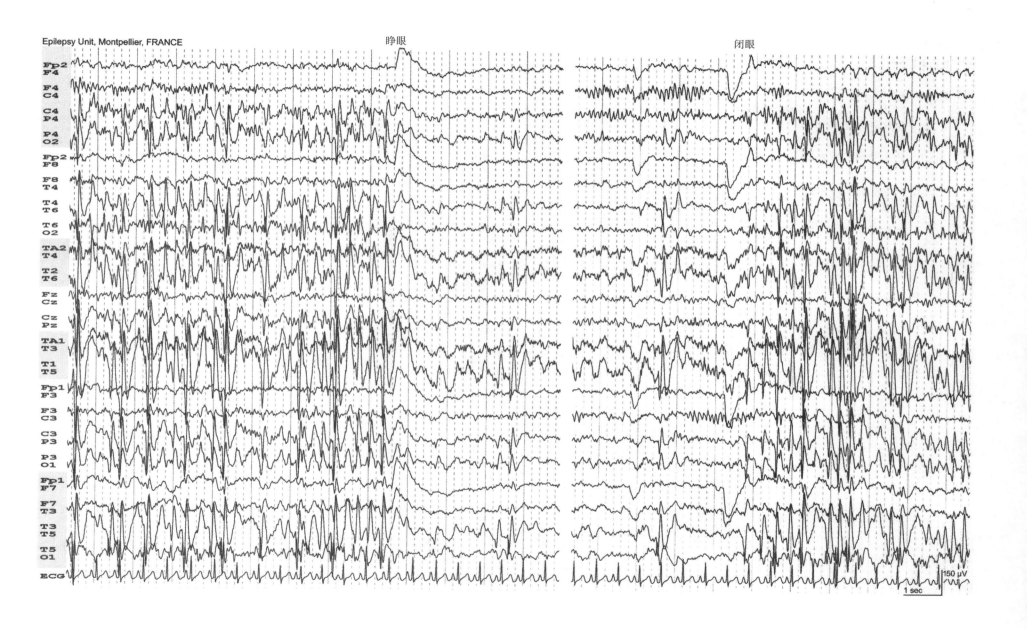

临床提示

与Ⅴ·3为同一患儿同一次脑电图记录。

脑电图特征

左：NREM睡眠2期（睡眠纺锤波）。右：NREM3睡眠期。与清醒期异常放电形态相似。这是识别年龄依赖性局灶性癫痫的重要脑电图特征。

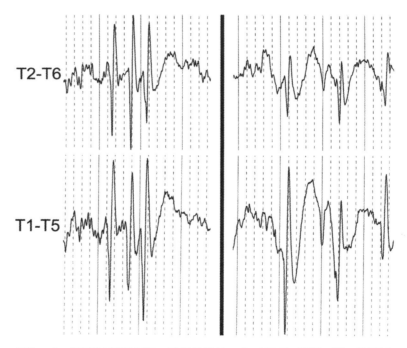

图a　睡眠纺锤波

图b　左：NREM睡眠2期，反复棘慢波。右：NREM睡眠3期，棘慢波

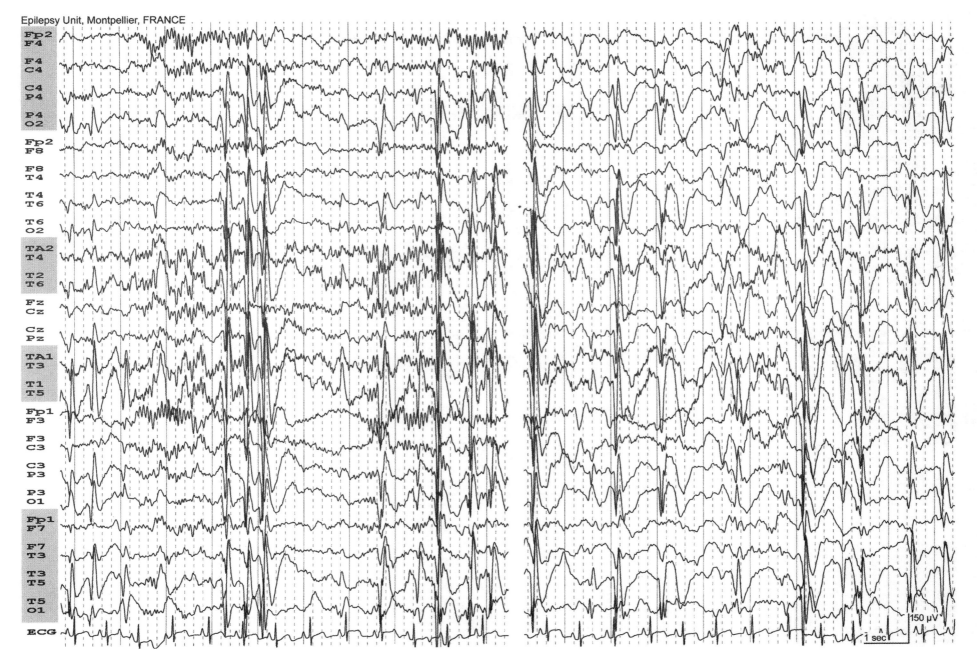

Epilepsy Unit, Montpellier, FRANCE

临床提示

　　患者，男，16岁。因8岁时出现癫痫发作就诊。表现为觉醒后出现一侧肢体阵挛发作。为单纯局灶性癫痫发作，伴有简单视幻觉、黑矇和眼球偏转。每日均出现单纯局灶性发作，呈现药物难治性。精神运动发育正常。头颅MRI检查正常。

脑电图特征

　　左：在前8秒内处于睁眼状态。左后头部（O1和T5）可见高波幅双相棘波，右侧后头部少量。睁眼后棘波消失。这个特点是这种癫痫综合征的典型表现。右：患者处于闭眼状态。右侧半球α活动节律性更好；几秒钟后，枕区和后颞区再次出现高波幅棘慢波。

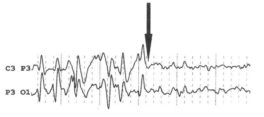

图a　睁眼时棘慢波消失（箭头处）

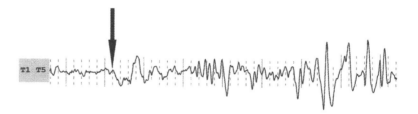

图b　闭眼时棘慢波再次出现（箭头处）

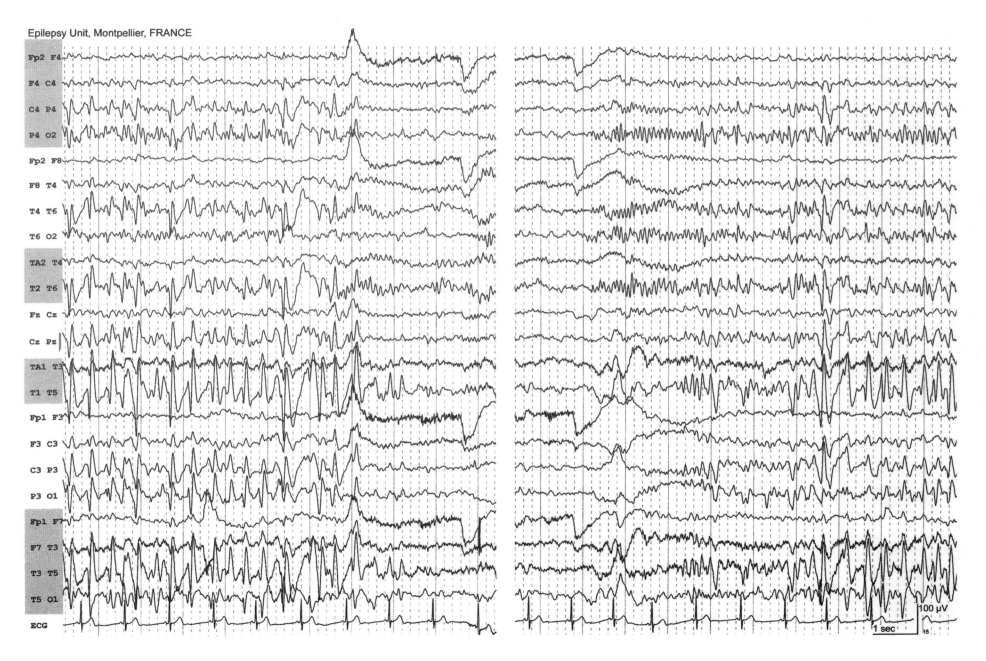

临床提示

与 V · 5 为同一患者同一次脑电图记录。

脑电图特征

记录到多次癫痫发作。患者睁开眼睛，诉出现轻微（少于1秒）黑矇，脑电图可见后头部高波幅类周期性复合波。在复合波之间，右侧半球背景活动更好。NREM 睡眠期也存在这种高波幅复合波，REM 睡眠期消失。

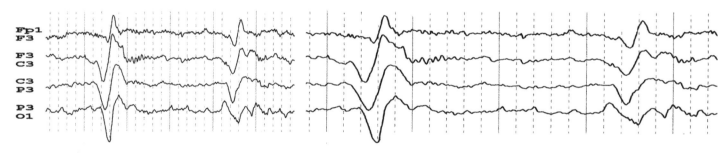

图a　后头部高波幅双相复合波，患者出现黑矇（记录速度左侧15mm/s、右侧30mm/s）

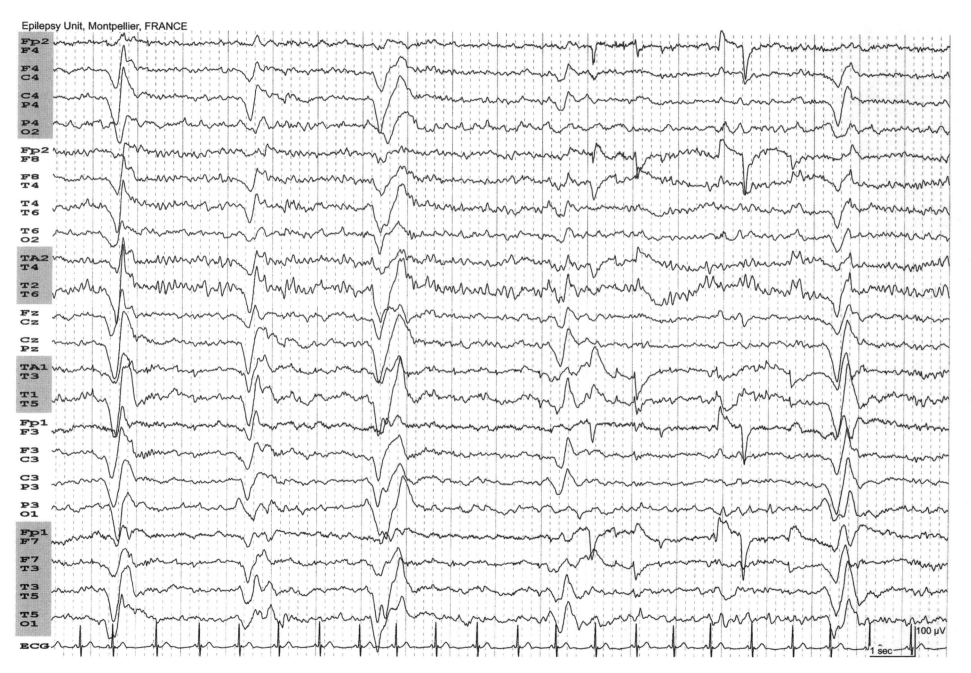

Epilepsy Unit, Montpellier, FRANCE

临床提示

与 V · 5 为同一患者同一次脑电图记录。

脑电图特征

脑电图检查时记录到一次发作，表现为黑朦和眼球运动。发作起始脑电图显示双侧枕区和后颞区高波幅双相复合波，随后出现快节律，波幅逐渐增高。发作起始于左侧，逐渐扩布到右侧。事实上，左侧放电频率快，波幅低。存在一种假象是发作起始于右侧，因为右侧异常放电较多。发作起始第 8 秒，出现 θ 波，继而出现 δ 波和眨眼伪差。15 秒后发作结束，右侧导联很快恢复背景活动。

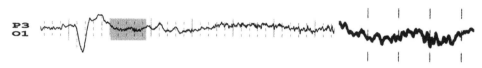

图a　左枕区双相复合波，随后出现低波幅快节律。灰色框数据放大

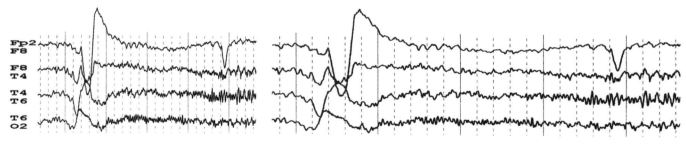

图b　右枕区双相复合波，随后出现低幅快节律（记录速度左侧15mm/s、右侧30mm/s）

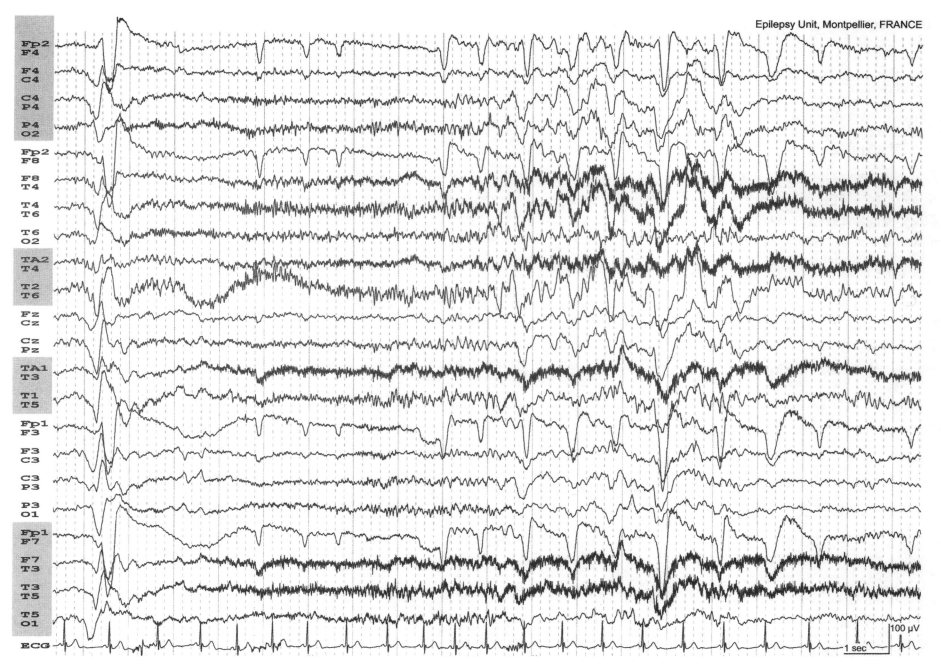

临床提示

与 V · 5 为同一患者同一次脑电图记录。

脑电图特征

A：NREM睡眠3期。记录到临床下发作，脑电图可见后头部快节律。B：NREM睡眠2期、NREM睡眠3期。在第2秒时脑电图可见多相复合波，随后出现低波幅快节律，波幅逐渐增加。这种亚临床发作持续6.5秒。如V · 7图所示，发作起源于左侧，左侧颞区放电较少，但频率较快。发作后出现2个高波幅弥漫性复合波。C：REM睡眠期，可见眼球运动，没有异常放电。当REM消失时，后头部可见高波幅双相棘慢波，左颞枕区为著。在REM强直期（此时无眼球运动），这些异常放电持续存在。

评注

Gastaut儿童枕叶癫痫是不常见的。预后不确定，比Panayiotopoulos综合征预后差。Gastaut临床表现：黑矇、光幻视、眼球运动、头痛。早期清醒脑电图显示高波幅双相后头部棘波，睁眼棘波消失，闭眼棘波再次出现。头颅MRI正常。NREM睡眠期出现快节律不符合这类癫痫的特发性特征。然而，症状性癫痫患者无快节律。快节律仅出现在NREM睡眠3期，有时可出现亚临床发作。1987年，Gastaut和Zifkin描述了这类癫痫患者睡眠中电发作。本例患者癫痫发作属于难治性。本例说明了在某些枕叶癫痫（特发性与症状性或可能症状性）的病原学特征方面较难鉴别。

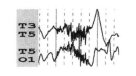

图a　持续性快节律（A）

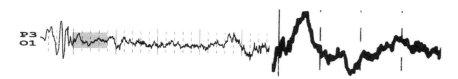

图b　多相复合波之后出现低幅快节律。快节律放大（B）

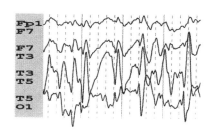

图c　左侧颞枕区高波幅双相棘慢波（C）

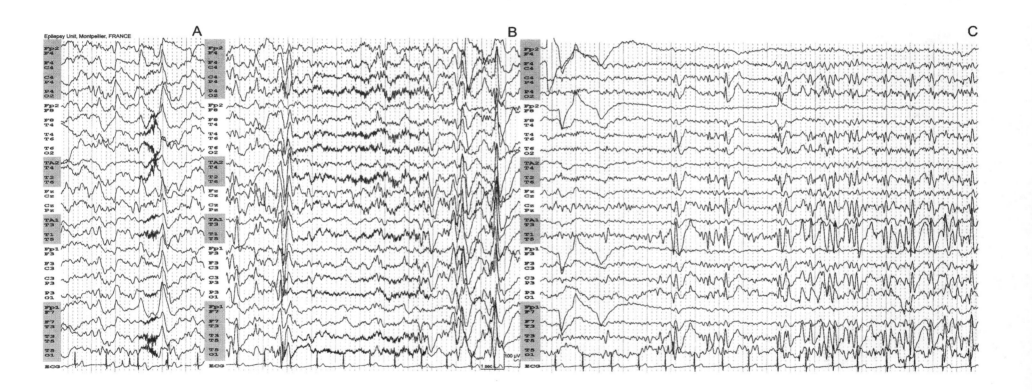

V · 9 功能性"Rolandic"棘波

临床提示

患儿，女，3岁。因1岁开始出现多次单纯性高热惊厥发作就诊。2岁之前脑电图是正常的，之后出现多灶性棘慢波，开始进行积极治疗。父母十分焦虑，进行就诊咨询。

脑电图特征

患者处于睁眼状态。脑电图背景正常。前头部区域出现药物性快波和双侧独立的棘慢波，主要位于右侧中央、颞区和左侧顶区及后颞区。连续记录过程中记录到睡眠脑电图，睡眠中棘波明显增多，形态无明显变化。由于Fp1-F7之间存在较多的电极凝胶，该导联的电压非常低。

评注

本例患儿只有单纯性高热惊厥发作，不能诊断为癫痫。精神运动发育完全正常。脑电图可见年龄相关的功能性棘波，与BCECTS相同。没有癫痫发作的患儿可以记录到这种功能性棘波。青春期后棘波消失。年幼患儿"Rolandic"棘波多见于后头部（顶区和后颞区）。通过解释这些棘波的含义并确认没有癫痫发作，可以让父母放心。治疗逐渐减少过程中未出现任何发作性事件。

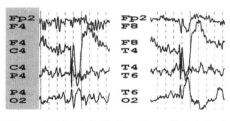

图a 中央颞区棘波（C4和T4位相倒置）

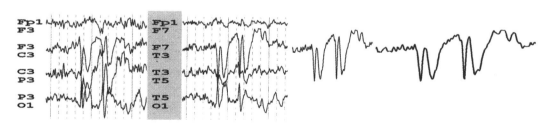

图b 颞顶区棘波（P3和T5位相倒置）（记录速度左侧和中间15mm/s、右侧30mm/s）

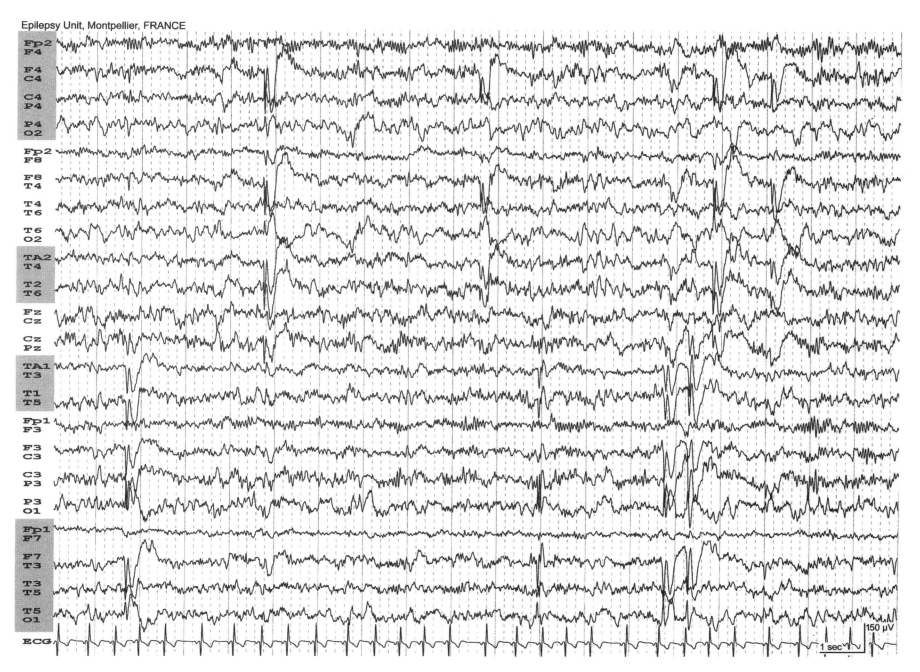

Epilepsy Unit, Montpellier, FRANCE

V · 10　伴中央颞区棘波的儿童良性癫痫（1）

临床提示

患儿，9岁。因4岁时出现3次口角抽搐发作就诊。目前无癫痫发作。

脑电图特征

左：患者处于清醒闭眼状态。脑电图背景活动为9～10Hz α节律，左侧波幅较高。双侧导联可见独立的双相棘慢波，右侧为著。中颞区（T4、T3）位相倒置。F7电极比较靠前，未记录到棘波，右：NREM 睡眠1期，异常放电增多，左侧导联可见短促暴发出现。这种暴发出现的特点是此类癫痫特征性脑电图表现。顶区（Fz-Cz）可见低幅棘波。右侧半球棘慢波较多。尽管觉醒状态棘波会发生变化，但棘波形态保持不变。

评注

BCECTS是一种发生在中央盖区的癫痫，通常出现口咽部感觉和运动性发作。发作间期异常放电位于中央区和颞区。这些棘波波幅较高，双相，通常重复出现，形态不变，与患者觉醒状态无关。如患儿发作较少，脑电图显示双侧独立棘波，可能提示儿童良性局灶性癫痫。发作间期异常放电较多，睡眠期明显增多。儿童出现大量此种异常放电无须过度治疗，因为这类患者预后良好。

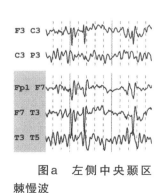

图a　左侧中央颞区棘慢波

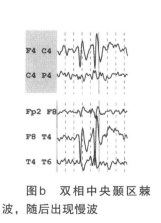

图b　双相中央颞区棘波，随后出现慢波

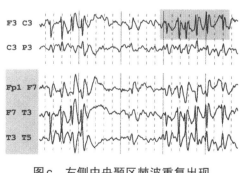

图c　左侧中央颞区棘波重复出现

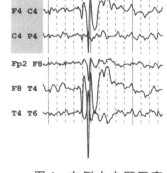

图d　右侧中央颞区高波幅双相棘波

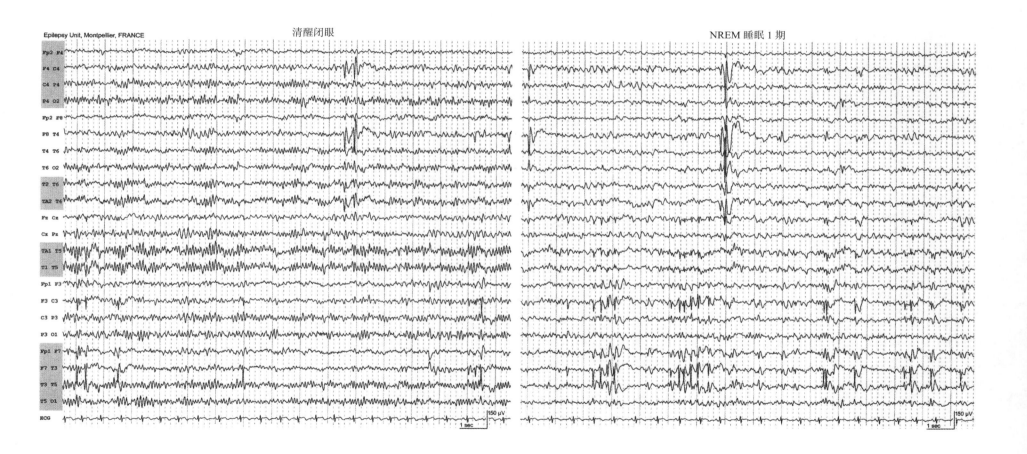

临床提示

患儿，男，6岁。因3岁时出现右侧肢体抽搐持续30分钟就诊。1年后再次出现发作，服用丙戊酸钠治疗。

脑电图特征

A：患者处于清醒睁眼状态。右侧中央区可见孤立的或连续性棘慢波。左中央区可见μ节奏。T3导联可见电极伪差。B：NREM睡眠2期，可见睡眠纺锤波，棘慢波增多。C：NREM睡眠3期。D：REM睡眠期。在整个睡眠阶段这些异常放电保持相同的形态。

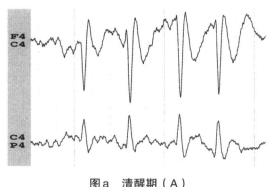

图a　清醒期（A）

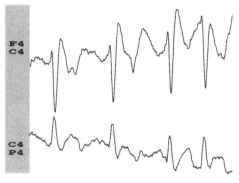

图b　NREM睡眠1期（B）

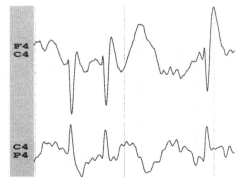

图c　NREM睡眠3期（C）

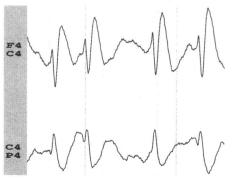

图d　REM睡眠期（D）

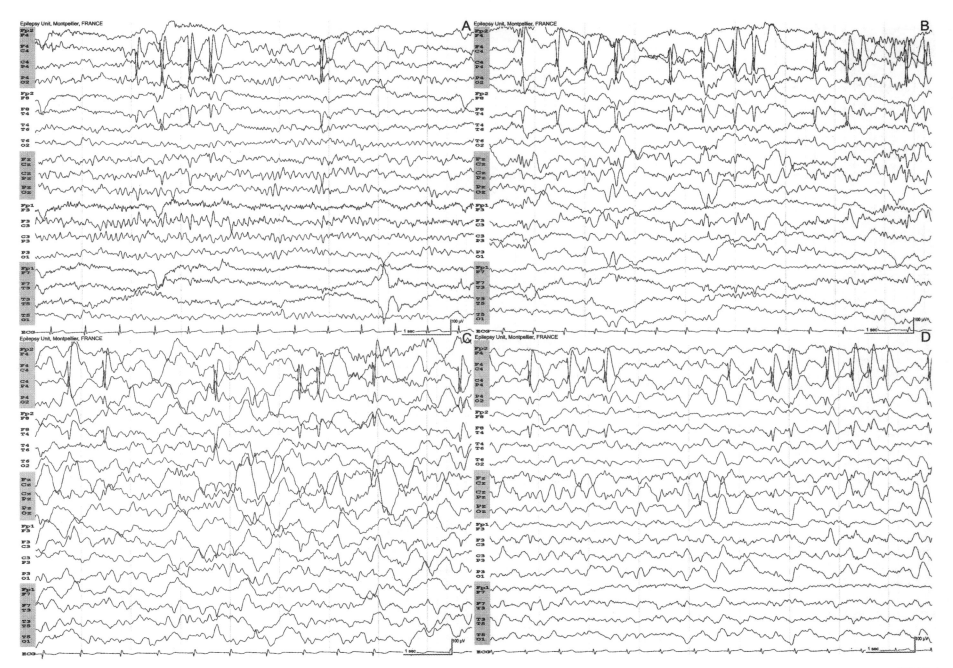

临床提示

与 V·11 为同一患儿。目前 10 岁，未治疗。

脑电图特征

患儿处于清醒期睁眼状态。左侧及右侧中央区可见 μ 节律。脑电图可见重复性棘慢波，左侧为著。

评注

多灶性典型放电是儿童期"良性"年龄相关性癫痫的特征。

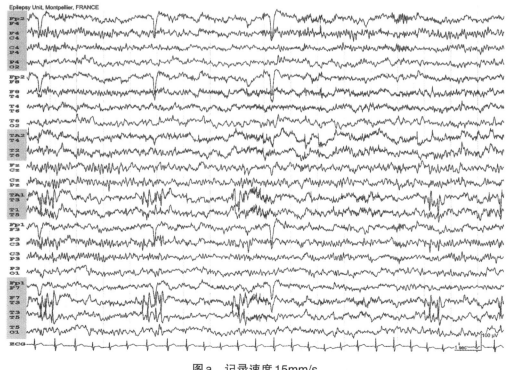

图a　记录速度 15mm/s

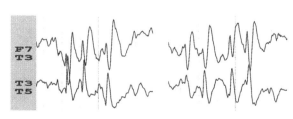

图b　双相棘慢波节律性出现

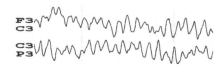

图c　μ 节律

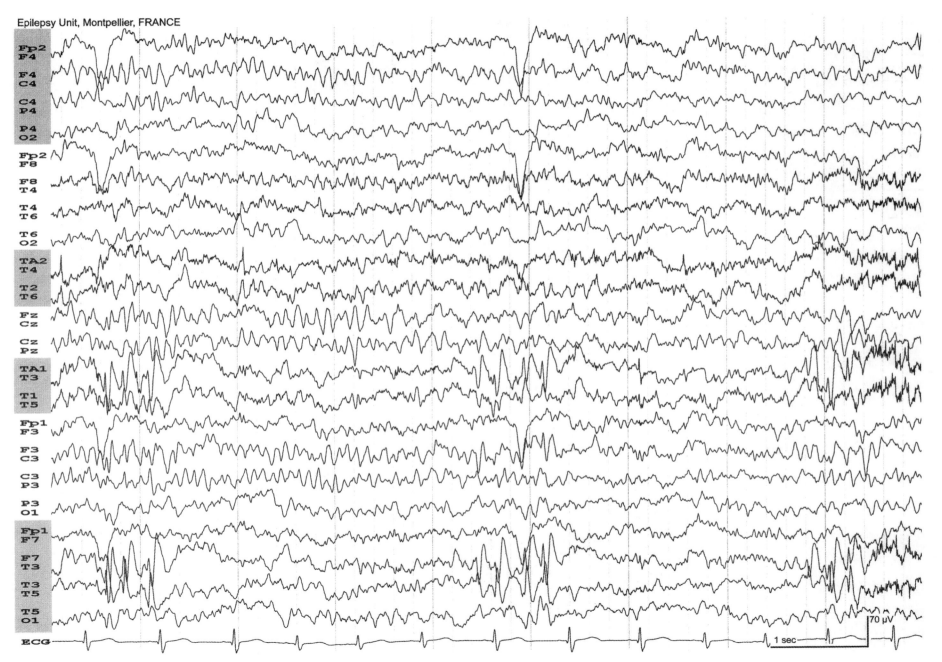

Epilepsy Unit, Montpellier, FRANCE

临床提示

患儿，8岁。因诊断BCECTS，病情进展不典型就诊。7岁时出现口面部、上肢抽搐发作。脑电图显示中央-颞区双相棘慢波重复出现，睡眠期异常放电明显增多。几次癫痫发作后

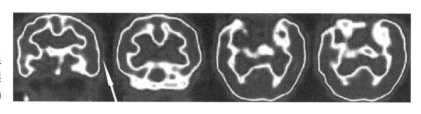

头颅SPECT显像显示发作间期左侧外侧裂下高代谢（箭头指示处）

开始进行药物治疗。8岁时由于出现负性肌阵挛发作，患儿开始频繁地掉东西。神经心理学检查显示额叶功能障碍和注意力缺陷。

脑电图特征

A：患儿处于清醒闭眼状态。脑电图背景活动正常，放电频率8Hz，右侧优势。左侧中央颞区可见棘慢波，扩布到右侧中央颞区和顶区。棘慢波波幅较高，双相，C3和T3-T5导联可见位相倒置。前头部区域可见药物性快波。B：患儿处于清醒睁眼状态（由于眼睑运动和皱眉出现肌电伪差）。脑电图可见重复性棘慢波。C：患儿处于清醒睁眼状态。灵敏度为20μV/mm，左侧中央颞区棘波波幅最高，C3和T3-T5导联可见位相倒置，形态典型，为高波幅双相棘波，扩布到顶区和右侧中央区。

评注

当异常放电较多、波幅较高时，会给人一种弥漫性放电的印象。这些不影响预后，青春期可完全缓解。与原发性全面性癫痫的全面性放电是有区别的，频率、形态、空间分布均不同。尤其在思睡期可见到双侧性放电，与原发性全面性癫痫不同，原发性全面性癫痫睡眠期异常放电不会出现明显增多的现象。

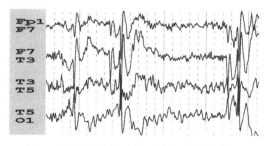

图a　左侧颞区棘慢波，独立或暴发出现

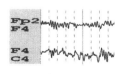

图b　药物性快节律

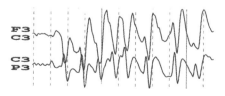

图c　双相棘慢波

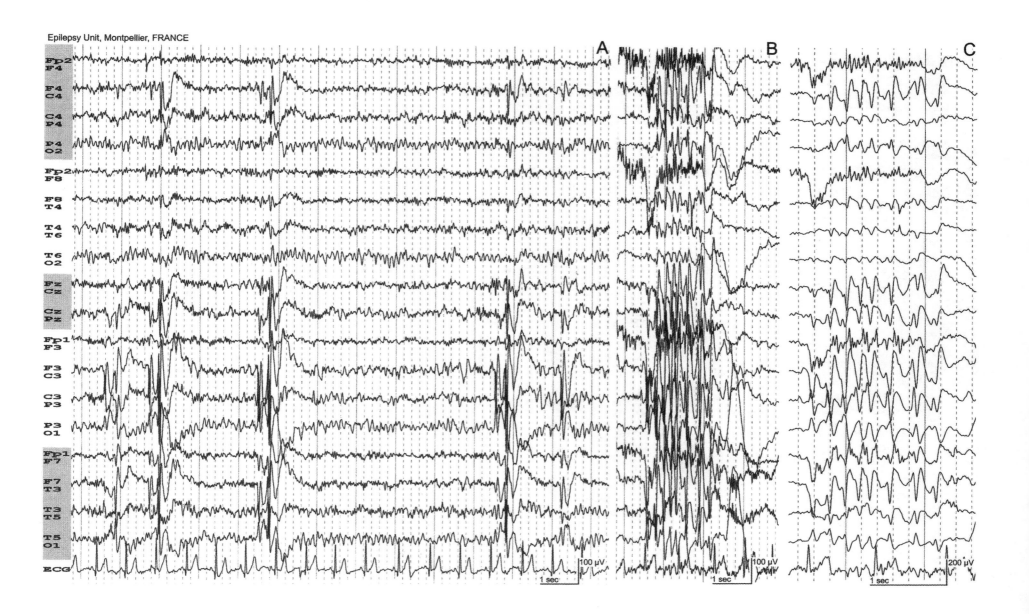

临床提示

与Ⅴ·15为同一患者同一次脑电图记录。脑电图检查后家人对这个类型的癫痫感到放心，治疗后癫痫发作消失、认知功能改善，因此，预后非常良好。青春期时停止治疗。未出现发作。最后一次就诊时21岁。

脑电图特征

左：NREM 睡眠2期（前头部纺锤波）。脑电图可见双相高波幅棘慢波，形态类似于清醒期。睡眠期异常放电增多，并呈暴发性出现，其后出现低电压，左侧导联、顶区和右侧中央区为著。右：NREM 睡眠2期（前头部纺锤波）。棘慢波重复性出现，睡眠期增多。在这两幅图中，棘波形态相似，大的双相棘波后面出现慢波。

评注

慢波睡眠期一侧导联出现连续性棘慢波（CSWS，单侧CSWS），频率不规则，且与CSWS中的形态不同。这种暴发放电会被生理睡眠模式中断。另一个重要因素是临床症状不提示CSWS。

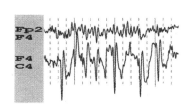

图a 右侧中央区棘慢波。Fp2-F4导联可见纺锤波

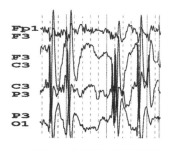

图b 左侧中央区可见棘慢波，棘慢波后出现电压减低

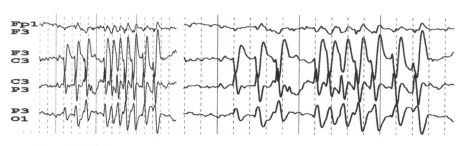

图c 左侧中央区可见重复性棘慢波。C3导联位相倒置（记录速度左侧15mm/s、右侧30mm/s）

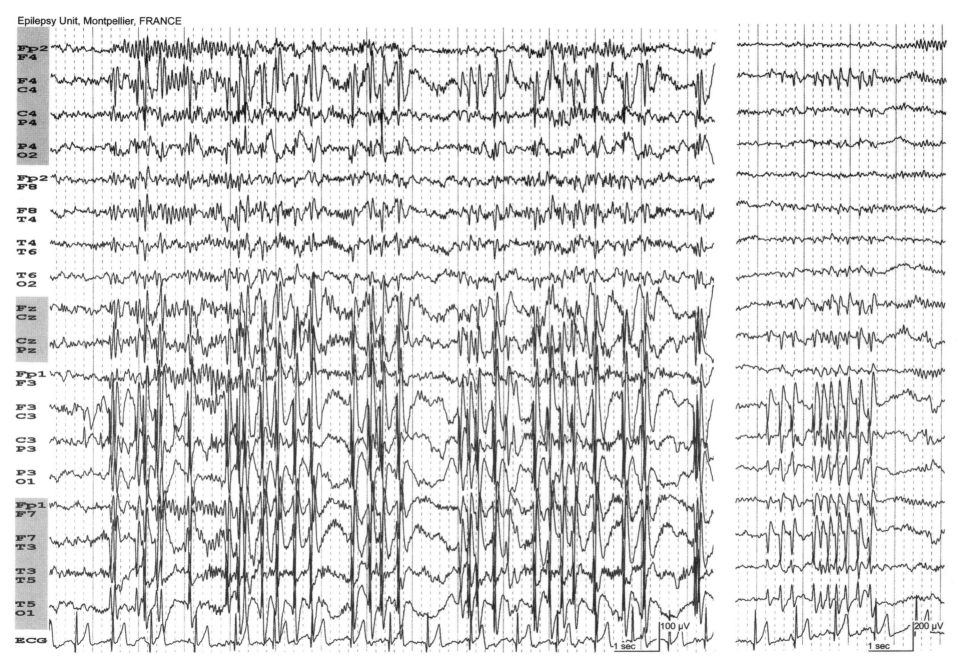

临床提示

患儿，男，9岁。7岁6个月时频繁出现夜间口面部抽搐而醒来就诊。

脑电图特征

A：患儿处于清醒睁眼状态。左侧中央颞区可见孤立棘慢波。B：NREM 睡眠2期。左侧导联棘慢波明显增多。C：左侧中央区出现募集活动，随后左中央区、中颞区和顶区出现7～8Hz的高波幅节律性棘波。目前没有临床症状。D：发作持续。脑电图可见肌电伪差。患者出现右侧肢体阵挛。

评注

中央－颞区棘波患者脑电图检查记录到发作相对困难，因为该情况很罕见。在本书上一版中，我们报告了另外2个具有相同脑电模式的病例，中央区高波幅节律性棘波频率为7～8Hz。

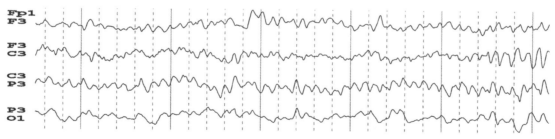

图a　记录速度30mm/s。C3-P3导联可见8Hz低波幅快活动，逐渐扩布至F3-C3导联，且波幅逐渐增高

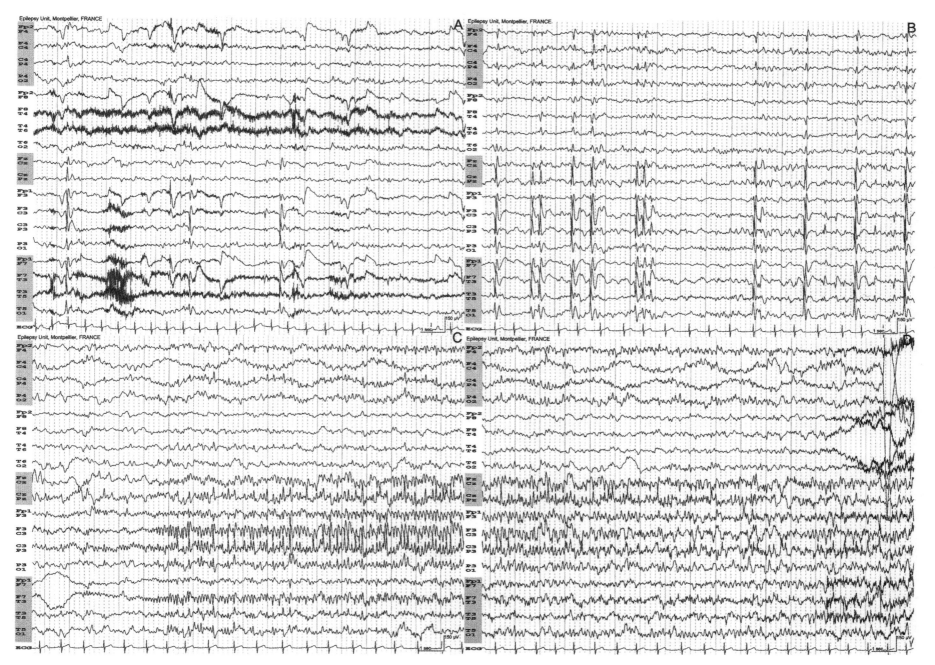

第六章

成人和老年人癫痫和癫痫发作

短暂性癫痫性遗忘

短暂性癫痫性遗忘症（transient epileptic amnesia，TEA）是一种特殊类型的内侧颞叶癫痫，发病年龄 50 ～ 70 岁。TEA 的特点是突然出现顺行性遗忘，通常在醒来时发生。持续 20 ～ 60 分钟，也有报道持续时间达几小时。发作前几小时或几天内的事件可能会受到影响（逆行性健忘症）。嗅觉、味觉、上腹部感觉、口咽自动症、短暂的无反应可能与健忘症发作有关。通常情况下，发作间期会出现记忆障碍，这是患者主诉的常见原因。也可出现局灶性癫痫发作，无记忆障碍。GTCS 的发生率为 4% ～ 10%（Butler & Zeman，2008；Mosbah 等，2014）。大多数病例头颅 MRI 正常，FDG-PET 扫描可显示单侧或双侧颞叶内侧低代谢。有时很难将 TEA 与暂时性全面遗忘症（transient global amnesia，TGA）区分开来。通常 TGA 发作持续 4 ～ 10 小时，复发比较罕见。表 6-1 总结了 TEA 的诊断标准。

30% ～ 40% 的患者清醒期脑电图是正常的（Butler & Zeman，2008；Mosbah 等，2014）。建议进行睡眠脑电图检查，50% 的患者出现颞区、额颞区或双颞区癫痫样放电。80% 的患者发作起源于双侧颞区，其他患者发作起源于单侧。60% 的患者发作期、40% 的患者发作后出现记忆障碍（Butler & Zeman，2008）。

表 6-1　短暂性癫痫性遗忘诊断标准（Butler & Zeman，2008）

1. 反复发作短暂性遗忘的病史
2. 在发作期有可靠的目击者判断患者除记忆外其他认知功能完整
3. 基于以下一个或数个表现诊断癫痫
 （1）脑电图出现癫痫样放电
 （2）发作时伴随出现其他临床特征（如咂嘴、幻嗅）
 （3）对抗癫痫发作药物有明确的反应

酒精性癫痫

众所周知，过量饮酒会引起癫痫发作，通常在过量饮酒后 12 ～ 24 小时发生，但慢性酒精中毒与癫痫发作之间也存在联系。"酒精性癫痫"这个术语只适用于经常摄入大量酒精并且癫痫发作与这种慢性中毒有关的成年

患者。长期饮酒后出现癫痫发作，发病年龄 40 岁左右，多见于男性。患者有慢性酒精中毒的一般症状，如震颤、蜘蛛痣、皮肤状况差。后期即使戒酒或未过量饮酒依然会出现发作，通常为 GTCS，发作时间相对较短，1/3 的患者发生在夜间或觉醒期。癫痫发作早期很少见，每年 1 或 2 次，但后期发作频率会增加。局灶性癫痫发作时，需考虑是否有脑损伤，特别是脑外伤。

慢性酒精中毒患者标准脑电图检查棘波或棘慢波非常少见（Touchon 等，1981）。大多数情况下，脑电图可被视为正常或大致正常。背景电活动通常较低，前头部混合 θ 活动和快节律，并伴有肌电伪差和出汗伪差。部分患者间断闪光刺激时可出现光肌源性反应。睡眠期癫痫样放电增加。睡眠结构发生改变（Touchon 等，1981）。如患者出现广泛性或弥漫性棘慢波或光阵发性反应，要考虑遗传性全面性癫痫。

Niedermeyer 等（1981）描述了慢性酒精中毒伴癫痫发作的亚急性脑病（subacute encephalopathy with seizures inalcoholics syndrome，SESA 综合征）。这些患者的发作持续 1 ～ 6 周，发作类型为 GTCS 或局灶性运动性发作，脑电图具有局灶性特征（慢波、棘波、偏侧周期性放电），以及神经功能障碍如偏盲或偏瘫。Fernández Torre 和 Kaplan（2014）认为，SESA 综合征是局灶性非惊厥性癫痫持续状态的一个亚型，并提出了 SESA 综合征的诊断标准（表 6-2）。抗癫痫发作药物有良好的疗效。发作再次出现常见，因此，需要长期治疗。SESA 综合征患者之前常存在多灶性慢性脑血管病变，是在急性中毒、戒酒和代谢障碍、偏侧周期性癫痫样放电和反复局灶性癫痫发作等因素的的联合作用下产生的（Fernández Torre 和 Kaplan，2019）。

表 6-2　SESA 综合征的诊断标准

有长期酗酒史的成年患者

可出现在酒精戒断或急性酒精中毒的患者中

发作后意识不清或昏迷状态持续时间异常延长

短暂性局灶性神经功能障碍，如单瘫、偏瘫或偏盲

单纯局灶性运动性发作，原发性和/或继发性全面强直 - 阵挛发作

脑电图可见周期性一侧性放电和/或局灶性 δ 活动。脑电背景活动轻度减慢及不对称

伴意识障碍的局灶性癫痫反复发作，符合局灶性非惊厥性癫痫持续状态的诊断

老年人新发失神持续状态

迟发起病的新发失神持续状态是一种非惊厥性癫痫持续状态，发生于既往无癫痫病史的中老年患者（Thomas 等，1992）。这种持续状态通常由停用苯二氮䓬类药物引起。其他因素包括过度使用其他精神药物、低钙血症、低钠血症和慢性酒精中毒（Thomas 等，1992）。患者通常有精神病史（Koutroumanidis，2018）。使用治疗 IGE 的药物有效，但无须延长治疗时间。这种类型的癫痫持续状态具有急性症状性发作的特点，很少出现复发。

老年肌阵挛性癫痫（唐氏综合征）

Genton 和 Paglia（1994）首次报道了两例与阿尔茨海默病痴呆相关的老年唐氏综合征肌阵挛性癫痫病例，均为 56 岁。在早期阶段，这种肌阵挛发作症状类似，根据经典的青少年肌阵挛性癫痫，提出了"老年肌阵挛性癫痫"的名称，但其他作者提出了"唐氏综合征迟发性肌阵挛性癫痫"（late onset myoclonic epilepsy in Down syndrome，LOMEDS）的名称（Moller 等，2001）。患者在癫痫发作前出现认知功能进行性恶化。巨大的双侧肌阵挛抽搐（myoclonic jerks，MJ）和有时会出现摔倒是该类患者早期的主要症状。最初在清醒期出现发作。通常，这种进行性肌阵挛性癫痫在痴呆之后出现肌阵挛、GTCS、不稳定肌阵挛，生活无法自理，5 ～ 10 年内死亡（De Simone 等，2010）。

发病早期脑电图不能提供明确的信息，建议睡眠脑电图记录清醒期肌阵挛。肌阵挛发作时脑电图可见全面性棘慢波。随着病情进展，脑电图随着背景变慢，癫痫样放电增多。在疾病后期，肌阵挛发作频繁，也可出现不稳定肌阵挛、独立的肌阵挛。脑电图除背景变慢外，棘慢波与发作无对应关系。疾病后期，约30%的患者出现光阵发性脑电图反应。

VI·1 短暂性癫痫性遗忘

临床提示

患者，男，60岁。因患者53岁和59岁时出现2次短暂性全面性遗忘就诊。1年后在清醒期出现4次顺行性遗忘：一次他不记得2天前买了一辆车；最后一次发作中主诉头痛，并从一个话题转移到另一个话题时不能说完整句子。

脑电图特征

48小时视频脑电图记录。在前24小时内，仅在NREM睡眠2期左颞区可见2个棘波。第二天晚上记录到2次左侧颞叶起源的亚临床发作：第一次发作时间是夜间11时23分，第二次发作时间是次日早上6时。A：患者从NREM睡眠2期觉醒。左颞区可见低波幅快波活动，外侧裂周围脑区也可见低波幅快波活动。T3-T5导联可见低波幅棘波。B：20秒后左颞区出现节律性δ活动混杂低波幅快波活动。C：15秒后，左颞区和外侧裂周围脑区出现周期性棘慢波。D：15秒后周期性放电结束。患者有发作期心动过缓。

评注

脑电图检查期间患者只说是做了噩梦。发作时他一动不动地站着，因此，他的妻子在夜间并未察觉他的发作。

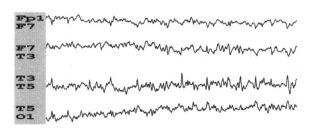

图a 发作起始。低幅快波活动和棘波（A）

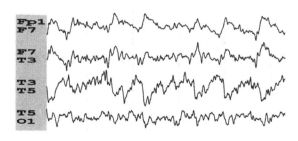

图b 节律性慢波活动及低幅快波活动（B）

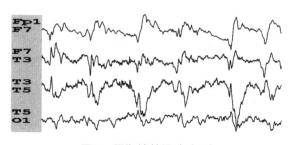

图c 周期性棘慢波（C）

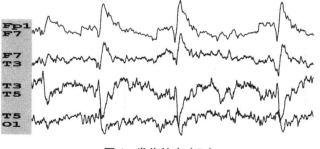

图d 发作结束（D）

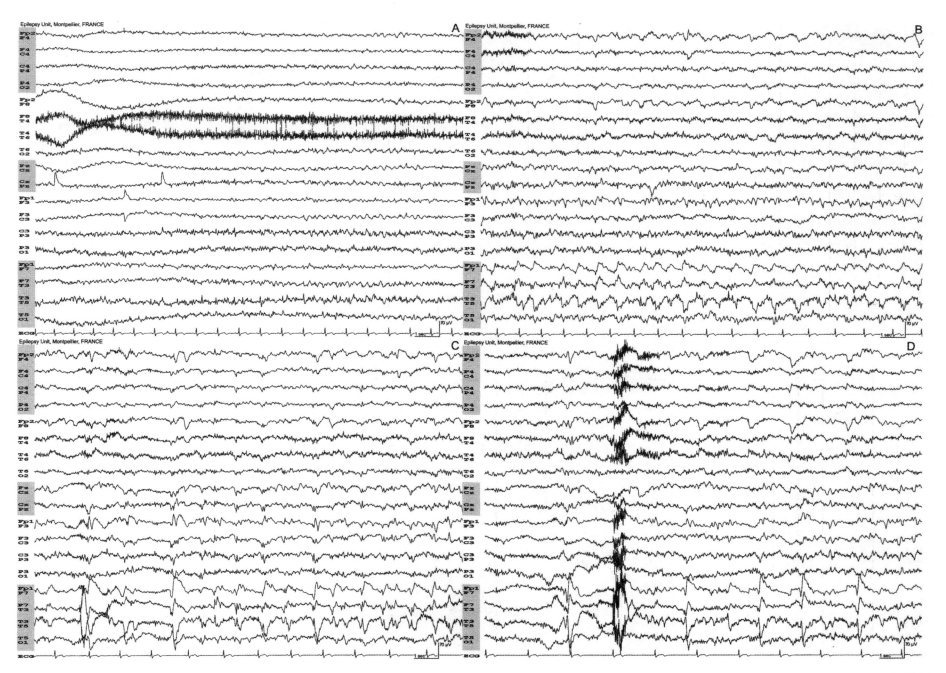

临床提示

患者，男，72岁。因67岁开始出现记忆力下降，与癫痫反复发作有关就诊。第一次头颅MRI检查是正常的。记忆力下降逐渐加重，70岁时开始加用胆碱酯酶抑制剂和抗抑郁治疗。出现第一次GTCS后诊断为癫痫。

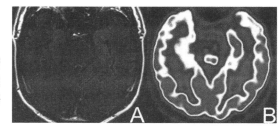

A. T2-FLAIR可见双侧杏仁核及左侧海马高信号；B.发作间期FDG-PET可见左侧海马高代谢。

脑电图特征

24小时视频脑电图监测记录到两次局灶性发作。第一次发作时间是凌晨2时15分。A：发作前患者觉醒（脑电图可见肌电伪差）。左颞区出现慢波活动。右侧半球为正常的背景α波活动。B：左侧颞区持续性放电，慢波波幅逐渐增加。放电并未扩步到右侧颞区。10秒后发作结束。发作时患者一动不动地站着。脑电图上的肌电伪差提示患者发作时有口咽自动症表现。

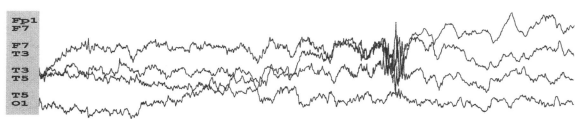

图a　发作起始（A）

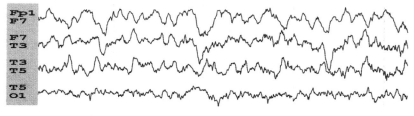

图b　左颞区节律性慢波活动，波幅逐渐增加（B）

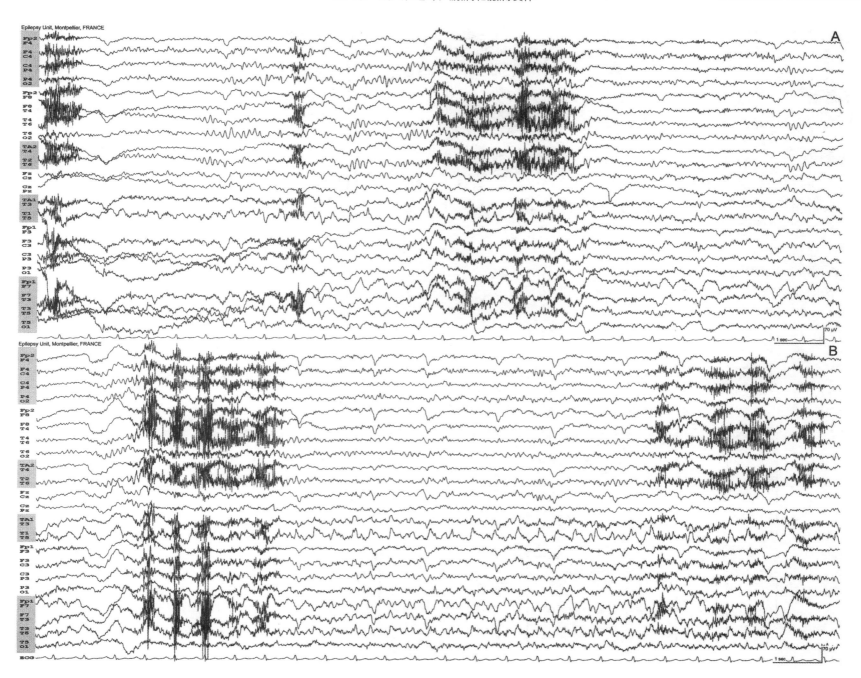

临床提示

与 VI · 2 为同一患者同一次脑电图记录。

脑电图特征

觉醒时间是上午 6 时 30 分。患者在房间里站着。A：发作起源于右颞区，表现为低波幅 θ 活动，波幅逐渐增高，继之出现周期性尖波，逐渐形成节律。同时可见肌电伪差。B：10 秒后右颞区出现 5Hz 节律性尖波。C：10 秒后，右侧颞区出现高波幅周期性 δ 波或棘慢波。10 秒后发作结束。

评注

患者在这两次发作时一动不动地站着。他的妻子并未注意到发作。2 次发作一次起源于左颞，一次起源于右颞，6 个月后患者服用抗癫痫发作药物治疗，治疗后认知功能明显改善。10 个月后复查头 MRI 显示左侧海马硬化。

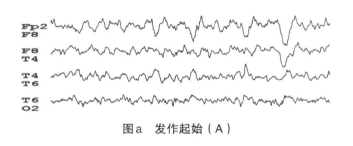

图a　发作起始（A）

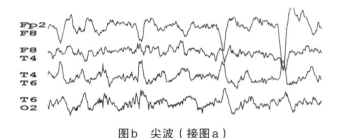

图b　尖波（接图a）

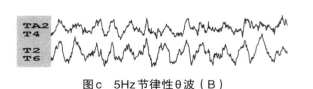

图c　5Hz 节律性 θ 波（B）

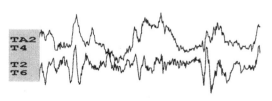

图d　发作结束（C）

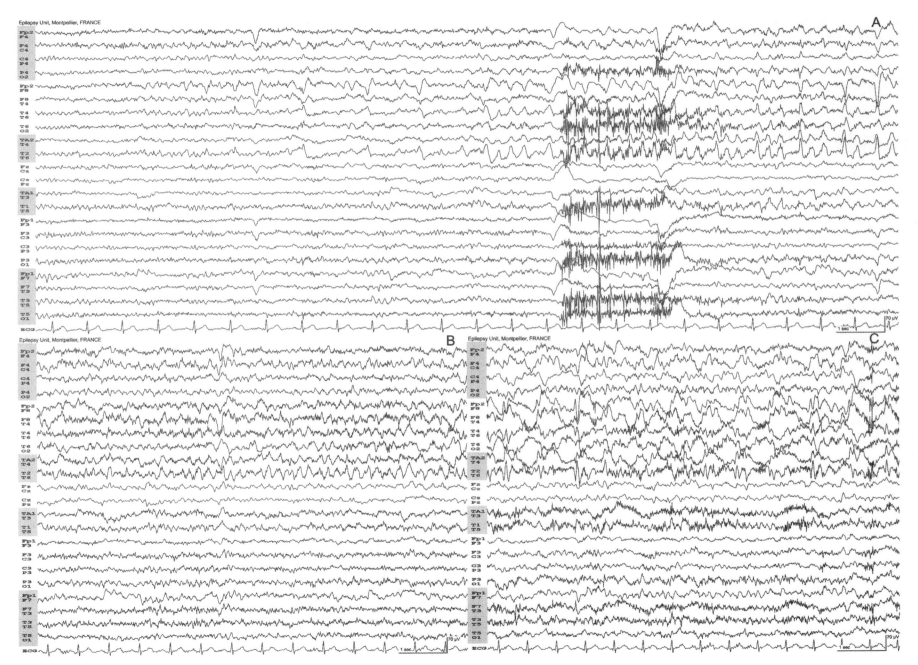

VI · 4　迟发性新发失神发作持续状态

临床提示

患者，女，57岁。因双相情感障碍就诊。在停用氯硝西泮数天后出现缄默症及眼周肌阵挛，无癫痫病史。

脑电图特征

A：发作间期，睁眼状态。颞区可见眼睑运动伪差和肌电伪差，右侧明显。B：发作起始可见15Hz快节律，波幅逐渐增加，随后出现慢波、多棘慢波。C：双侧多棘慢波。D：多棘波持续出现。患者反复发作，持续时间约1分钟，间隔20秒后再次出现发作。注意发作过程中放电模式的演变。癫痫持续状态是一个动态进程。

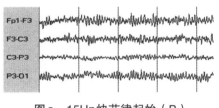

图a　15Hz快节律起始（B）

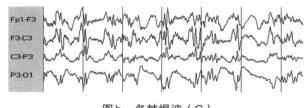

图b　多棘慢波（C）

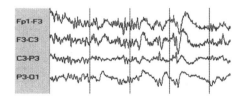

图c　多棘波和棘慢复合波（D）

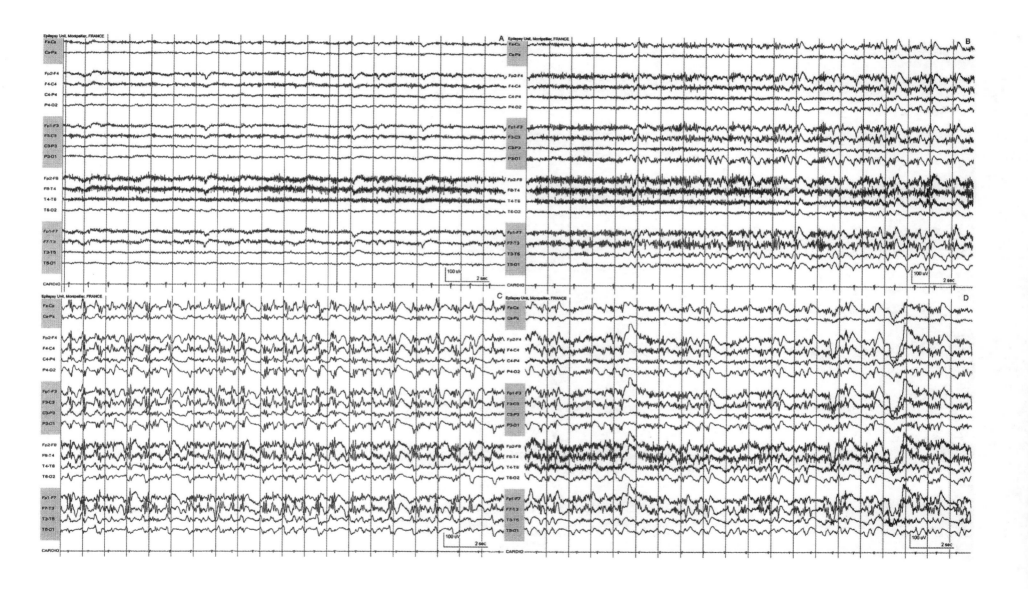

临床提示

患者，男，56岁。因肝性脑病7个月后出现首次癫痫发作就诊。他患有酒精性肝硬化。

脑电图特征

患者处于睁眼状态。前头部导联可见肌电伪差。局灶性发作起源于颞-顶-枕交界区，脑电表现为慢波活动，随后出现11Hz的快节律。发作期脑电图为双侧放电，患者没有临床症状。

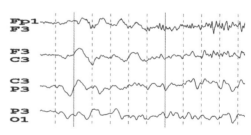

睁眼状态，
发作起始，无
临床症状

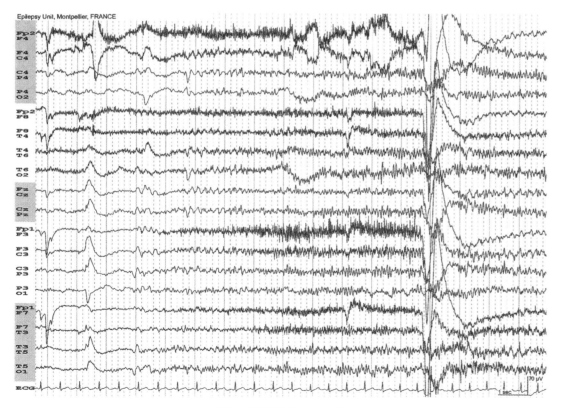

图a　记录速度15mm/s

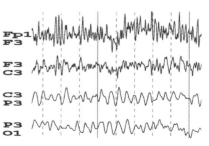

图b　发作起始表现慢波活动。Fp1和F3导联可见肌电伪差（A）

图c　图B左顶区可见11Hz的快波活动。Fp1和F3导联可见肌电伪差

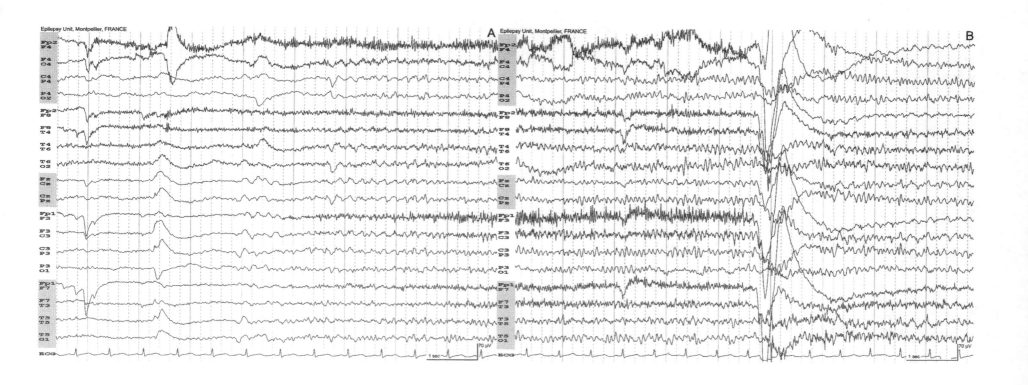

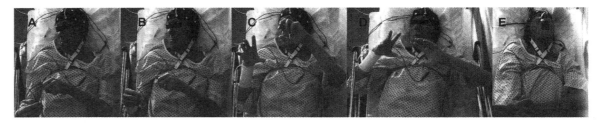

临床提示

与Ⅵ·5为同一患者同一次脑电图记录。

脑电图特征

发作过程中脑电图可见双侧顶区低波幅节律性放电。A：患者头、眼向右侧转，左上肢抬高，右手呈肌张力障碍样姿势。B：右手自动症。C：双上肢上举。D：继发GTCS，脑电图可见肌电伪差。E：强直期。1分钟后发作结束。

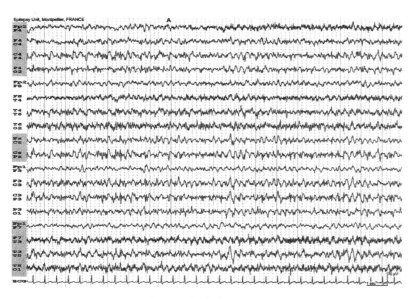

图a   记录速度15mm/s

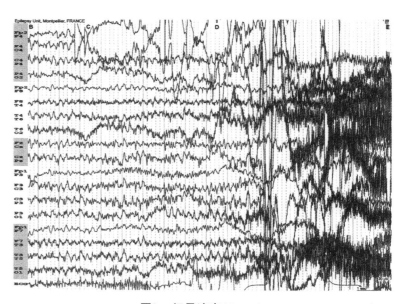

图b   记录速度15mm/s

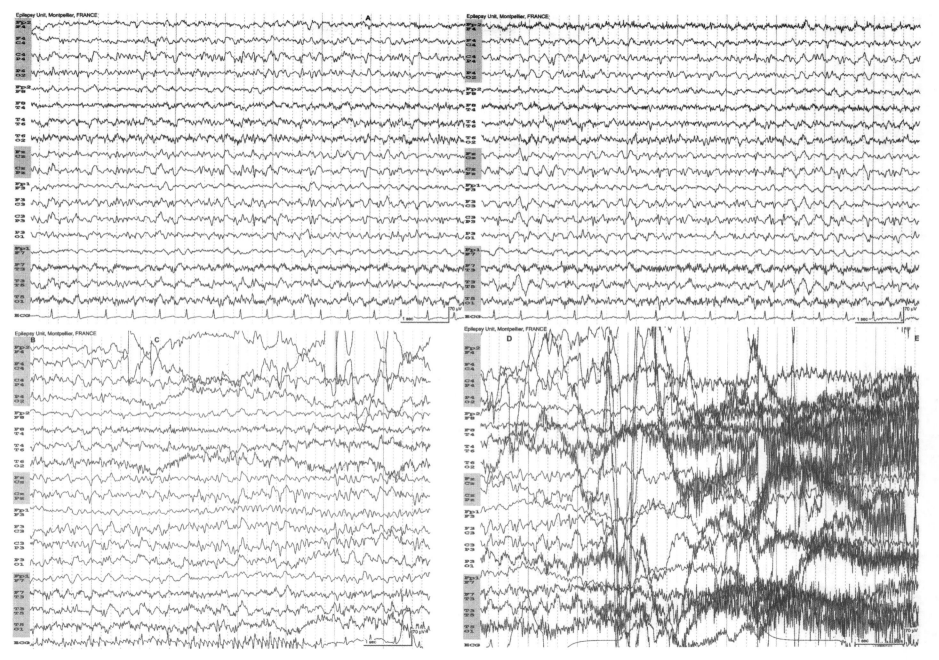

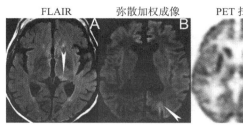
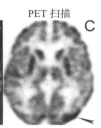

FLAIR　　弥散加权成像　　PET 扫描

A.左侧丘脑高
信号；B.左顶叶高
信号；C.左顶叶高
代谢

临床提示

患者，女，62岁。因酒精戒断时出现数次GTCS就诊。因杂乱性失语住院诊治。慢性酒精中毒。查体发现右侧偏盲。腰椎穿刺、血清学检测、抗神经元抗体、CT血管扫描结果阴性。

脑电图特征

失语性癫痫持续状态。A：中央-顶-枕-颞交界区出现偏侧周期性放电（LPDs）附加多棘波，频率约1Hz。这种情况下，LPDs可认为是一种发作期放电模式。B：左枕区出现快节律，是局灶性发作。LPDs附加多棘波持续出现，但波幅降低，枕区下降明显。C：左枕区持续出现LPDs。D：发作持续。左后颞区出现θ波和低波幅快波活动混杂。LPDs持续出现，但放电间隔更短，波幅更低。

评注

失语性癫痫持续状态持续数天。LPDs逐渐增多，尖波成分减少。本次脑电图记录后11天，LPDs转变为3秒一次周期性发放。癫痫持续状态结束后PET扫描仍显示左顶枕区高代谢。

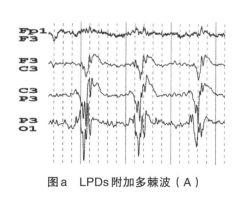

图a　LPDs附加多棘波（A）

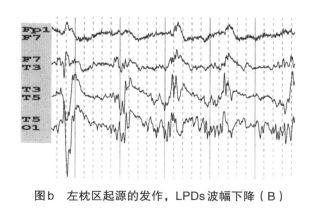

图b　左枕区起源的发作，LPDs波幅下降（B）

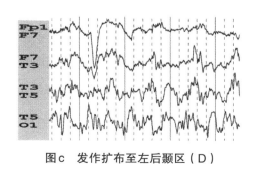

图c　发作扩布至左后颞区（D）

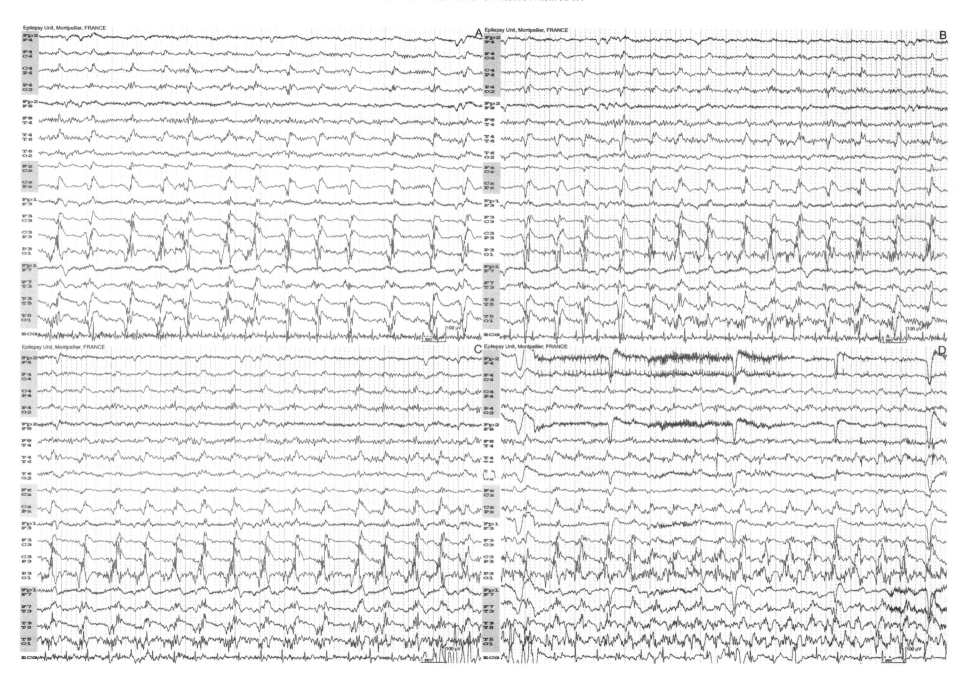

VI · 8　老年肌阵挛性癫痫（唐氏综合征）

临床提示

左：患者1，女，61岁。因近几个月来认知功能下降，并反复出现肌阵挛，首次出现GTCS就诊。发作均出现于晨起醒来后不久。患有唐氏综合征。
右：患者2，男，55岁。因早晨出现反复肌阵挛发作持续半个小时就诊。50岁开始出现认知功能逐渐减退，伴有精神行为改变及记忆障碍。出现轻度智力障碍前可进行猜字游戏。54岁时有一次晨起跌倒，没有环境诱发因素（如突然的噪声）。他患有中度阿尔茨海默病，病情进展缓慢。他和妹妹住在家里，吃饭和上厕所都需要帮助。CT扫描见大脑皮质萎缩和脑室扩大。

脑电图特征

左：患者10分钟前觉醒。脑电图可见广泛性多棘慢波，连续出现，前头部为著，发作类型为肌阵挛发作，同期三角肌肌电图可见肌电活动暴发（箭头）。广泛性多棘慢波暴发，对应于肌阵挛－失张力发作（负性肌阵挛）。右：清醒期。脑电图可见广泛性多棘慢波暴发。右侧三角肌肌电图可见低波幅肌电活动。

评注

老年肌阵挛性癫痫脑电图的广泛性多棘慢波不同于经典的特发性肌阵挛性癫痫（如本页第二例患者所示）。肌阵挛－失张力发作在特发性肌阵挛性癫痫患者中并不常见，但可在抗癫痫发作药物导致发作恶化的情况下出现（见Ⅰ·24）；进行性肌阵挛性癫痫患者可出现肌阵挛－失张力发作。

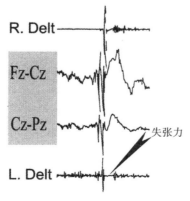

图a　患者1：多棘慢波，箭头所示为肌阵挛－失张力发作

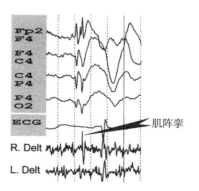

图b　患者2：脑电图可见多棘慢波，右侧三角肌肌电图可见肌电活动暴发（箭头处）

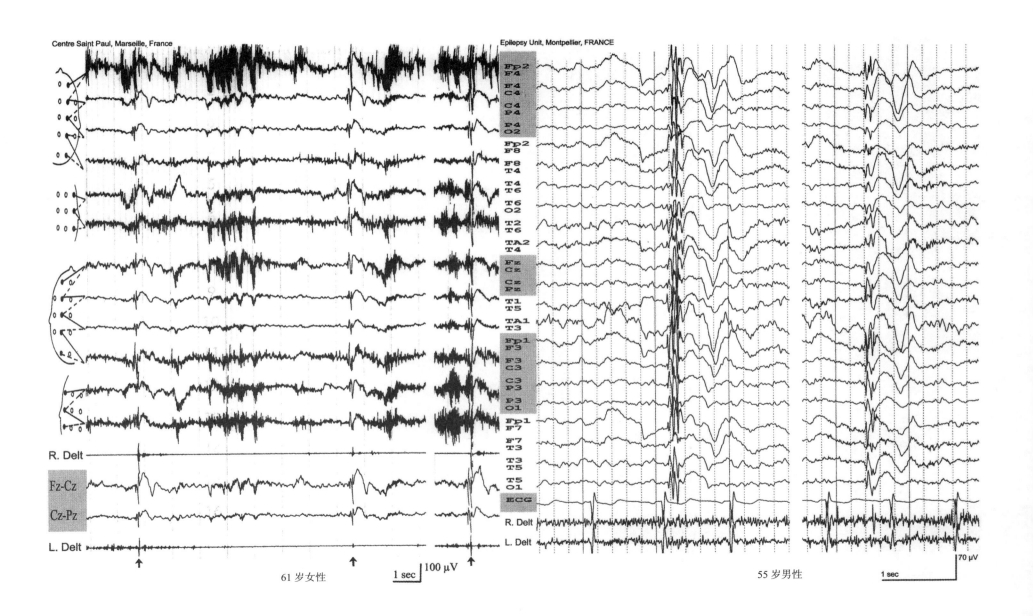

Centre Saint Paul, Marseille, France

Epilepsy Unit, Montpellier, FRANCE

61 岁女性

55 岁男性

1 sec | 100 μV

70 μV

1 sec

第七章

局灶性症状性癫痫

颞叶内侧癫痫

颞叶内侧癫痫是最常见的癫痫类型，患者常有高热惊厥病史，多于青春期出现首次癫痫发作，影像学检查表现为海马硬化。症状学表现为胃气上升、恶心、似曾相识或陌生感、梦样状态（视听幻觉、精神心理症状）等先兆继发意识丧失；发作表现为愣神、口咽自动症（咂嘴、咀嚼等）、发声或言语自动症、简单的姿势性自动症，伴意识朦胧或完全意识丧失。同时也可伴发自主神经症状，包括面色苍白、潮红、心动过速、呼吸节律紊乱、瞳孔散大、呃逆及立毛肌收缩等。癫痫发作持续时间为30秒～2分钟，发作后常伴有时间或空间定向力障碍，如患者发作累及优势半球，也可伴有语言功能障碍。患者发作结束逐渐恢复意识，对发作过程无记忆。癫痫发作主要在患者清醒时发作（Crespel等，1998），尤其是常在睡眠觉醒过程中发作（Baldy-Moulinier，Crespel，2002）。病程中患者可有GTCS，常在患者开始正规治疗前、漏服药物或停药时发生，并且常见于睡眠中发作。颞叶内侧癫痫的病因主要是海马硬化，其他病因包括发育异常、肿瘤（节细胞胶质瘤、胚胎发育不良性神经上皮肿瘤或其他低级别肿瘤）、血管畸形（如海绵状血管瘤）、细菌性或病毒性脑膜炎及脑炎。内侧颞叶癫痫往往是药物难治性癫痫，通过手术可获得良好的治疗效果。

发作间期脑电图表现为前、中颞区导联棘波、棘慢复合波，前颞区导联为著，同时可夹杂θ活动和更慢的波，在NREM睡眠期放电可波及邻近导联或对侧半球导联，而在REM睡眠期放电则较为局限。脑电放电频率及波形与病因有关，海马硬化患者可表现为双棘波或多棘波、棘慢复合波，放电不频繁。其他类型病灶脑电图以慢波为主，也可表现为δ节律、θ节律或尖波发放，放电较为频繁。发作期脑电图前、中颞区导联波幅压低后演变为6～7Hz尖波节律，此后放电节律逐渐变差并渐渐演变为相同区域的慢波。发作起源后经过一段时间，脑电放电可累及相邻脑区和对侧半球。头皮脑电可观察到发作起始脑电与发作先兆具有一段明显的时间间隔。

颞叶新皮质癫痫

颞叶新皮质起源的癫痫可传播或不传播到边缘系统，癫痫发作时伴或不伴意识丧失。此外，优势侧颞叶新皮质癫痫发作症状还包括简单的听幻觉（颞横回）、复杂听幻觉及错觉、听觉梦样状态及围发作期语言功能障碍。颞叶新皮质癫痫与内侧颞叶癫痫不同的是发作前无明确先兆，发作时行为终止，伴有非口咽自动症，并且可能随着异常放电传播至其他脑区而继发其他的发作症状。患者清醒状态或睡眠时均可发作，且睡眠中的发作比颞叶内侧发作更为多见（Crespel等，2000）。

由于致病区位于颞叶外侧新皮质，头皮脑电图更容易记录到发作间期脑电改变，主要表现为中、后颞区导联频繁高波幅痫性放电。根据不同的病因，痫性放电包括棘波、棘慢波、尖波、多棘波、多棘慢波、快节律和慢波。脑电图表现在NREM睡眠期放电较为明显，并且更弥漫，而在REM睡眠期则相对局限。发作期脑电图表现为中、后颞区导联波幅压低后出现快节律并快速扩散，随后出现与内侧颞叶癫痫类似的慢波节律。

额叶癫痫

额叶癫痫的发病率仅次于颞叶癫痫，在所有类型癫痫中额叶癫痫发病率是位居第二位的常见癫痫类型。额叶癫痫发作早期即可出现简单或复杂的运动症状、姿势性表现、肌张力改变和姿势性自动症，并且伴有自主神经症状及行为改变。此类患者发作前可有躯体感觉、视觉、听觉、自主神经或情感改变等主观感觉先兆，并且可有强迫思维等症状，但这些先兆一般非常短暂。对于目击者来说，额叶癫痫具有突然发作、伴有精神及情绪改变突发突止甚至暴力性等特点。发作期意识状态差异较大，从意识正常到完全丧失均可存在。发作持续时间短，一般持续20～40秒，部分患者持续时间可短/长于这个时间范围。单纯累及额叶的癫痫，发作结束后患者即可完全恢复意识。额叶癫痫发作较频繁，发作当天可能发作数次或成簇发作，并且多于睡眠中发作（Crespel等，1998）。患者癫痫发作时可迅速进展为GTCS，并且常可造成癫痫持续状态。脑电图记录显示额叶癫痫发作起源后在同侧和对侧迅速传播，虽然发作症状与起源传播部位具有一定的关系，但症状学复杂不易分类，目前常用的分类主要根据从前到后累及的额叶部位，越靠近额极的发作主要表现为自动症，而靠近运动前区则常见为强直、阵挛发作。

辅助运动区（BA6区）起源的癫痫发作通常与躯体姿势改变有关（击剑姿势），同时非优势侧伴有言语停止，而优势侧伴有口中发声。患者头、眼向上、外偏转，对侧上肢肘关节屈曲、肩关节外展（患者看向自己举起的上肢），对侧下肢强直伸展，无意识丧失。辅助运动区癫痫发作通常与睡眠相关，发作频繁，但由于放电向额叶凸面传播，较少继发全面强直-阵挛发作，其发作形式主要是偏侧的强直。对于放电传播至原始运动皮质的病例可出现阵挛发作。岛叶额盖皮质癫痫表现为言语暂停、强直或阵挛性面肌抽搐，上肢姿势改变，可伴随基本或复杂的味觉改变及味幻觉，放电传播至岛叶顶盖皮质时伴有唾液增多及吞咽动作。另外，部分病例可伴有呼吸暂停或自主神经现象。发作结束后可出现对侧面瘫或语言功能（优势侧）障碍。额叶背外侧中间部起源的发作表现为眼睁大，抬头，眼球强直外展，头随眼偏转（放电累及眼区，BA8区）。患者可能诉发作时有视觉症状，包括具体的视幻觉或者较为粗略的视错觉；同时可能伴有复杂的运动或姿势性动作及自主神经征象。此类癫痫发作经常泛化为全面强直-阵挛发作。额叶外侧中部发作形式包括轴性强直，头部屈曲，头、眼偏转，粗大的呼吸声，自主神经症状和呼吸暂停，导致摔倒。当放电累及额叶背外侧区域时出现全面强直-阵挛发作。前扣带回癫痫一般以突然发作并伴有恐惧、哭泣为特点，发作前具有难以确切描述的心境改变，随即出现复杂的姿势性自动症及自主神经症状，如心动过速度、皮肤潮红等，患者意识部分丧失。发作一般持续约20秒，发作结束患者即可恢复正常状态。此类型癫痫发作几乎都在睡眠中发作，每晚发作数次。额极癫痫发作形式通常是多种复杂部分性发作症状的组合，患者发作时双眼凝视，眼神呆滞，意识丧失，头部与躯干向前倾斜，可呈强直姿势并可能由此跌倒，总体发作症状类似一种"复杂的失神发作"。患者发作时可能出现强迫思维或强迫动作，继而出现强迫行为。起源于该部位的发作症状也可能较为轻微，仅表现为意识丧失，为"额叶假失神"。另外，此部位的癫痫也可能出现轴性强直发作。眶额区癫痫发作形式表现为运动症状及早期复杂的姿势性自动症组合，运动症状包括双侧手臂、双腿的屈曲-伸展运动，发作时常伴有嗅幻觉或错觉、自主神经及情感症状。部分患者可出现尿失禁。此类型癫痫发作部分症状可能和痫性放电传播到额叶其他脑区或颞叶有关。

头皮脑电图检查经常表现为正常脑电图。根据不同的发作类型，脑电图发现的异常表现主要位于额极、额中、下或额叶内侧区域。发作间期脑电图改变包括棘波、棘慢波、多棘波、快节律、θ活动、δ活动，睡眠期表现明显，NREM睡眠期放电较弥漫，REM睡眠期放电则较为局限。由于额叶癫痫发作传播迅速，头皮脑电图经常无法准确记录发作起源。大多数病例发作期脑电图表现为波幅弥漫压低后出现波幅逐渐升高、频率逐渐降低的快节律，肌电伪差迅速明显起来并掩盖脑电表现，甚至仅能识别出肌电伪差，发作结束后的脑电慢波活动并不多见。辨别发作起源时，在肌电伪差出现之前，脑电图上波幅压低及快节律明显的导联有助于识别发作脑区。在局灶性癫痫中，脑电图的不对称性，尤其是睡眠纺锤波的不对称可定侧癫痫灶（Crespel等，2000），健侧半球的睡眠纺锤波较患侧更规则。

中央区癫痫

中央区癫痫包括起源于额区（rolandic区、中央前回）和顶区（中央后回）的癫痫。起源于中央前回的发作形式为对侧肢体阵挛，伴有一定程度的肢体强直。发作症状与癫痫起源部位相关，起源于中央旁小叶的发作表现为对侧下肢抽搐，起源于中央前回中部区域的发作症状主要累及对侧上肢，起源于中央盖皮质的发作症状表现为面部肌肉抽搐，当放电沿着中央前回逐步传播时，患者可能出现Jacksonian发作。在两次癫痫发作期间，患者可能有肌阵挛症状，此类癫痫较少泛化为全身性发作。发作结束后常见对侧肢体麻痹，即Todd麻痹。起源于中央后回的发作形式为对侧肢体感觉异常，当放电沿着中央后回传播时，可出现躯体感觉Jacksonian扩布。中央区癫痫可能存在反射性癫痫发作，患者运动可能触发癫痫发作。

发作间期脑电图通常表现为正常脑电图，皮质发育不良继发癫痫可见中央区导联快节律，间期放电在NREM睡眠期增多，而在REM睡眠期较为局限。发作期脑电图表现为额区或顶区导联波幅压低后出现波幅逐渐升高、频率逐渐降低的快节律，变化可以扩散到额或顶。同步多导联肌电图对于确定运动起源具有重要应用价值。

顶叶癫痫

起源于顶区的癫痫较难诊断，因为其临床症状少见或者难以精确定位，这类癫痫发作往往通过其传播而被识别。症状包括身体对侧或者同侧的旋转，眩晕，空间定向力受损（顶下区），躯体感觉（疼痛，麻木，感觉迟钝），躯体错觉或幻觉（非优势侧），甚至对侧躯体失认。患者有躯体某部位移位的感觉，自己位于某个场景上方的感觉，或者自由落体的感觉。扩散向颞-顶-枕交界处，或者随着顶-额连接向额传导。

发作间期脑电图可能是正常的或者可见局灶性棘波、棘慢波、多棘波、快节律及 θ 或 δ 波。这些改变在 NREM 睡眠期较为弥漫，而在 REM 睡眠期较为局限。发作期脑电图往往较难分析，表现为弥漫性的波幅压低，继之是频率逐渐降低和波幅逐渐增高的弥漫性快波活动。

枕叶癫痫

枕叶内侧面起源的发作形式为简单的视幻觉或错觉，包括闪光、视物变形、视物异常等，伴有部分或完全视野缺损。虽然实际上眼球并未发生运动，患者可感觉到其眼球活动。复杂的视幻觉、错觉症状表明放电传播到颞-顶-枕交界脑区，右侧受累表现为视觉空间感异常，复杂的视幻觉伴有情感成分提示颞-枕交界区域受累。当放电传播至枕叶内部皮质受累时，患者头部随着眼球向对侧偏转，伴眨眼、眼球阵挛抽搐（"癫痫性眼球震颤"）。优势半球受累表现为失读症，非优势半球受累表现为失认症。此类癫痫发作时放电传播朝向颞叶、外侧裂上方区域、顶叶内侧、额叶及对侧枕叶。枕叶和额叶之间的网络连接可导致放电快速传播，从而此类癫痫发作需要和额叶癫痫发作谨慎鉴别。

发作间期脑电图提示枕叶、颞-枕交界区导联棘波、棘慢波、多棘波、尖波、快节律、θ 节律和 δ 节律，对侧半球相同区域导联可出现相同的放电模式。脑电图表现可与特发性枕叶癫痫类似，为 1 ～ 3Hz 高波幅棘慢波，

睁眼消失，闭眼出现，睡眠期放电增多，NREM 睡眠期放电较弥漫，REM 睡眠期则较为局限，睡眠期可出现对侧独立放电。发作期脑电图表现为波幅压低（经常为双侧同时压低），随即出现波幅逐渐增高、频率逐渐降低的快节律，放电可传播到邻近脑区及对侧脑区。由于放电经常快速传播至对侧枕叶，经常无法定侧致痫区。

岛叶癫痫

岛叶癫痫典型发作形式为患者感到咽喉部不适，并伴有一侧手（通常为放电对侧）或双手在颈部抓、挠等动作，发作时患者意识清醒（Isnard 等，2004）。研究表明，这种不适不同患者表现不同，包括咽喉部紧缩、唾液腺肿胀感、如颈部被勒住而导致的窒息感等症状。

此外，发作时出现电击感或灼烧感等症状，多局限于口周、口腔内部或遍布身体很大范围，一般发生在放电半球对侧，通常同侧出现这些症状比较罕见。咽喉部症状常有趋向致哑的发音困难或构音障碍表现。发作后期表现为放电对侧的运动症状，包括面部肌肉、上肢抽搐、头和眼球的旋转，也可能发展为全身肌张力障碍发作。发作经常传播到颞叶及岛盖区域。

发作间期脑电图表现多变，主要包括前颞区、中颞区、额下区导联棘波、棘慢波、尖波、θ 节律、δ 节律成分。发作期脑电图表现为颞区、额下区导联节律变化，随即出现节律性尖波向额区传播。发作结束后可出现慢波节律。

VII·1 颞叶内侧癫痫（1）

临床提示

患者，男，32岁。因拟行术前评估就诊。右利手。出生后
11个月发生复杂型高热惊厥，14岁时首次出现癫痫发作，症状
为胃气上升感后出现口咽自动症及异常行为，伴意识丧失。发

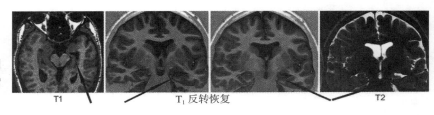

MRI提示左侧
海马硬化（体积缩
小，T2信号升高）

作结束后意识混乱、言语困难。20岁出现全面强直-阵挛发作后才被诊断为癫痫，开始治疗后呈耐药性癫痫。MRI提示左侧海马硬化，多次脑电图检查提
示左侧颞区 θ 节律。

脑电图特征

左：NREM睡眠期，左颞区双相棘波、棘慢波混杂 θ 波，颞下导联（TA1，T1）显著，F7导联位相倒置。右：REM睡眠期，右侧颞下区域导联局限性
棘慢波。前、中颞区导联节律相比，左侧节律较右侧慢。

评注

脑电图为典型的颞叶内侧癫痫脑电表现：清醒期放电不频繁，NREM睡眠期出现双相棘慢复合波混合 θ 波。总体未见类似于新皮质癫痫的快节律和多
棘波表现。本例患者提示在颞叶癫痫中采用脑电图10-20导联系统并另外增加导联记录颞下区域脑电的重要性。

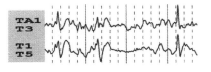

图a　左侧颞下导联NREM睡
眠期棘慢波

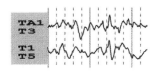

图b　REM睡眠期放
电模式相似

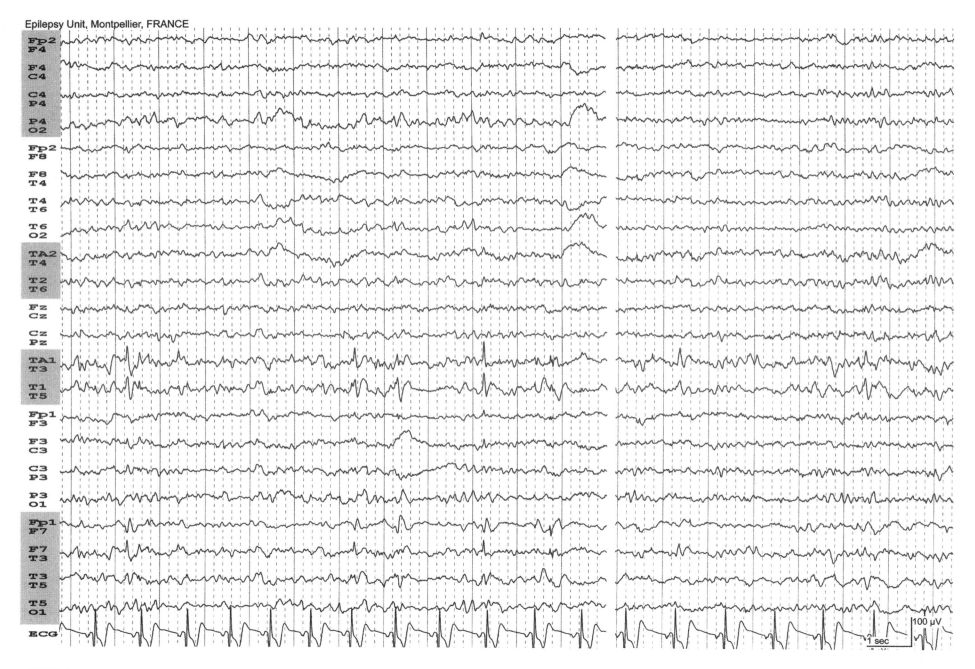

Ⅶ·2　颞叶内侧癫痫（2）

临床提示

与Ⅶ·2为同一患者。发作期脑电监测。

脑电图特征

左：第1秒（＊）患者感觉胃气上升，脑电记录显示心率增加，随后左侧颞区导联可见θ波。后期出现咀嚼伪差。仔细辨认可发现左侧颞区导联慢活动逐渐规律（图b）。右：患者意识丧失，伴咀嚼、言语自动症，伴有行为异常（触摸护士并尝试亲吻）。降低波幅至20μV/mm增加发作期脑电可读性，脑电提示左侧颞区约6Hz尖波节律，左颞下导联TA1和T1显著；右侧半球未见明显受累。额极导联记录推测为快速眨眼伪差。整个发作过程持续50秒，随后放电频率逐步降低。

评注

发作结束后患者意识混乱，言语障碍。患者发作间期认知测试提示记忆功能被右侧代偿，发作后记忆测试未见言语记忆能力下降。患者接受左侧颞极、海马、杏仁核切除手术治疗，术后无语言功能障碍及言语记忆下降。术后15年无癫痫发作，由于偶有先兆发作，患者仍持续口服低剂量卡马西平治疗。

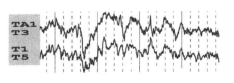

图a　左颞θ波

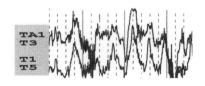

图b　尖样δ波夹杂伪差

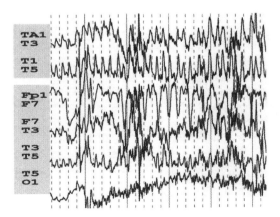

图c　TA1和T1导联约6Hz节律活动。Fp1-F7导联快速眨眼伪差

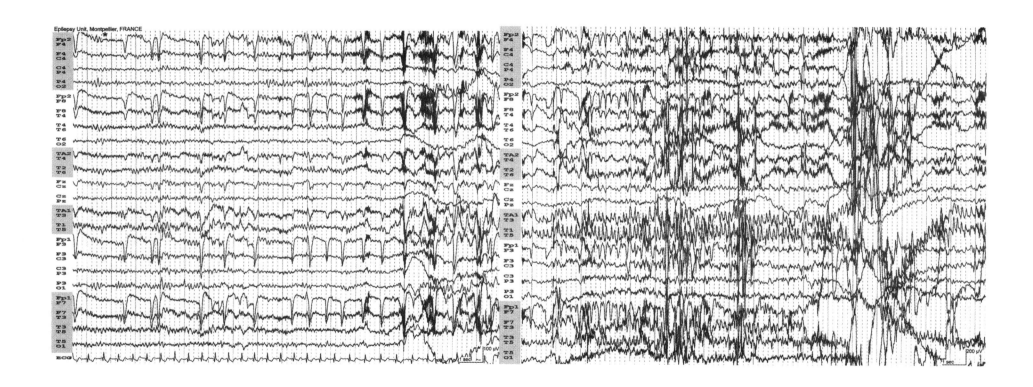

临床提示

患者，女，23岁。因拟行术前评估就诊。右利手。既往史无特殊。14岁开始出现癫痫发作，发作形式为似曾相识感或陌生感后意识丧失，发愣，伴咀嚼动作。发作结束后言语功能障碍。MRI未发现明显异常病变。

脑电图特征

NREM睡眠3期，左侧颞区导联棘慢波发放，传播至右侧半球。痫性放电采用平均导联显示较为明显，放电累及F7、T3导联（波幅降至15μV/mm）。本例患者发作间期放电并不频繁，清醒期左侧颞区导联偶见θ波，睡眠期可见极少量棘波发放。

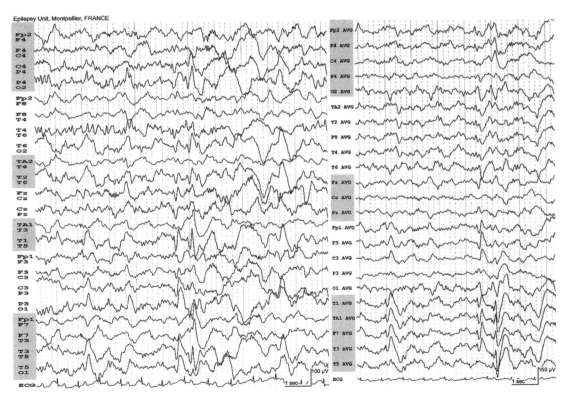

图a　记录速度为15mm/s

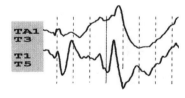

图b　左颞棘慢波

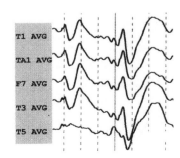

图c　平均导联显示T1、TA1、F7、T3导联棘慢波

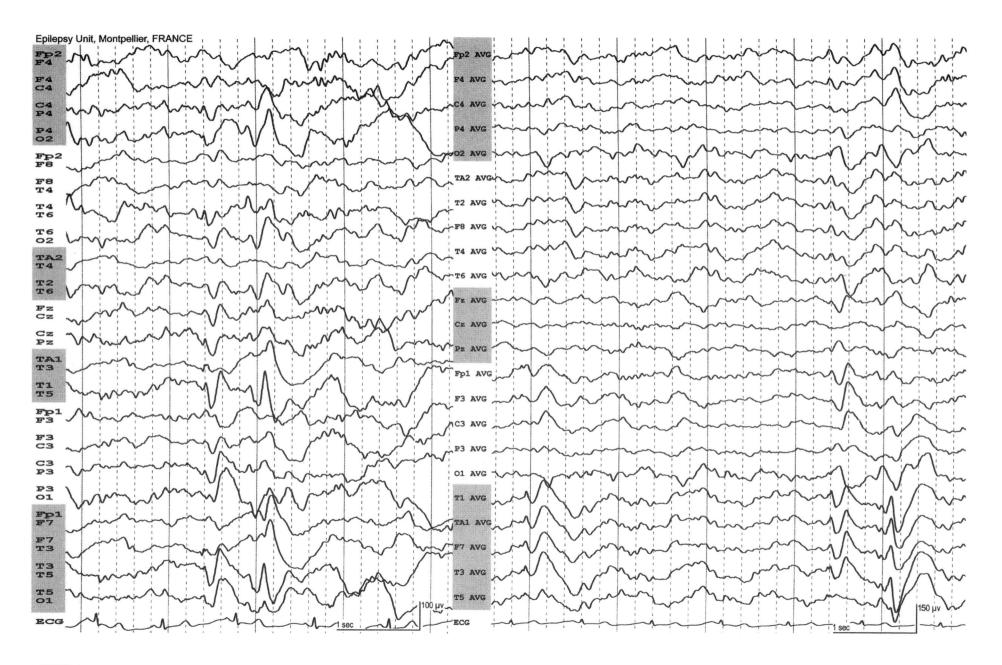

VII · 4 颞叶内侧癫痫（4）

临床提示

与VII · 3为同一患者。

脑电图特征

发作期脑电图。患者发作初期有似曾相识感和陌生感，同期脑电图见眨眼伪差、心率上升。第10秒开始，在眨眼、头动肌电伪差中，可见左侧颞区节律性θ波演化为δ波，部分传导至右侧。在这段脑电图记录中间时段，脑电演变为局限在左侧颞区频率约5Hz的节律性尖波，可见大量咀嚼肌电伪差。患者此时症状表现为动作停止，愣神，咀嚼，意识丧失，心动过速，心率为123 ～ 130次/分。发作期SPECT提示左侧海马和颞极灌注升高（箭头），左侧颞中区灌注降低，两者对比显著。

评注

癫痫发作结束后，患者无语言功能障碍。左侧海马、杏仁核、颞极切除手术治疗后15年无发作。术后病理未见异常，术后无语言功能障碍和语言记忆功能下降。

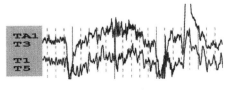

图a　θ活动

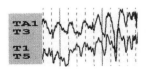

图b　δ活动

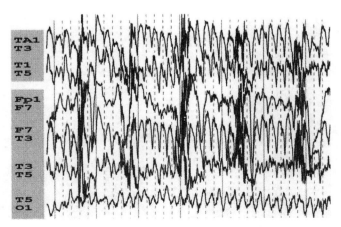

图c　左侧颞区5Hz节律性活动伴咀嚼肌电伪差

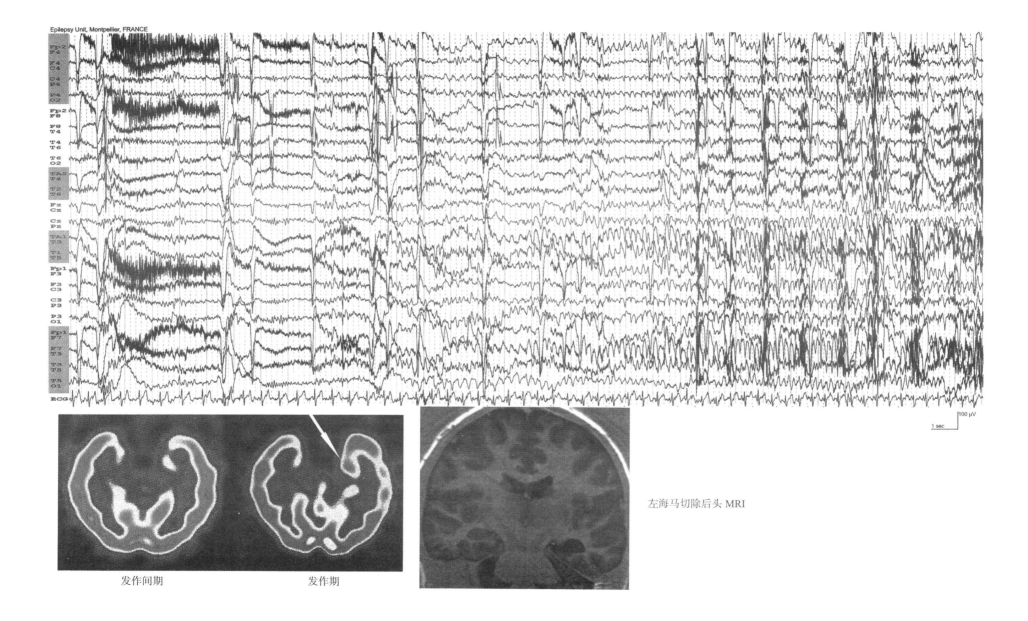

发作间期 发作期

左海马切除后头 MRI

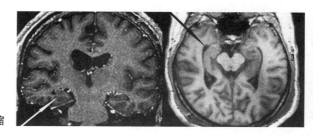

MRI显示右半球萎缩，右海马萎缩

临床提示

患者，男，49岁。因拟行术前评估就诊。患者出生18个月接种天花疫苗后发生脑膜脑炎出现惊厥发作。12岁时出现癫痫发作，发作症状为感到身体不适后意识丧失，有时继发全身发作症状。患者惯常发作形式为由手部逐渐扩散至上肢、咽喉部的针刺感，患者感到即将出现发作并自行坐下，随即出现意识丧失，伴有一些姿势自动症，活动停止，身体缓慢右转，双手抱胸，全身僵硬，身体逐渐向前屈曲。发作结束后患者短暂意识混乱伴定向力障碍，逐渐恢复意识。

脑电图特征

左：NREM睡眠期，双侧颞区独立棘波发放，T4和T3导联位相倒置。右侧痫性放电发放较频繁，偶有连续放电。T6和T5导联可见心电伪差。右：REM睡眠期，右侧颞区可见局灶性低波幅棘波连续发放，T4导联位相倒置，T6和T5导联可见持续心电伪差。

评注

单纯内侧颞叶癫痫有时脑电图可表现为双侧颞叶独立放电，尤其是病程较长的难治性癫痫。睡眠期对于局灶性癫痫间期痫性放电具有易化作用。放电在NREM睡眠期更容易发生，并且具有弥散趋势，甚至可见到额外的痫性放电区域。在REM睡眠期，痫性放电减少，累及范围一般比较局限，具有较为精确的定位价值（Sammaritano，2001）。因此，定位致痫灶时应注意关注REM睡眠期脑电。

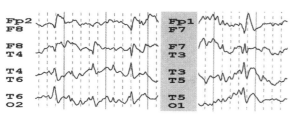

图a NREM睡眠期双侧颞区棘波独立发放

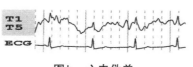

图b 心电伪差

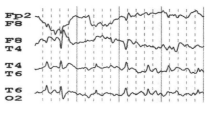

图c REM睡眠期右侧颞区棘波发放，棘波之间可见心电伪差

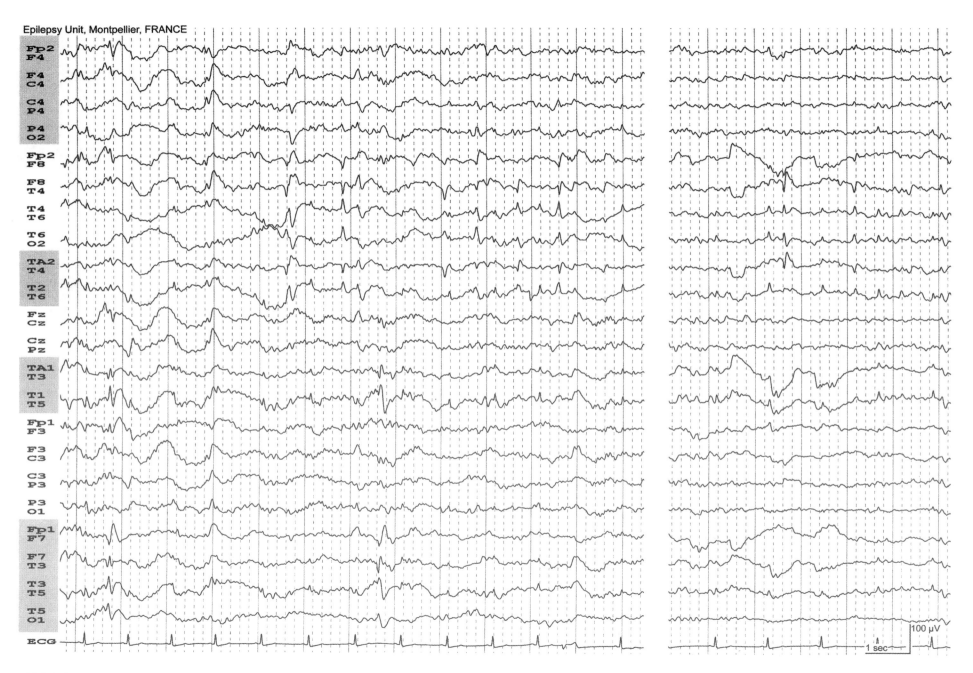

VII · 6　颞叶内侧癫痫（6）

临床提示

与Ⅶ·3为同一患者。发作期脑电监测。患者清醒状态，发作时呼喊手部针刺感，随即手臂交叉，搓手伴意识丧失，活动停止，随后缓慢向右转身，双手抱胸身体向前屈曲。

脑电图特征

如图标记，患者感到有针刺感（＊）；8秒后出现低波幅快活动，波幅逐渐升高，逐渐演变为双侧颞区频率7～8Hz节律性尖波，脑电活动逐渐规则、持续，右侧颞区放电为主，T4导联位相倒置。心率轻度增快。此段脑电图末端，脑电活动逐渐变慢，左侧放电逐渐不规则，右侧仍持续4～5Hz棘慢波发放。本次脑电记录发作起源明确，患者无明显活动，未见明显运动伪差。整个发作过程持续2分钟，发作结束后患者恢复意识，定向力障碍，无语言功能障碍。发作结束后记忆测试提示视觉学习和视觉再现功能障碍，语言记忆功能几乎完全丧失。

评注

发作间期双侧颞区独立性放电，NREM睡眠期右侧颞区放电较左侧著，REM睡眠期右颞局灶性放电。发作期脑电右侧放电虽然比左侧规则，但脑电发作起源时左侧半球迅速受累，几乎同步起源，因此，难以定侧。症状学不是典型的内侧颞叶癫痫发作，患者右利手，发作时双手感觉异常，有时这种感觉传播到咽喉部，随后出现意识丧失，无自动症。发作结束后语言记忆功能障碍，表明发作时患者左侧海马受累。既往脑膜脑炎史，脑膜脑炎常导致多灶性癫痫，因此，进行脑电图有创评估，共置入4根颅内电极：右侧（A）和左侧（B）枕颞电极及下岛叶（C）、上岛叶（D）电极，图E和图F为4根电极的冠状位截面图。发作起源于右侧海马，当左侧海马受累时，患者出现意识丧失，随后患者向右偏转，僵直，双手抱胸，低头，表明患者发作放电传播至岛叶和顶叶。右侧杏仁核－海马切除术后无发作。

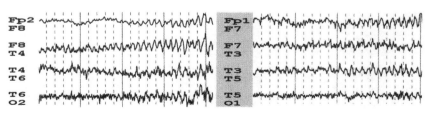

图a　低波幅活动，波幅逐渐升高

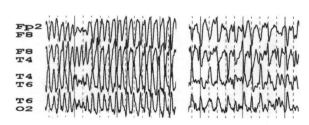

图b　7.5Hz节律性活动，T4位相倒置，节律逐渐减慢

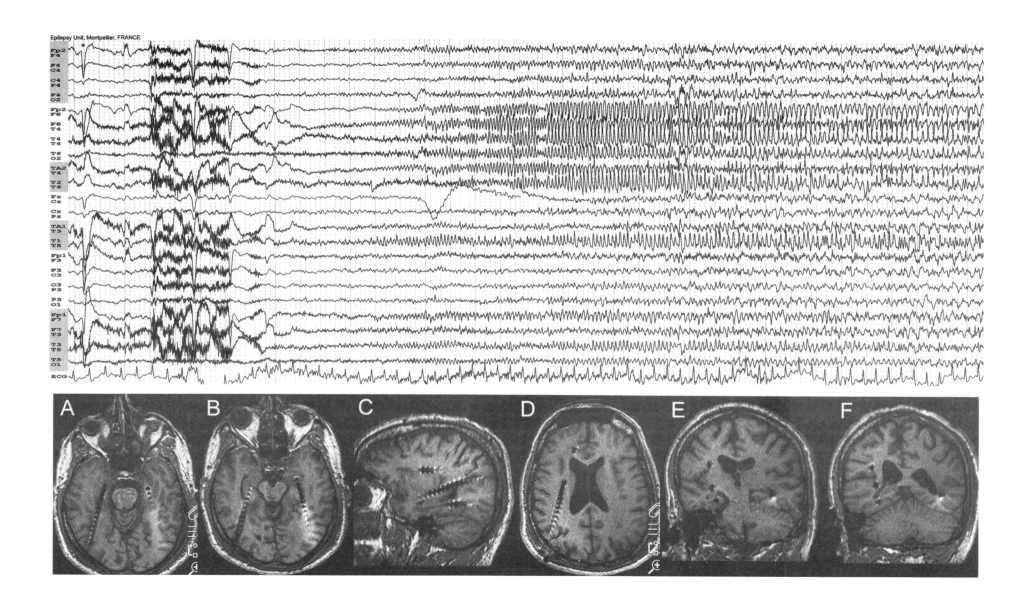

VII · 7　颞叶内侧癫痫（7）

临床提示

患者，女，33岁。因颞叶癫痫拟行术前评估就诊。出生约3个月时开始出现癫痫发作。发作症状固定，发作时患者感觉紧张、极度恐惧，部分意识障碍，感觉到与周围疏远，发作后逐渐恢复正常。多次脑电图显示右颞放电。MRI提示右侧颞叶内侧信号不均匀病灶，考虑为胚胎发育不良性神经上皮肿瘤（dysembryoplastic neuroepithelial tumor，DNET）。

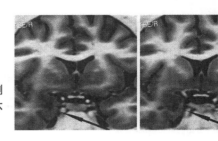

MRI显示右侧颞叶内侧信号不均匀病灶,胚胎发育不良性神经上皮肿瘤可能

脑电图特征

REM睡眠期，右侧颞区间断放电，颞下导联明显，放电表现为棘波重复发放，F8-T4导联位相倒置，放电局限于右侧颞区，放电无扩散。

评注

脑电表现为REM睡眠期异常放电明显增多，这种现象并不常见。清醒期及NREM睡眠期放电波形相同，放电模式为孤立的或者极短暂的成簇暴发，但无扩散；睡眠期放电准确定位于右侧颞叶。发作期脑电监测记录到右侧颞叶起源，手术病理证实为DNET。患者术后15年无癫痫发作，也无先兆发作。

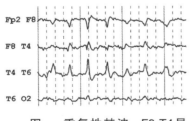

图a　重复性棘波，F8-T4导联位相倒置

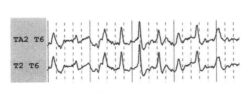

图b　右侧颞下导联棘波重复发放

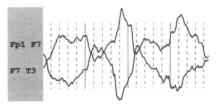

图c　REM睡眠期

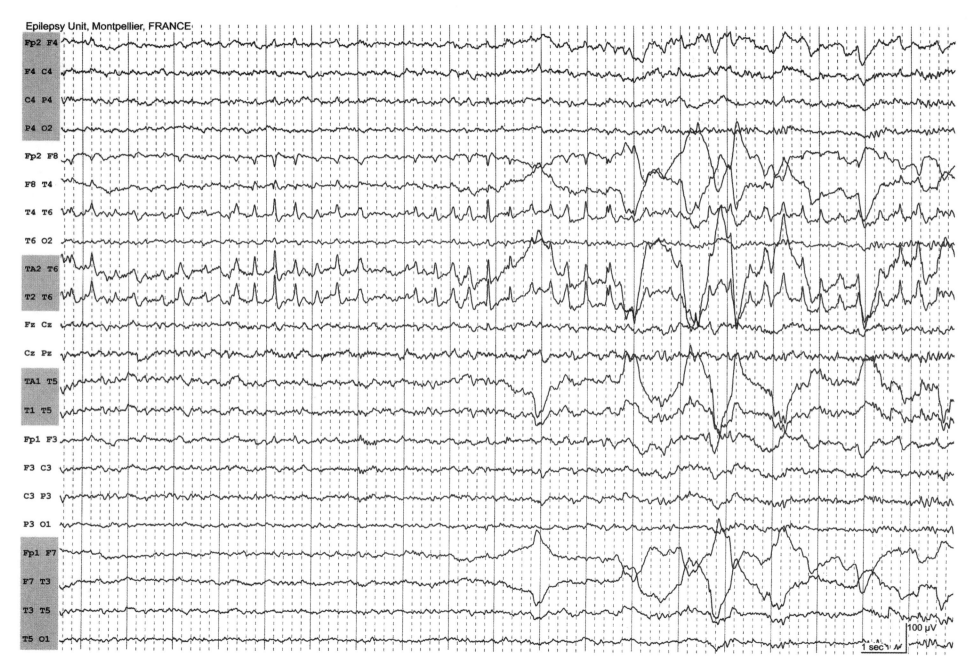

临床提示

患者，女，29岁。14岁时患疱疹病毒脑膜脑炎。夜间突发强直发作，开始治疗后夜间发作消失，出现白天发作性陌生感，随后出现意识丧失，发作结束后立即恢复正常，无意识混乱过度状态。神经影像学检查显示脑损伤病灶累及右侧全颞叶。

脑电图特征

左：患者处于清醒闭眼状态。背景活动为α节律活动。第4秒时右侧颞区慢−棘慢复合波发放，放电传播到右侧外侧裂上区域及中线导联（波幅较低，频率稍下降）。右：NREM睡眠2期（纺锤波）。右侧颞区棘慢复合波和多棘波发放，放电传播到外侧裂以上区域导联，放电以颞中导联表现为著。

评注

新皮质颞叶癫痫与颞叶内侧癫痫不同的是放电更多，波幅更高，放电形态多变，包括多棘波和快节律。

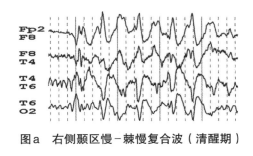 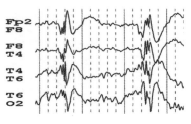

图a 右侧颞区慢−棘慢复合波（清醒期）　　图b 右侧颞区多棘慢波（NREM睡眠2期）

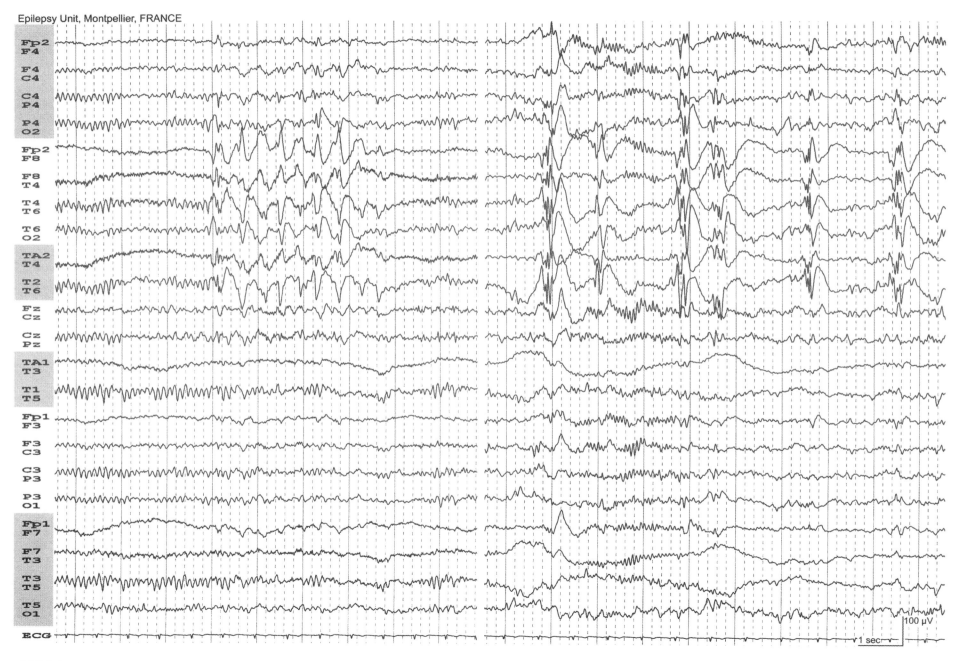

Epilepsy Unit, Montpellier, FRANCE

VII·9　新皮质颞叶癫痫（2）

临床提示

患者，男，36岁。右利手。因15岁开始出现癫痫发作就诊。发病初始即表现为药物难治性癫痫。头颅MRI正常。发作形式为出现先兆后意识丧失，活动停止，无任何动作，无自动症，发作结束后失语，意识混乱，对发作过程无记忆。发作常继发为全面性发作。发作间期清醒期脑电提示右侧前颞及中颞导联放电。

脑电图特征

NREM睡眠2期。A：双侧颞区独立放电，右侧放电较频繁。此图开始时左侧颞区低波幅棘慢波发放，颞下导联（TA1和T1）为著。B：此图包含NREM睡眠期的生理脑电成分——睡眠期一过性正相枕区尖波（positive occipital sharp transients，POSTs），开始时右颞棘波发放，而在图末则以左侧颞顶交界区域的快节律为主要表现。C：发作期，患者觉醒后并无活动，同期脑电左侧颞后及顶区导联频率约13Hz棘波发放，波幅逐渐升高，频率逐渐降低，呈"梳"样形态，之后节律减慢为左侧颞–顶-枕交界区域2Hz棘慢复合波。发作脑电向前传播至额叶和前颞区域。此图最后6秒，脑电活动转变为波幅稍低，但频率稍快（5～6Hz）的尖波，放电局限于左侧半球。传播至右侧半球后，双侧海马区域受累及。所有发作期脑电图发作起源均相同。

评注

本例患者先前清醒期脑电考虑右侧颞叶癫痫可能性大，但患者发作结束即表现为语言功能障碍，因此，推测左侧颞叶受累及。经过长时程睡眠期脑电监测，发现睡眠期包含快节律放电，从而发现患者颅内存在两个独立的致痫灶。快节律对于致痫灶的定位至关重要，其发生与癫痫发作起源区相关。临床症状学、发作间期脑电的快节律及发作期脑电定位患者位于左侧颞后的起源区（重要功能区），因此，手术治疗延缓进行。

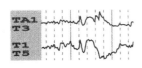

图a　左侧颞下导联棘慢复合波

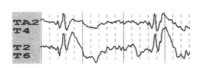

图b　右颞棘慢复合波

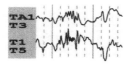

图c　左侧颞后快节律

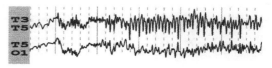

图d　募集性快节律后出现"梳"样节律

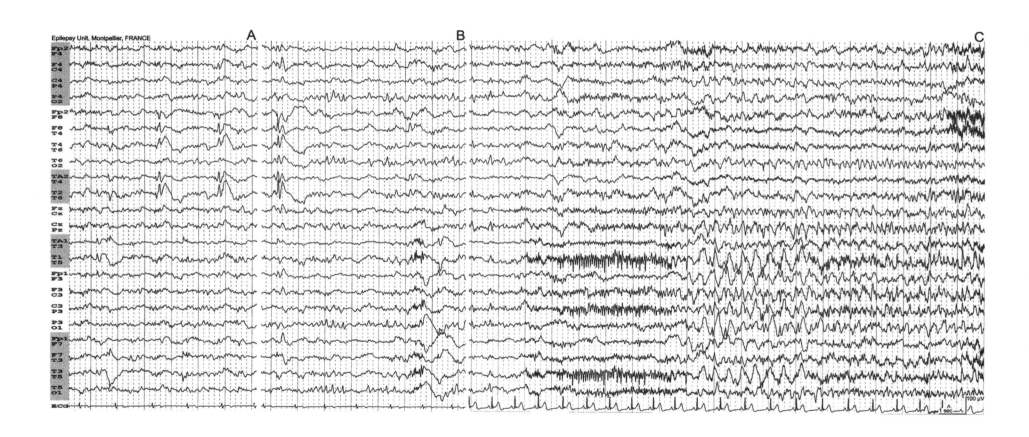

临床提示

患者，女，18岁。癫痫患者。右利手。8岁起病，既往史无特殊。青春期开始转变为药物难治性癫痫，每天发作约30次，白天和夜晚均有发作。发作形式以一种患者难以描述的全身不适伴失语开始，伴或不伴部分意

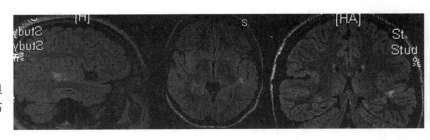

MRI扫描FLAIR序列显示左侧颞上沟后部皮质下高信号，提示为皮质发育不良

识丧失。发作持续10～30秒。发作间期脑电显示左侧颞中、颞后区域0.5～2秒棘波或快节律，NREM睡眠期明显。增强MRI检查T2和FLAIR加权像显示左侧颞上沟后部高信号，无增强，提示病变为局灶性皮质发育不良（focal cortical dysplasia，FCD）。

脑电图特征

发作期脑电图记录到患者惯常发作。发作记录时患者处于清醒状态，觉察到一种异常的感觉，表情随之变化，患者无意识丧失，并尝试向旁人示意自己要出现发作。发作结束后，患者微笑并告知护士刚刚自己发作了一次。A：发作起源时左侧中颞区域快节律发放，同期双侧中央区域导联μ节律，随后左侧颞区导联可见肌电伪差（患者移动，尝试告诉护士自己癫痫发作），左侧μ节律消失，右侧μ节律活动仍继续。此段脑电图末期，左侧颞中区域导联δ波演变为左侧额、颞导联4.5～5Hz的节律性电活动，并向右侧半球传导。B：发作末期，发作前患者心率90次/分，发作过程中逐渐下降到50次/分。发作结束后心率恢复正常。

评注

为了准确识别患者致痫灶及定位患者语言区，采用SEEG颅内电极置入进行有创评估后，术中唤醒进行皮质-皮质下功能定位，术中直接电刺激致痫灶（包括FCD病灶）未造成患者语言功能障碍，患者手术切除致痫灶后无语言功能缺损。术后组织病理检查可见气球样细胞，证实为FCD II型。

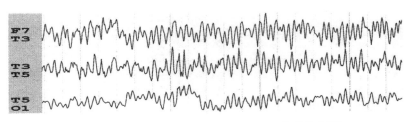

图a　记录速度为30mm/s。15～16Hz快节律起源

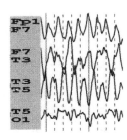

图b　4.5～5Hz节律性尖波

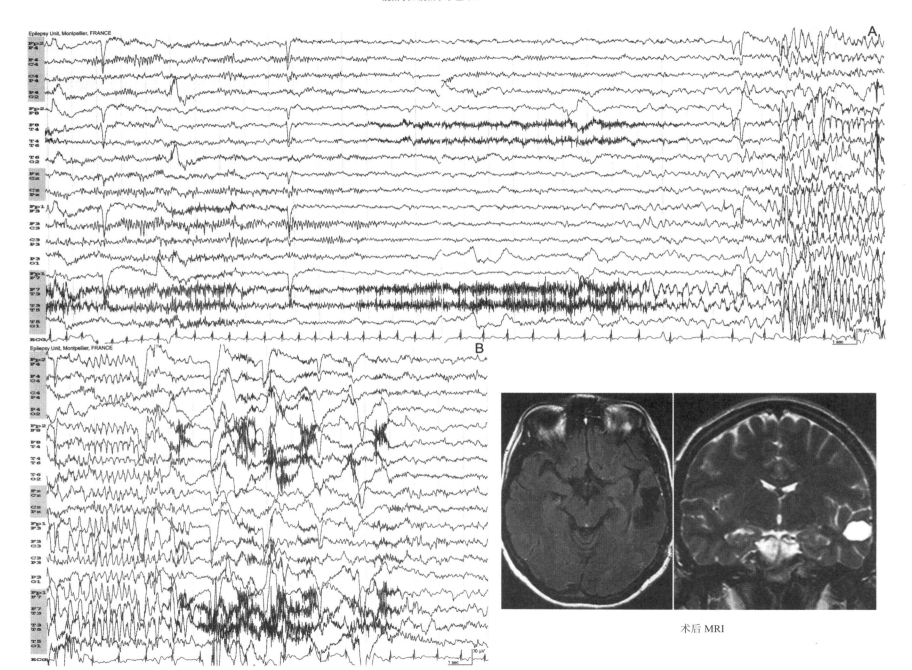

术后 MRI

临床提示

患者，女，24岁。因拟行术前评估就诊。右利手。既往史无特殊。22岁起病，表现为几次GTCS，患者偶尔听到自己声音的回音。

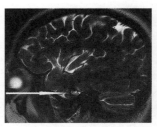

MRI（T2序列）显示
右侧颞下沟海绵状血管瘤

脑电图特征

A：NREM睡眠2期，发作间期右侧颞区可见棘慢复合波。清醒期未见明显异常放电。B：患者处于睁眼状态，发作期。发作起源右侧中颞区6Hz低波幅θ活动，波幅逐渐升高并向颞叶前部传播，右侧顶区轻度累及。C：发作期脑电局限于右侧颞区。额极导联可见眼球扫视的运动伪差。额极和颞前、下导联同时可见外直肌收缩所导致的快速电位，对应于外直肌收缩，"外直肌棘波"。

评注

图B和图C未见肌电伪差，尤其是没有咀嚼肌电伪差，表明此次发作无自动症，发作期脑电活动仅局限于颞叶外侧，边缘系统无累及。此次发作临床症状不明显，由于仅仅累及非功能区皮质，患者没有意识到癫痫发作。左侧颞叶癫痫发作的患者，发作时可能有语言功能障碍。

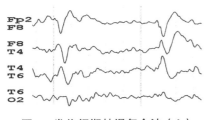

图a　发作间期棘慢复合波（A）

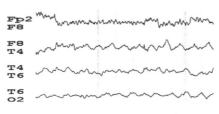

图b　发作起始颞中区导联6Hz θ活动（B）

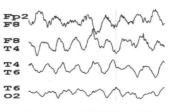

图c　5Hz节律活动（C）

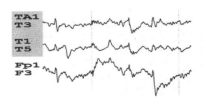

图d　外直肌收缩快速电位及眼球扫视运动伪差（C）

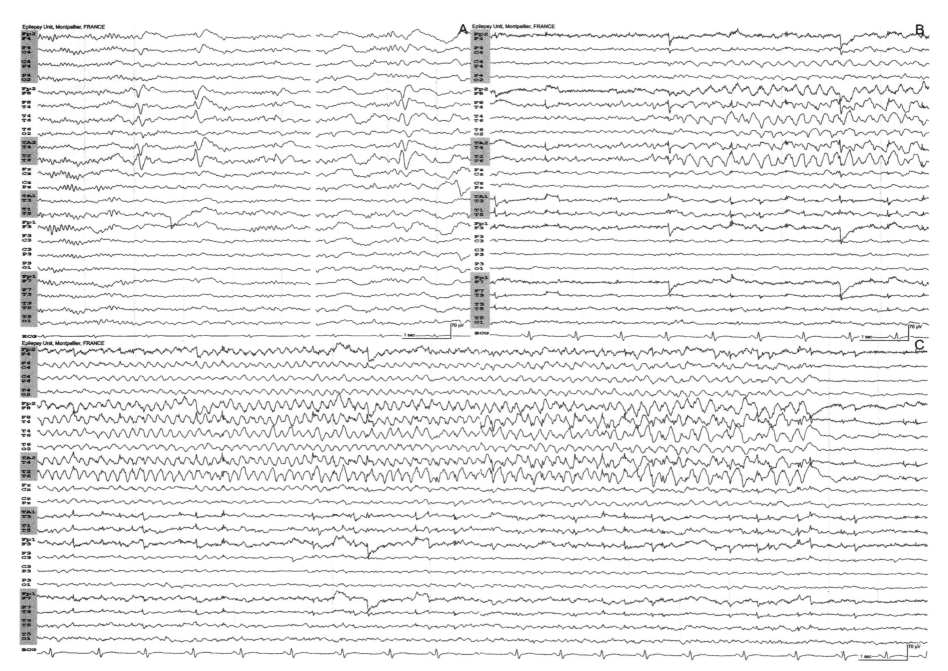

临床提示

患者，男，16岁。既往史无特殊。8岁首次发病，初始药物治疗无效，2种药物联合治疗后2年内无癫痫发作。患者诉发作时双眼凝视于某一点，随后头向左侧偏转，伴意识丧失。MRI显示右侧额叶皮质发育不良。

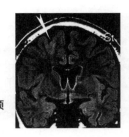

T2-FLAIR 序列显示右额
皮质发育不良（箭头）

脑电图特征

A：清醒闭眼状态，背景为正常α活动，右侧波幅稍高。末期患者感到困倦，α节律消失，右侧额区棘波、多棘波发放，中线导联及左侧额区轻度累及。放电有所扩散。B：放松状态，右额区多棘慢波发放，放电传导至F8导联。F7导联可见电极伪差。C：NREM 睡眠2期，右额可见局灶性棘波、多棘波、多棘慢波，并向对侧扩散。D：REM 睡眠期，癫痫样放电减少，放电局限于F4导联。

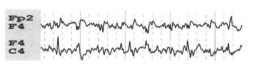

图a　示棘波和低波幅多棘波（A）

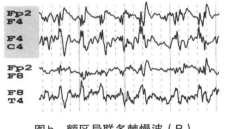

图b　额区导联多棘慢波（B）

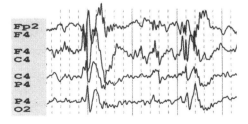

图c　NREM睡眠2期局灶性但较弥散的
癫痫样放电（C）

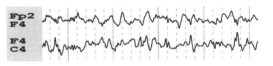

图d　REM睡眠期F4导联局灶性放电（D）

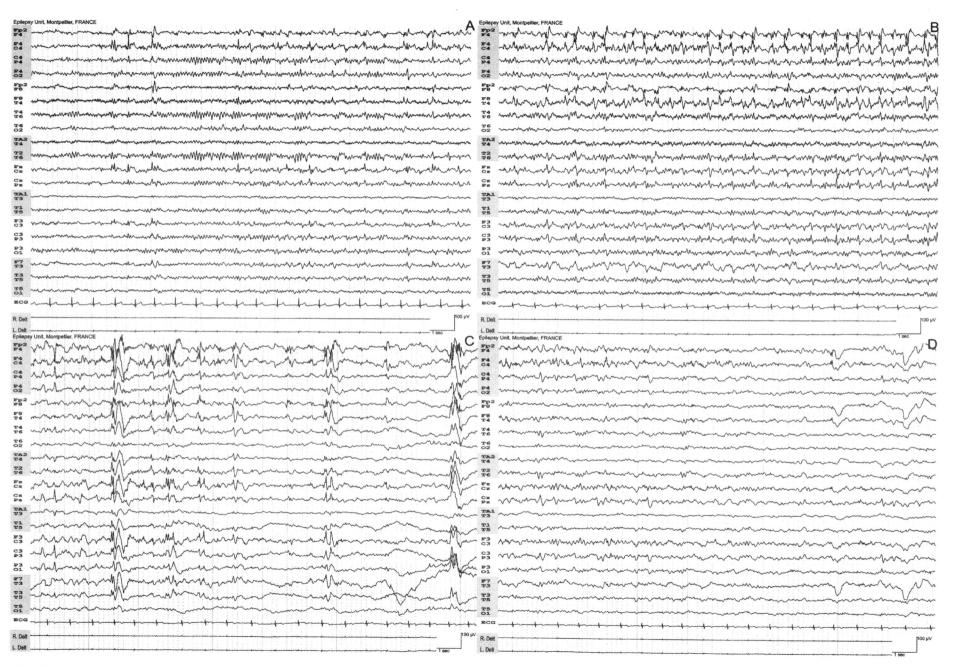

VII · 13　额叶癫痫（2）

临床提示

患者，男，19岁。因拟行术前评估就诊。MRI显示左侧额叶皮质高信号，发作间期SPECT扫描示左额高灌注。神经影像学表现考虑为FCD II 型。

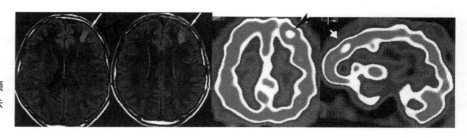

MRI（FLAIR序列）显示左额前部高信号。发作间期SPECT显示左额前部高灌注

脑电图特征

左：NREM 睡眠2期（纺锤波及K综合波）。左额、额下导联（F3、F7）可见14～16Hz快波放电持续1～2秒。此类快波活动为皮质发育不良的特征性放电。第2次及第3次放电表现为快波活动后紧随K综合波和纺锤波。右：REM睡眠期。左额（F3）及额下（F7）导联可见15Hz快波活动。平均参考导联显示放电主要位于F3和F7导联。

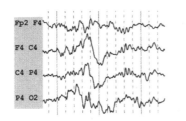

图a　K综合波后跟随睡眠纺锤波

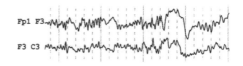

图b　F3导联15Hz快波活动，K综合波紧随睡眠纺锤波

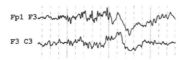

图c　F7导联快波活动，K综合波紧随睡眠纺锤波

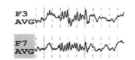

图d　F3和F7导联快波活动

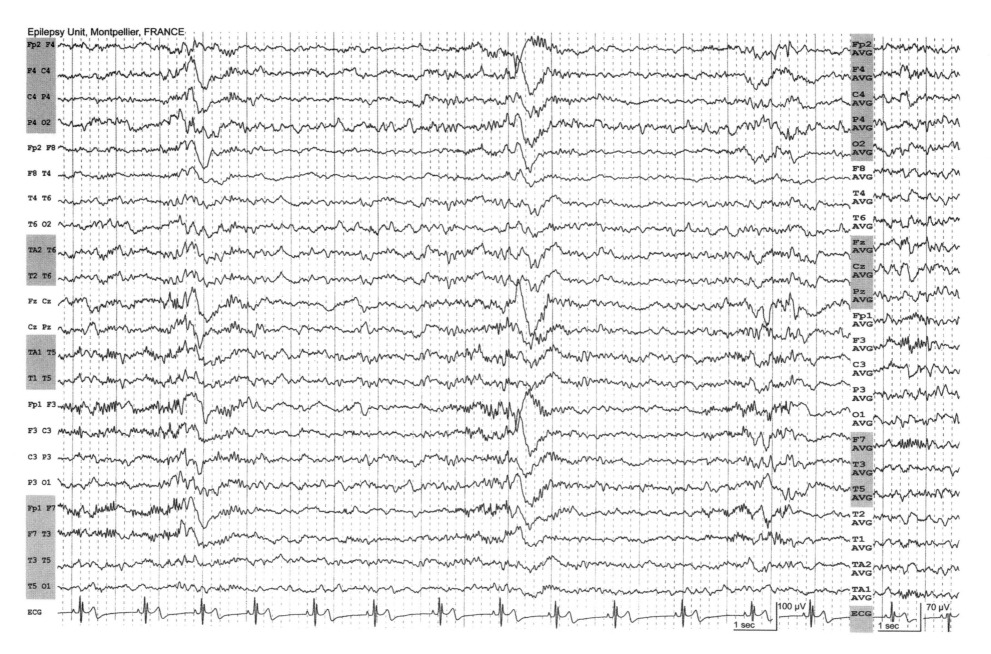

临床提示

与Ⅶ · 13为同一患者。发作期脑电图记录。

脑电图特征

　　患者发作开始于本记录的第2秒，患者在睡眠中突然醒来，伴有上下肢活动，他将双上肢抱于胸部，然后将左前臂放在脸上，患者似乎有恐惧感，然后他按铃标记了这次发作，无意识丧失。发作持续了20秒。在脑电图上，患者处于NREM 睡眠2期，在F3-F7上发现更早更多叠加快活动的K综合波，这种快节律和之前发作间期的记录相同，在右侧也可以观察到，这种快活动持续2.5秒，波幅减低，之后出现肌电伪差。

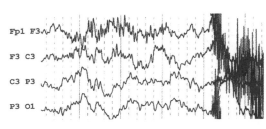

图a　快节律重叠在K综合波上，随后是低电压活动和肌电伪差

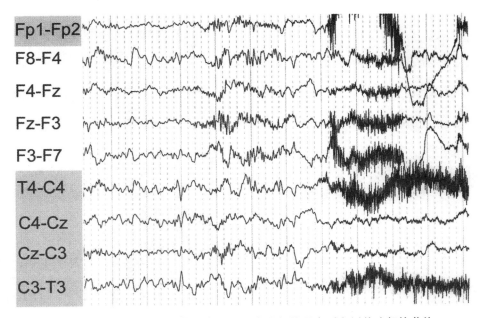

图b　同一发作的横联双极导联记录。发作初始观察到左侧前头部快节律

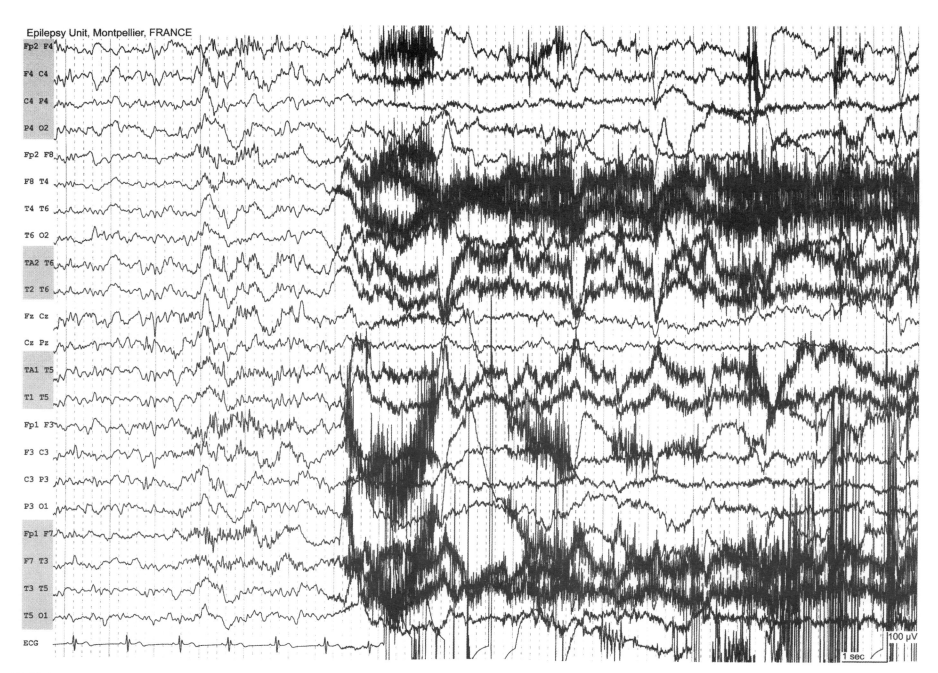

VII · 15　额叶癫痫（4）

临床提示

患者，男，18岁。因拟行术前评估就诊。额叶癫痫。既往史无特殊。3岁癫痫发作，从一开始就有耐药性。癫痫发作与睡眠有关，主要发生在夜间后半段睡眠期，并持续到觉醒期。每周有几次癫痫发作。患者报告有无法形容的感觉，随后出现呼吸暂停，伴有早期运动自动和左下面部收缩。癫痫发作持续10秒。MRI显示右额发育不良，并经病理证实。手术后患者发作消失。

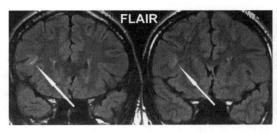

MRI（FLAIR）显示F3高信号影支持皮质发育不良（箭头处）

脑电图特征

左：患者清醒。脑电图可见前头部β节律，Fp2-F8导联可见棘波（右下额区域）。右：患者清醒，放松状态。Fp2-F8导联可见一系列发作间期低幅棘波。在第6秒，发作间期变化突然被快活动所取代，该活动在右下额区域的发作放电中形成。3秒后，右额-中央、顶区、左额-中央和下额叶区域可见快波活动。在第11秒，在额肌肌电图上记录到肌肉收缩（左下面部的收缩），然后脑电图混杂肌电伪差（下图，未显示）。发作开始时有呼吸暂停。

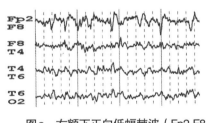

图a　右额下正向低幅棘波（Fp2-F8导联）

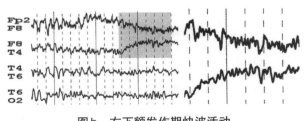

图b　右下额发作期快波活动

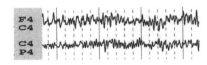

图c　快波活动扩布至右额-中央区

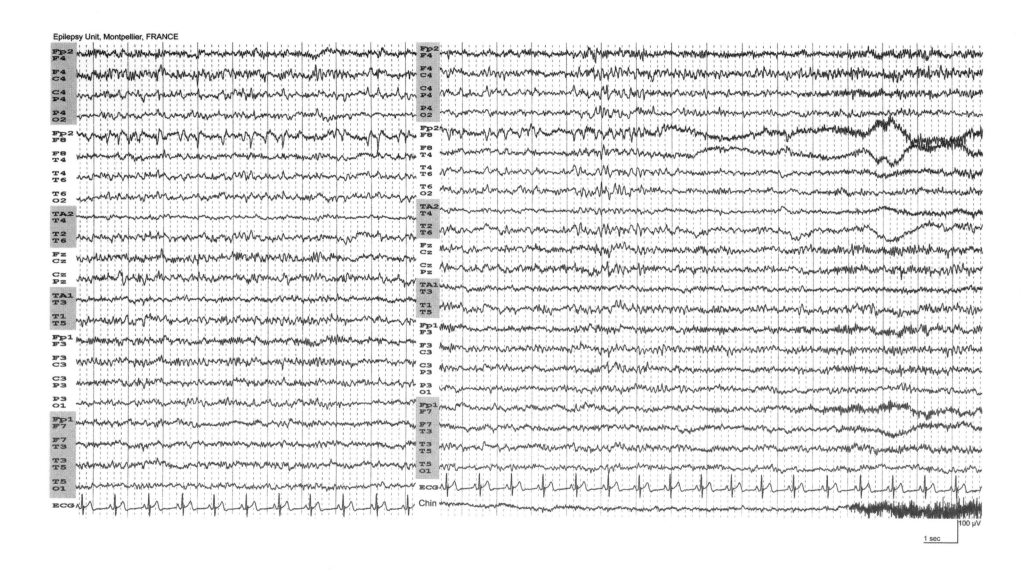

Epilepsy Unit, Montpellier, FRANCE

临床提示

患者，女，32岁。因拟行术前评估就诊。个人史无特殊。12岁时开始出现癫痫发作，发作大多发生在夜间睡眠期间，有时每晚发作数次，癫痫发作持续约20秒。患者醒来后有运动自动症。发作结束时微笑。没有发作后状态。头MRI显示左额上回旁正中局灶性皮质发育不良。

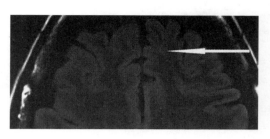

FLAIR高信号显示皮质增厚（箭头）对应于左侧正中旁局灶性皮质发育不良

脑电图特征

患者处于NREM睡眠2期。脑电图可见左额区快波活动，频率为23Hz，扩布至顶区和右额区。2秒后，颊肌肌肉收缩。随后由于患者运动引起的肌电伪差，脑电图无法分辨。

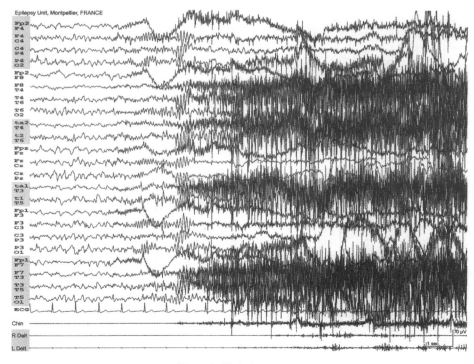

图a 记录速度15mm/s

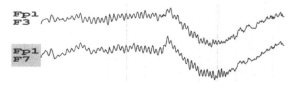

图b 额区快波活动起始

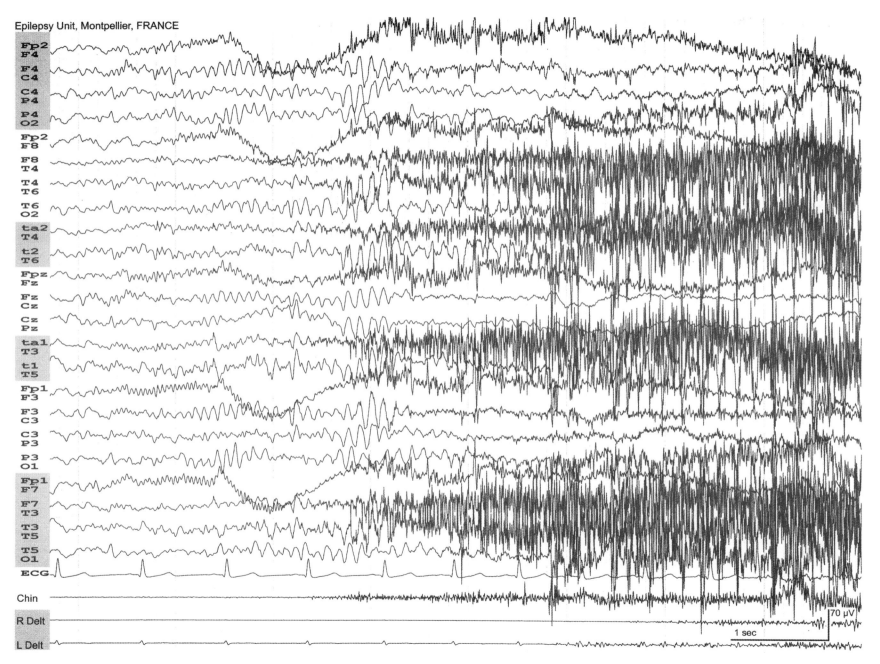

临床提示

患儿，男，12岁。右利手，因7岁时患疱疹病毒脑膜脑炎，伴昏迷和右额叶癫痫持续状态就诊。永久性后遗症包括难治性癫痫、左侧忽略、左足运动障碍及认知障碍但手功能保留。癫痫发作的特征是张力过高，上肢抬高，下肢受累时可能跌倒，或以左侧躯体为主的惊吓发作。

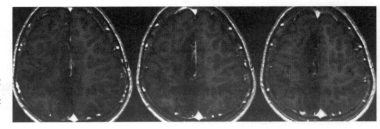

MRI（T1，钆）显示右侧半球内侧区域和中央区的广泛病灶

脑电图特征

A：清醒闭眼状态。背景活动对于这个年龄段来说有点慢，在左侧形成得更好。右侧中央区和顶区（C4和Cz位相倒置）存在几乎连续的或多或少尖慢波活动。B：NREM睡眠2期伴睡眠纺锤波，尤其是在左半球。C4上存在具有位相倒置的尖慢复合波，随后出现快波活动暴发，持续2秒，以前头部为著。C：REM睡眠期（心律不规则）。记录开始时，发作间期活动在右侧中央区出现尖波，然后在右半球和顶部有一个高波幅棘波复合波，在右额区域有18～20Hz快波活动，该活动扩散到F3-C3和右前颞区。符合右侧额–中央区起始的亚临床电发作。D：患儿清醒。广泛性棘慢波放电持续1秒。临床上，本例患儿在放电结束时出现左侧肢体肌阵挛。

评注

NREM睡眠期，弥漫性快波活动呈碎片化。睡眠纺锤波主要见于左半球。

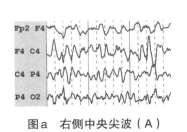

图a　右侧中央尖波（A）

图b　NREM睡眠2期，快活动暴发（B）

图c　REM睡眠期右侧中央慢波和高波幅慢复合波，然后出现18～20Hz快活动（C）

图d　弥漫性棘慢波放电（D）

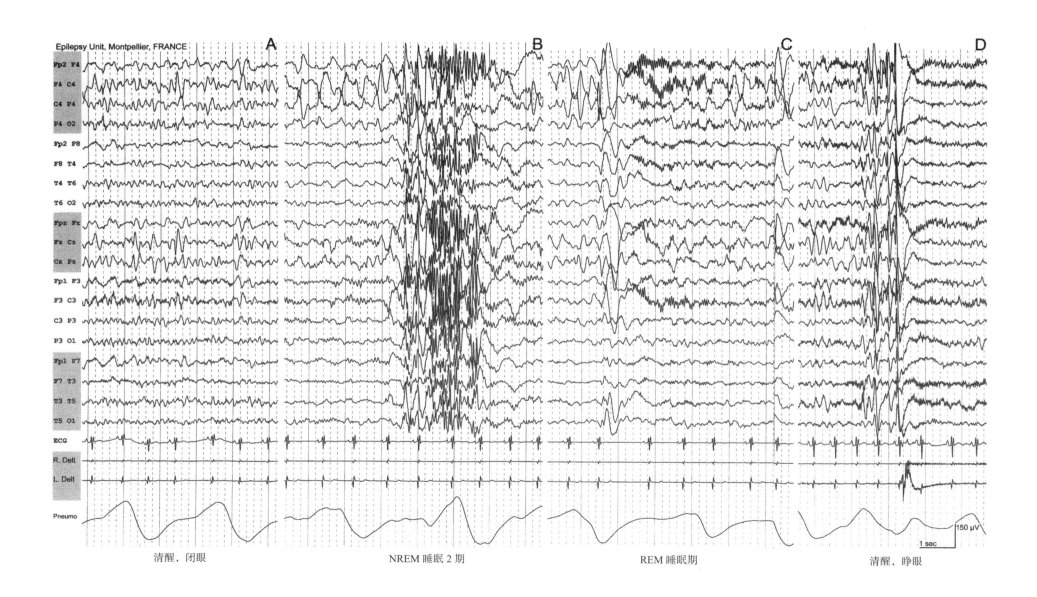

临床提示

与Ⅶ·17为同一患儿。发作期记录。患儿玩的时候突然低下头，举起双臂，然后把头转向右侧，同时举起右臂，保持紧张的姿势。出现呼吸暂停，随后恢复大口呼吸，在发作结束时面带微笑。

脑电图特征

波幅降至20μV/mm。左：右侧额-中央区高波幅弥散性复合波，随后是右额-中央区的快波活动并扩散到顶区和左侧中央区。然后快波活动与低波幅额-颞区慢波混合，其本身被快活动（15Hz）所取代。最后，发作活动在左半球具有更高的波幅。同期左右三角肌肌电图记录到强直性收缩，左侧早于右侧100ms。患儿出现呼吸暂停。在癫痫发作的前几秒，心率也加快。右：癫痫发作结束。发作活动逐渐变得支离破碎，伴有高波幅棘慢波，然后这种活动突然停止。癫痫发作持续约30秒。呼吸迅速完全恢复。

评注

由于这种癫痫的严重程度，发作症状由中央区易于向前部扩步，并且没有偏瘫，使用深部电极进行记录，覆盖脑区包括前额叶、前辅助运动区（SMA）、右中SMA、左中SMA、中央和顶叶。颅内脑电图监测过程中，记录到癫痫发作，这些发作起源于中央区，出现左侧肢体肌阵挛，或很快向前扩散，产生额叶运动前区症状。进行了姑息性手术，切除右侧SMA，运动区软脑膜下横切，术后癫痫发作频率和严重程度显著降低。术后12年，患者仅出现觉醒期的左上肢阵挛性发作。

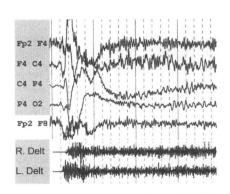

图a　发作起始可见高波幅复合波，随后出现快波活动，左侧肢体肌肉收缩

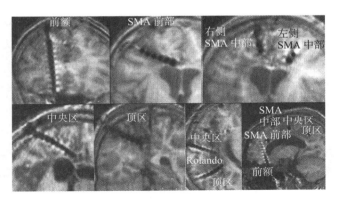

图b　立体定向脑电图，电极位置

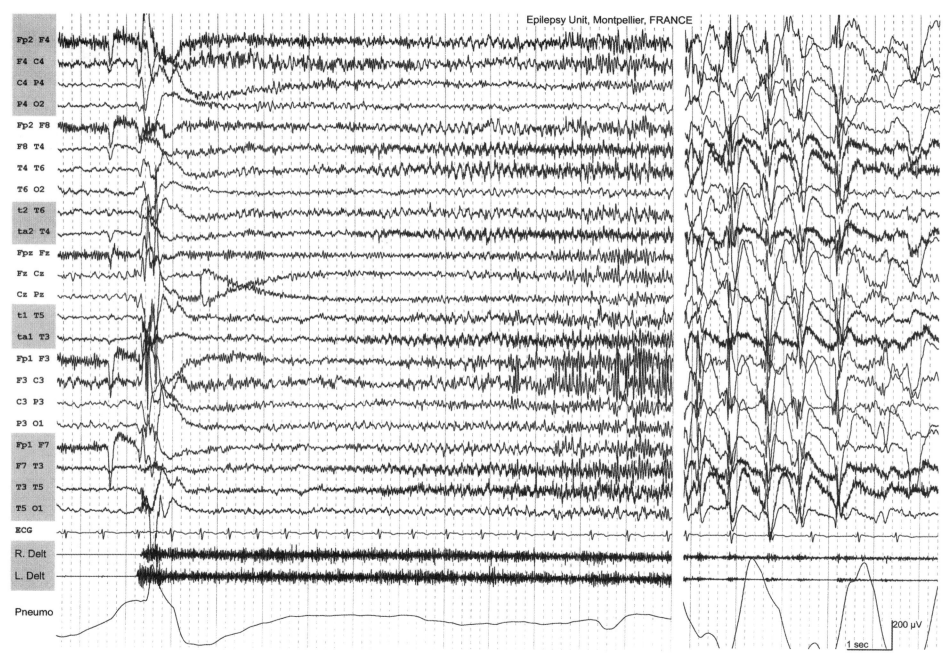

Epilepsy Unit, Montpellier, FRANCE

临床提示

患者，女，30岁。因拟行术前评估就诊。左利手。既往史无特殊。3岁时发病。青春期出现耐药性，表现为每天清醒期丛集性发作。患者感到右手掌感觉异常，然后强直收缩，握紧拳头，抬起手臂（伸展、内旋和外展）。可扩散到下肢，造成摔倒和创伤。交替握拳的动作可诱发癫痫发作。MRI正常。

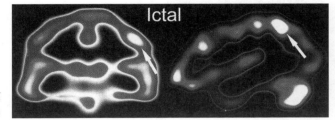

发作期SPECT提示左侧中央区过度灌注（箭头）

脑电图特征

A：患者处于清醒睁眼状态。F3-C3导联低电压棘波和多棘波（波幅较低）扩布到右侧中央区和顶区。P3-O1导联可见低波幅棘波。C3-P3导联存在位相倒置。B：用右侧和左侧蝶骨（SPH）电极记录。在中间觉醒期间，左侧中央区出现亚临床棘波放电，随后出现多棘波暴发。与清醒状态一样，这些活动扩散到右侧中央区域，其位相倒置发生在C3-P3导联。C：癫痫发作。发作起始于左侧中央区，频率为20Hz，几乎同时发生在左侧额下区域、顶区和右侧中央区。波幅在左侧中央区较高。放电起始手掌感觉异常，随后出现肌肉收缩（手和右三角肌）。

评注

癫痫起源于左侧中央区。感觉异常提示顶叶受累。考虑到发作的严重程度、耐药性、跌倒受伤及患者为左利手，决定使用硬膜下电极进行颅内脑电记录。这样就可以对中央区进行评估，以明确致痫区，并明确运动和感觉区功能。皮质电刺激显示中央沟后面的感觉组织与Penfield和Rasmussen的"侏儒图"不对应。从下到上，手掌、口唇、舌的敏感性表明顶区异常。行运动区局限切除。随访显示癫痫发作显著改善，从每天数次跌倒和受伤到仅仅每周一次的睡眠期发作。

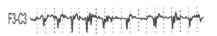

图a　F3-C3导联棘波和多棘波

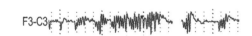

图b　棘波放电和多棘波暴发

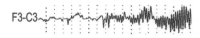

图c　癫痫发作时可见20Hz快波活动

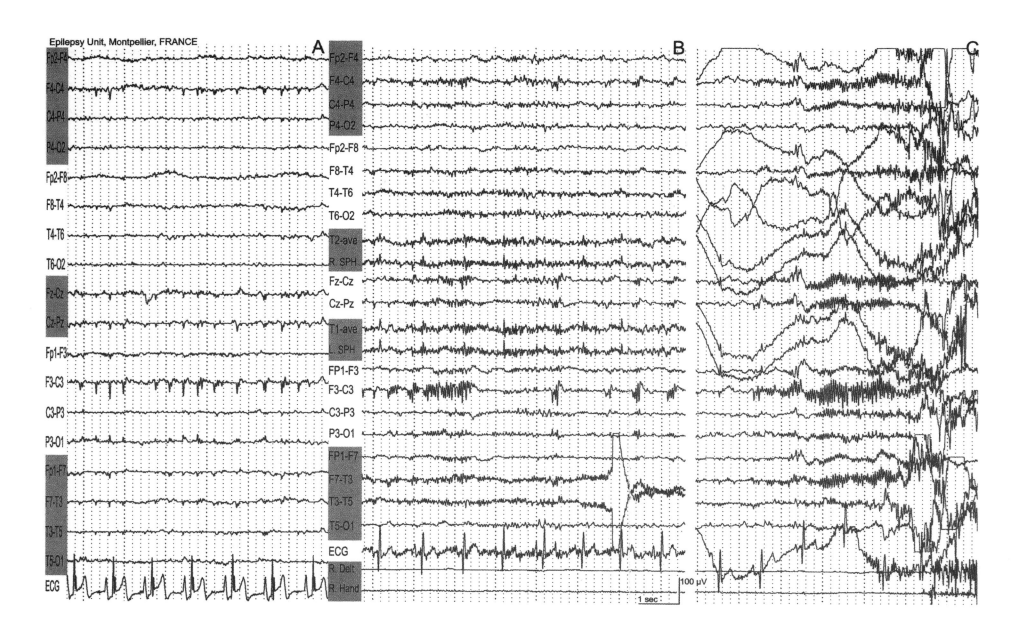

临床提示

患者，女，17岁。因非癫痫性心因性发作就诊。几个月来，左足出现刻板性收缩，并扩展至腿部，有时扩展至手臂，每天发作几次，诉左足无力。头MRI正常。

脑电图特征

顶区和右侧中央－顶区可见周期性尖波放电，尖波持续10～20秒，为亚临床放电。在放电过程中没有阵挛或强直，只有左足无力。定位符合右侧旁中央小叶。

评注

具有强直表现的典型中央区癫痫发作常被误诊为心因性发作。这些患者的行为很奇怪，有强直和疼痛。在中央区癫痫中，发作间期脑电图通常正常，发作期脑电图被肌电伪差干扰。本例中出现的癫痫发作非常罕见。根据定义，癫痫发作是一种节律性活动而非周期性活动。支持癫痫发作的依据包括发作是突发突止，反复的放电和右下肢远端功能障碍。

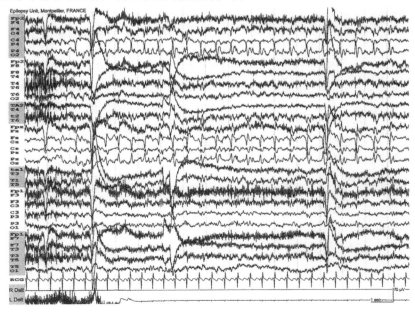

图a　记录速度15mm/s

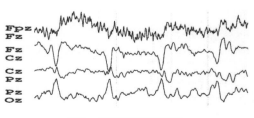

图b　顶区周期性活动

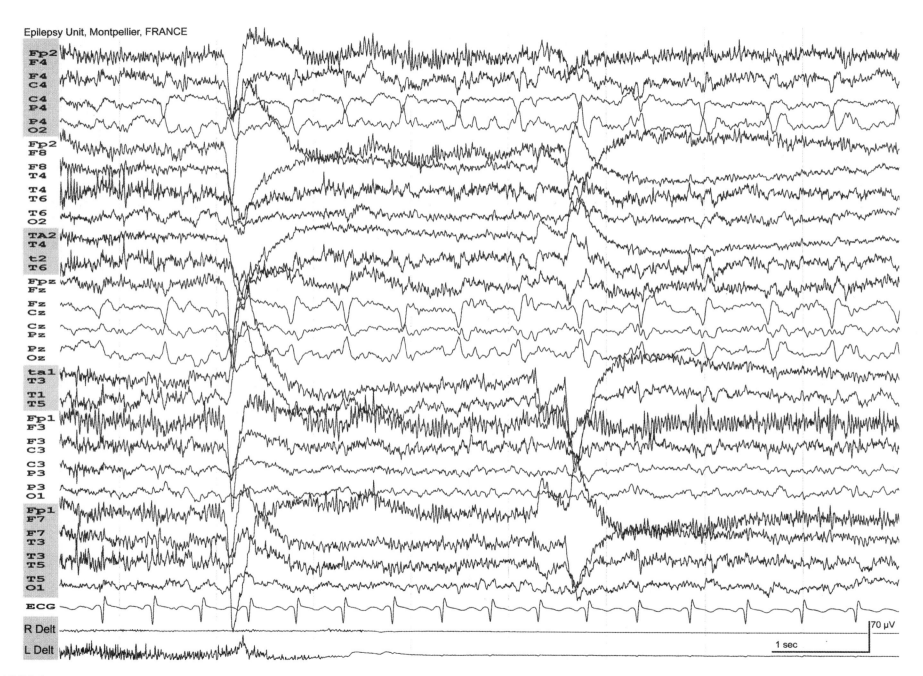

临床提示

患者，女，21岁。因发作较频繁，特征是头晕和眼球运动，呈现药物难治性就诊。18岁时发作。

脑电图特征

左：患者刚刚完成过度换气，脑电背景稍慢。在记录开始时处于睁眼状态，Cz-Pz和T6-O2导联可见孤立的棘波。在第3秒闭眼，可见眼睑运动伪差。1.5秒后，Cz-Pz导联和右枕区出现3个孤立的棘慢波，向左侧轻微扩散。这些棘慢波波幅较高，呈双相性，其形态与Gastaut儿童枕叶癫痫中发现的波形相似。这些变化在右侧更明显。它们很罕见，与闭眼关系不大。右：12Hz时的间断闪光刺激，异常放电明显增多。12～16Hz的间断闪光刺激均可见异常放电明显增多。

评注

在脑电图检查时，本例患者被诊断为症状性右顶枕叶癫痫，而不是"特发性"（Gastaut型）癫痫。依据是没有长时间的棘慢波放电，闭眼时没有明显的激活，以及ILS的激活。在Gastaut儿童枕叶癫痫中可以看到成年期癫痫发作的持续性和耐药性。这个病例说明了在将枕叶癫痫分类为"特发性"或可能症状性时遇到的困难。脑电图的表达并不能为正式分类提供线索。即使在"特发性"病例中，头MRI检查也是必要的。脑电图检查几年后再行MRI检查，显示右侧顶叶皮质发育不良。

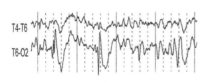

图a　闭眼时右枕可见棘慢波

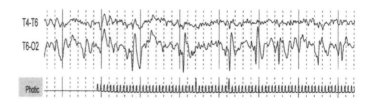

图b　12Hz间断闪光刺激时出现右枕棘慢波激活

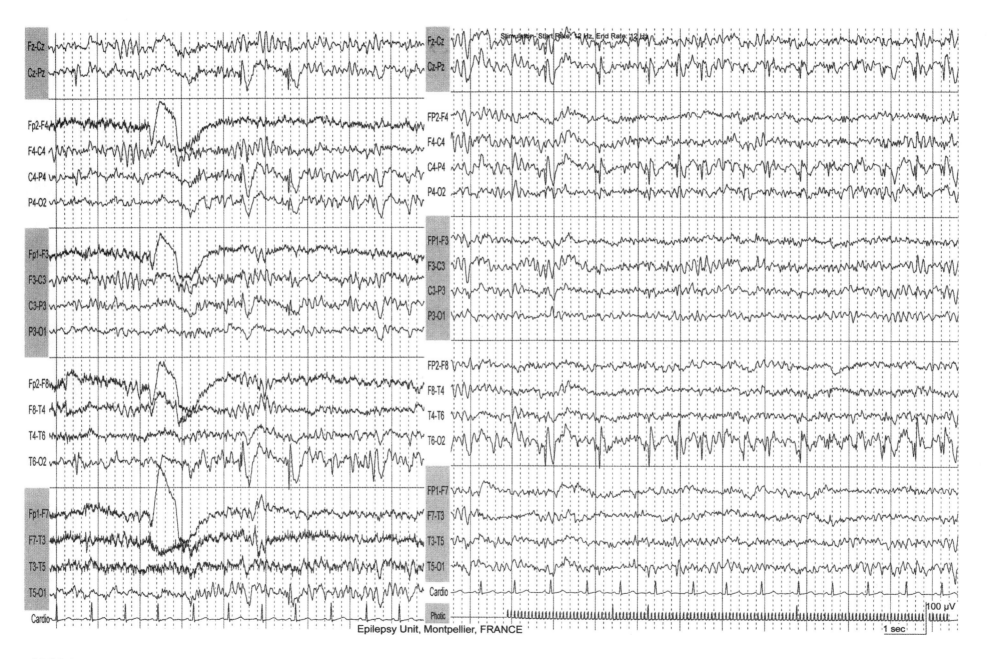

Epilepsy Unit, Montpellier, FRANCE

临床提示

患者，男，19岁。因14岁时首次出现GTCS就诊。脑电图检查时，记录到癫痫发作，伴或不伴意识丧失。诉物体看起来较小（微视）或较大（大视），每天早上都有眩晕感。呈现耐药性。头MRI正常。

脑电图特征

REM睡眠期记录到一次癫痫发作，时间是凌晨4时15分。此前在NREM 睡眠2期中有3次相同的发作，伴有觉醒反应和意识丧失，无任何自动症状。A：患者处于REM睡眠期，发作间期，棘波位于T6（位相倒置）。在第5～6秒，波幅压低，出现发作。右后颞区可见14～15Hz低波幅快波活动，波幅逐渐增加，频率逐渐降低，并扩布至右枕区。B：波及右顶区（P4位相倒置）。发作期，活动逐渐扩布至中央区。棘慢波波幅逐渐增加，频率逐渐降低，局限于顶－枕－颞交界处。没有肌电伪差（REM睡眠期）。这次发作时患者一动不动，早晨醒来后患者无法回忆夜间的发作。

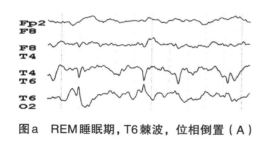

图a　REM睡眠期，T6棘波，位相倒置（A）

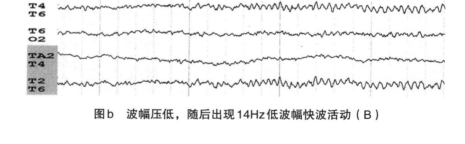

图b　波幅压低，随后出现14Hz低波幅快波活动（B）

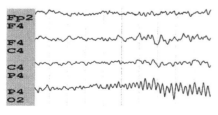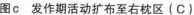

图c　发作期活动扩布至右枕区（C）

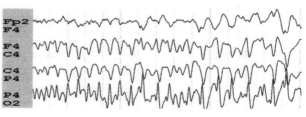

图d　顶区异常放电（D）

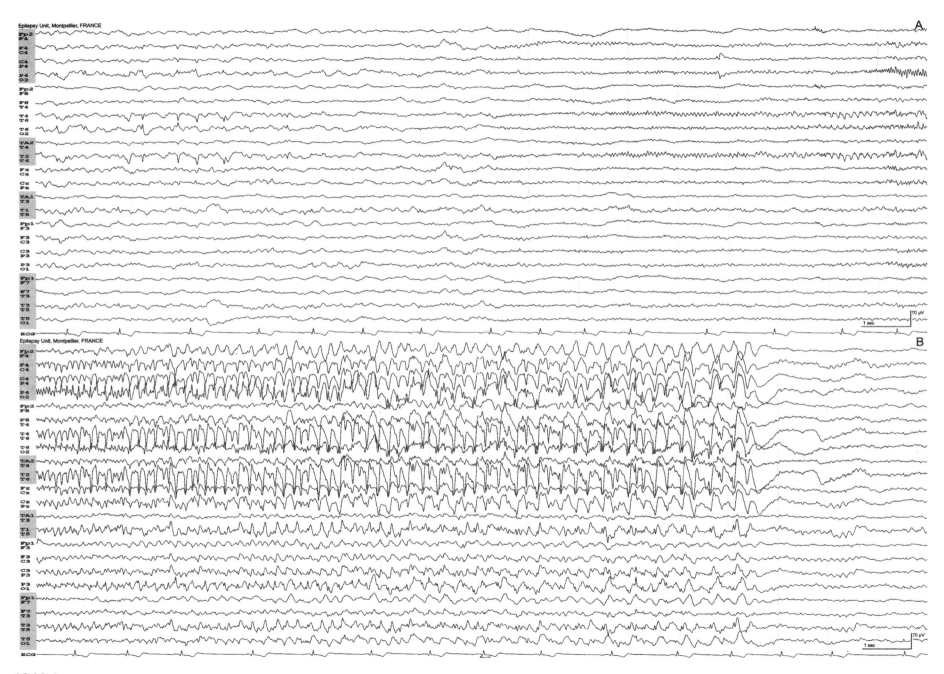

临床提示

患儿，女，7月龄。因3周前出现伸肌痉挛就诊。足月出生。从最初几天开始，出现奇怪的眼球运动，没有真正的眼神交汇。在7个月时，发育迟缓，伴有张力过低和头部力量较弱。发作时会停止当前的活动，头和眼右偏，眼向右阵挛运动（"癫痫性眼球震颤"）。

脑电图特征

A和B，患儿处于清醒睁眼状态。灵敏度20μV/mm。A：发作间期可见双侧高波幅尖慢波，短程暴发。左侧后头部为主稍高波幅和频率的棘波与慢波混合。慢波后出现波幅压低，整体上是暴发－抑制模式。B：患儿处于清醒睁眼状态。中央区和顶区快波活动暴发，间隔5～10秒，可能对应于轻微的痉挛发作。脑电图记录是一种标准记录，没有同步肌电记录，同步肌电记录可明确痉挛发作的诊断。

C和D，患儿在开始治疗后8天进行脑电图检查。睡眠期记录。暴发－抑制模式已经消失。C：NREM睡眠3期。对于患儿的年龄来说，睡眠的脑电结构是正常的，有后头部慢波和左侧中央区睡眠纺锤波。左后颞区可见孤立的棘慢波（发作间期易激惹区）。D：NREM睡眠2期。睡眠纺锤波在右侧中央区域和顶区持续3秒。左后颞区可见棘慢波（T3-T5和T5-O1），扩布至P3-01。

评注

如果怀疑是痉挛发作，进行足够长时间的多导联记录很重要，以评估清醒、睡眠和觉醒期是否有痉挛发作，在此期间发作最常见。本例患儿第一次脑电图显示睡眠期暴发－抑制，没有生理性睡眠过度。服用氨己烯酸治疗8天后，睡眠结构正常。

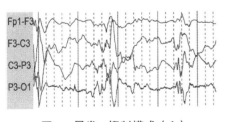

图a　暴发－抑制模式（A）

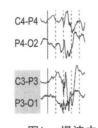

图b　慢波中夹杂棘波（A）

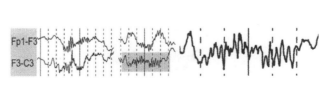

图c　快波活动（B）

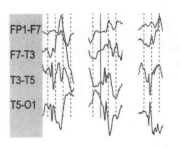

图d，左后颞棘慢波（C和D）

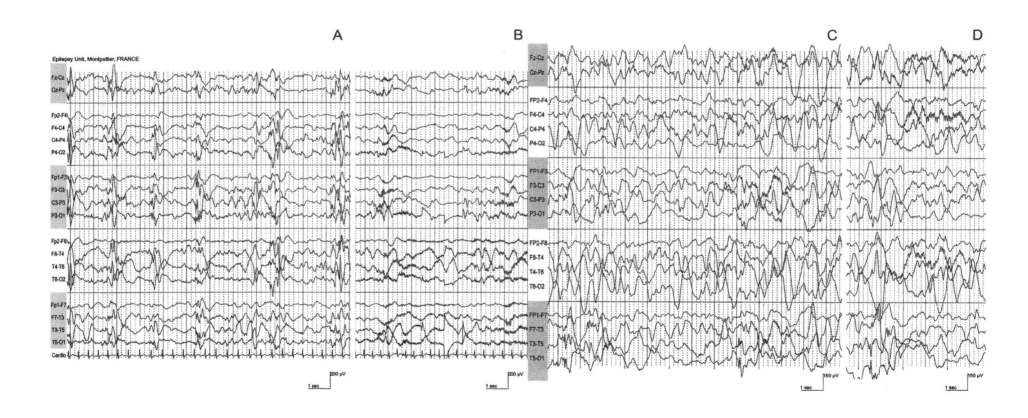

临床提示

与Ⅶ·23为同一患儿。治疗开始后9天，发作期记录。孩子醒来停止了活动，头和眼转向右侧，眼睑阵挛。发作持续3分钟后突然停止。所有发作均发生在清醒或觉醒期。每小时发作几次。MRI显示左后颞枕皮质发育不良（箭头处）。

脑电图特征

A：患儿处于困倦状态。记录到一次亚临床发作。记录开始背景活动不对称，左后颞区可见δ波叠加快波活动。发作期放电起始于左后颞区，首先是节律性θ波，逐渐形成节律性棘波。棘波突然结束，被复合在慢波上的快波活动所取代。节律性θ活动扩布至顶区、右侧颞顶区域。随后出现发作间期棘波。B：另一次发作的起始。θ活动逐渐演变为节律性放电，局限在左后颞区（T3-T5，T5-O1）。发作期出现7Hz θ节律，伴有小棘波，局限于左后颞区，逐渐扩布至右侧颞-顶-枕交界处，并变得不那么规则和相对缓慢。这种发作期活动与头和眼向右偏及眼震有关。C：发作结束时可见慢波复合棘波，继之出现电活动低平。这种碎片性发作期活动出现在左后颞区，也可以在左顶区和对侧区域出现慢波。临床发作结束后这种片段的放电现象持续1分钟，然后突然停止，并被θ-δ活动取代。

评注

发作期SPECT显示左枕部高灌注（箭头处）。虽然所有发作期脑电图均起始于左后颞，但根据临床症状，被诊断为枕叶癫痫。与头眼偏斜和"癫痫性眼震"相关的癫痫发作具有定位价值，定位于对侧枕叶内侧区。为了行尽可能小的切除手术，本例患儿接受了两次手术，发育不良区域被完全切除。第一次手术后观察到眼神接触。16岁时，右侧偏盲，轻度精神发育迟滞，术后10年无发作。

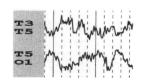

图a　左后颞叶δ波叠加快波活动（A）

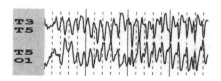

图b　后颞区节律性θ波演变为棘波，亚临床发作（A）

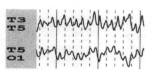

图c　左后颞节律性θ波，频率为7Hz（B）

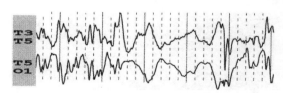

图d　慢波叠加棘波，随后出现电压减低（C）

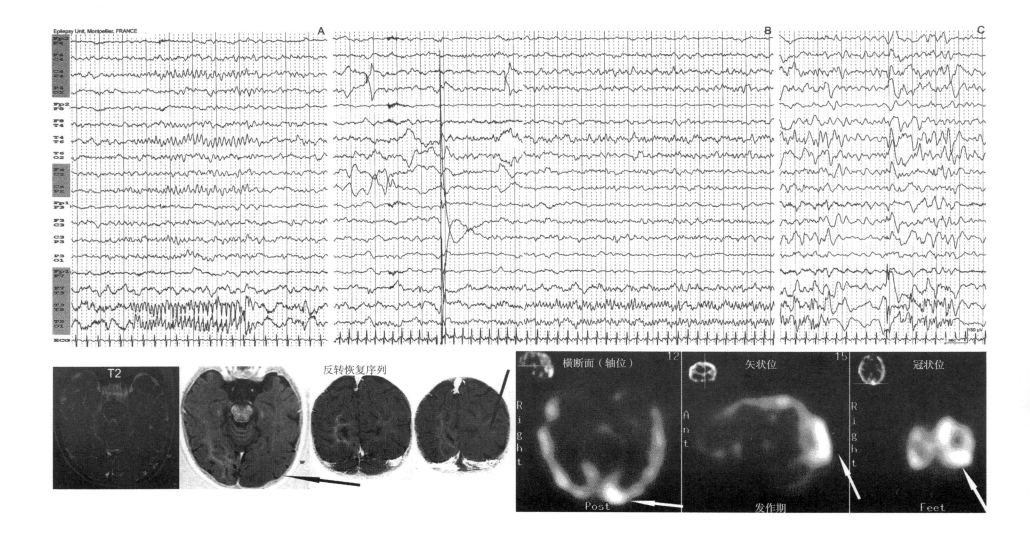

临床提示

患者，男，31岁。因拟行术前评估就诊。18岁时首次发作。有多种发作类型，最常见的发作是右侧偏盲，单独出现，或偏盲后出现意识丧失和口咽自动症，也有头晕和视幻觉，经常出现头痛。MRI正常。

脑电图特征

NREM睡眠2期，左右颞区可见独立放电。A：NREM睡眠3期，左后颞区可见快波活动，持续1～3秒。B：NREM睡眠2期。局灶性发作起源于左前颞区（灰色区），随后出现肌电伪差（口咽自动症）。右侧导联背景活动正常，左前颞区可见节律性尖波。

评注

本例患者发作间期局灶性快节律定位信息很重要。口咽自动症和意识丧失表明发作性放电从左枕区扩布至边缘系统。偏盲、头晕、视幻觉及频繁的头痛也提示枕叶起源的发作。经过仔细问诊和睡眠脑电图检查，明确诊断。这种快节律对致痫区的定位很重要，并提示局灶性发育不良。再次进行MRI检查，发现左侧枕部结节性灰质异位。

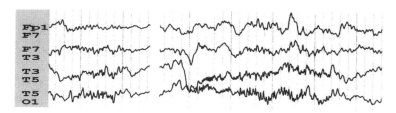

图a　快节律提示局灶性皮质发育不良。注意在第二段记录中，低波幅快波活动起始（A）

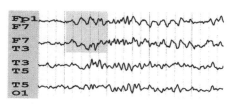

图b　发作起始可见F7节律性θ活动（B）

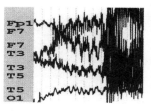

图c　前头部导联可见尖形θ波和口咽自动症的肌电伪差（B）

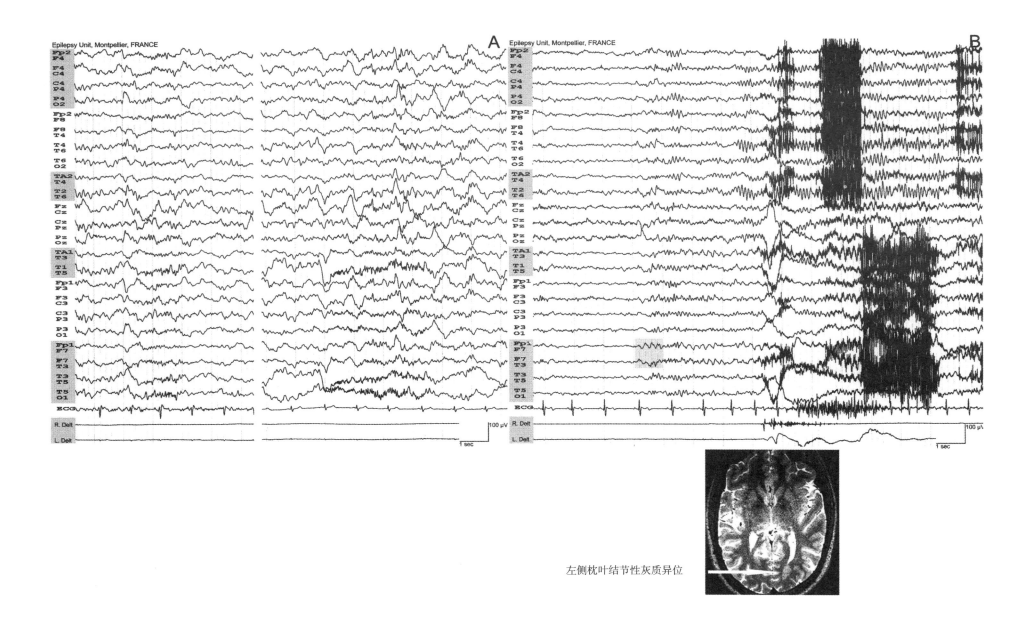

左侧枕叶结节性灰质异位

第八章

特殊的病因和特殊的类型

不是所有的癫痫都可以根据前文所描述的类型来分类。患者、发作和癫痫可能在特定的情况下有特定的临床表现；特定的病因，如染色体疾病、代谢性疾病和退行性疾病等，也有特定临床表现。本章将分析其中一些情况，尤其是临床医生可能遇到的情况，以及在脑电图特征方面或脑电图与临床表现之间的相关性方面出现特定问题的情况。

偏侧惊厥－偏瘫－癫痫综合征

偏侧惊厥－偏瘫－癫痫（hemiconvulsion-hemiplegia-epilepsy，HHE）综合征在癫痫病学中起着重要作用（Gastaut等，1957年；Gastaut等，1960年），但在发达国家并不常见，因为苯二氮䓬注射液已常规用于治疗长时程的高热惊厥。此种情况的顺序通常是：①经常出现热惊厥引起的偏侧癫痫持续状态。②偏瘫或轻偏瘫，在大多数情况下会消失。③癫痫，通常为颞叶或额颞叶癫痫，在数年的无发作期后再次出现癫痫发作，有时与海马硬化有关，或与颞叶或额叶的其他相关病变有关。脑电图表现因癫痫类型而异，有些患者可能需要癫痫外科治疗，尤其是存在海马硬化且呈现药物难治。

Rasmussen脑炎

Rasmussen脑炎（Rasmussen encephalitis，RE）的机制仍然不明确。它会导致一种特别严重的癫痫类型，尤其是在该病的早期阶段，可能会出现部分性癫痫持续状态。病情进展很严重，伴有轻偏瘫、认知能力下降和对侧半球萎缩。发作可表现为局部运动、偏侧肌阵挛、复杂局灶性发作和继发全面性发作，甚至可以出现癫痫持续状态。发作多呈现耐药性，手术（功能性半球切除术）可以减缓疾病进展。然而通常在较长时间的进展之后，病情往往会出现自发稳定的趋势。遗留的运动障碍和认知功能障碍通常很严重。

脑电图具有明显的特征性，并随着疾病的进展而改变。发作过程中脑电图演变很明确，发作起始时脑电图接近正常，随后出现局灶性放电，然后是半球性放电，最后出现弥漫性放电。

进行性肌阵挛性癫痫

进行性肌阵挛性癫痫（progressive myoclonus epilepsies，PMEs）是比较罕见的遗传性疾病，在发病起始时不易诊断，因为它们可能被误诊为IGE。在西欧发现的最常见类型是Unverricht-Lundborg病、Lafora病、蜡样质脂褐质沉积症、肌阵挛性癫痫合并破碎红纤维（myoclonic epilepsy with "ragged-red fibers"，MERRF）、唾液酸沉积症和齿状核－红核－苍白球－路易体萎缩症（dentato-rubro-pallido-luysian atrophy，DRPLA）。

· Unverricht-Lundborg病（*EPM1*）

Unverricht-Lundborg病是一种常染色体隐性遗传性疾病，发病年龄8～13岁。临床表现为全身性肌阵挛－强直－阵挛发作、动作性肌阵挛、中度共济失调，没有痴呆。随着病情的进展，癫痫发作减少，但出现严重的肌阵挛持续状态。家族中兄弟姐妹之间的致残程度不同，有的症状很轻，有的很严重。病情进展较快。21q22.3上的遗传异常涉及编码胱氨酸B（stefin）的基因，编码的是一种细胞内蛋白酶抑制剂。基因突变可以是点突变，或更常见的是CCCCGCCCCGCG十二聚体的不稳定扩增。健康者有2～18个重复，患者有40多个重复。遗传咨询可检测杂合子。但目前没有针对病因学的治疗方法。

脑电图显示弥漫性θ波、棘慢波，以前头部为著，频率3.5Hz，或广泛性棘波和多棘波。光敏性很常见。REM睡眠期顶区会出现频繁的棘波、多棘波和棘慢波，但这种放电也存在于其他动作性肌阵挛的情况。背景活动不减慢，自发的阵发性变化、光敏性及背景逐渐减慢并在成年后趋向于消失。

· Lafora病（*EPM2A* 和*EPM2B*）

Lafora病是一种常染色体隐性遗传性疾病，发病年龄6～19岁。可表现为全面性或局灶性（视觉性）发作。癫痫发作频率会增加，肌阵挛变得越来越明显，同时智力下降。患者在几年内死亡。Lafora病病因是神经元中储存了异常的多聚葡聚糖（在其他细胞中也有，但没有明显的功能障碍）。这种糖蛋白形成Lafora小体，可以在腋窝皮肤活检的汗腺细胞中找到，这是诊断该病的一种简单方法。在80%的病例中，基因突变位于6q23-25（*EMP2A*），该基因编码酪氨酸磷酸酶。该病的遗传异质性使在某些病例中采用分子生物学来确定诊断变得非常困难。

在疾病早期，由于存在光敏性，闪光刺激时出现棘慢波、多棘慢波，可能会误诊为IGE。患者脑电图背景变慢，出现快波、不规则棘波、多棘波和棘慢波，枕区为著，睡眠生理结构消失，出现不稳定肌阵挛，可以帮助正确诊断。

· MERRF

MERRF的特点是存在肌阵挛、GTCS、进行性痴呆、共济失调、肌肉无力和萎缩、神经病变、耳聋和视神经萎缩症状的不同组合。癫痫发作不一定突出，并有其他线粒体疾病的过渡形式。母系遗传，临床表现存在很大差异，即使在家庭内部也是如此。典型的突变是mDNA上第8344位的A/G点突变。脑电图显示脑电背景变慢，复合弥漫性棘慢波。脑电图没有特异性，与临床症状的组合相反。

· DRPLA

这是一种位于染色体12p13上的CAG三联体疾病，具有常染色体显性遗传，预后和临床表现与儿童期或青春期发病的进行性肌阵挛性癫痫相似。DRPLA在日本相当常见。预后较差。脑电图无特异性。

· 神经元蜡样质脂褐质沉积症

神经元蜡样质脂褐质沉积症是溶酶体疾病。目前，至少涉及14个基因（CLN1到CLN14）（Nita等，2016）。有三种主要临床形式：晚期婴儿型（Jansky-Bielschowsky）、青少年型（Spielmeyer-Vogt-Sjögren）和成人型（Kuf），具有多种种族或症状变异性。神经元蜡样质脂褐质沉积症的特征是眼部症状（伴有色素性视网膜炎的进行性失明）、严重肌阵挛、痴呆和预后不良。诊断由淋巴细胞或活检标本的证据证实，在电子显微镜下具有典型特征的包涵体和分子生物学特征，后者由于异质性大而诊断困难。脑电图可能会在慢速间断闪光刺激显示特殊阵发性反应，即使闪光刺激仅仅是单次。

· 唾液酸沉积症

唾液酸沉积症在意大利和日本更为常见。Ⅰ型（6p21，编码神经氨酸酶）是最常见的形式，Ⅱ型（20q13，编码保护性蛋白）或半乳糖唾液酸沉积与其他症状有关，如身材矮小和原发性精神发育迟滞。临床特征是眼底镜检查出现樱桃红斑，并存在明显的面部肌阵挛。预后差异较大。脑电图没有特征性，也没有特异性。

· 其他形式的进行性肌阵挛性癫痫

许多其他罕见疾病，如肌阵挛性癫痫和共济失调（由于钾通道突变）（Oliver等，2017）、戈谢病的神经系统型（Ⅲ型）、亨廷顿舞蹈病的青少年

型、肌阵挛肾功能不全综合征或某些GM2神经节苷脂沉积症。尽管临床表现可能具有特异性，但没有特定的脑电图表现。

癫痫和脑发育异常

自从MRI广泛应用以来，在各种形式的全身性或局灶性癫痫中经常发现皮质发育不良。但在MRI之前，某些病因已经与特征性临床和脑电图相关。实际上，必须注意，相同类型的畸形（弥漫性或局灶性）可能与全面性癫痫（如婴儿痉挛）或局灶性癫痫类型有关。虽然脑电图可能给出病因学的第一条线索，明确诊断需要依赖于神经影像学。预后需要通过临床、脑电图和神经影像数据来确定。

· 神经元增殖障碍

半侧巨脑症及其脑叶变异是这类疾病谱的一种，在大多数情况下与早发癫痫发作和严重癫痫有关。局灶性皮质发育不良是这类疾病谱的另一种，是较大儿童和青少年耐药性局灶性癫痫的常见原因，前者的脑电图异常放电很广泛，而后者异常放电很局限。脑裂畸形也可表现出不同类型的癫痫和脑电图特征。

· 神经元迁移障碍

已经描述了多种类型的神经元迁移障碍，包括孤立的灰质异位、脑室周围结节性异位、无脑回异位综合征（"双皮质"综合征）和Aicardi综合征。迁移障碍具有特定的遗传原因，如果是X染色体连锁时，其表达可能会因性别而异。

脑电图特征可能是典型的，例如：

–Aicardi综合征：患者出现精神发育迟滞、胼胝体发育不全、脉络膜视网膜腔隙和婴儿痉挛，脑电图显示半球放电显著不同步，慢波混杂棘波暴发出现，伴或不伴电压减低，类似暴发–抑制模式。痉挛发作时呈现局灶性放电。Aicardi综合征仅见于女孩。

–无脑回畸形：脑电图呈现弥漫性放电，或高波幅β活动（15～25Hz）暴发或连续出现，弥漫性或前头部"类α"活动，随着年龄增长，这些放电活动消失。

· 皮质结构障碍

皮质结构障碍包括多小脑回的多种形式（外侧裂周围，矢状窦旁，顶

枕交界区，单侧或双侧）。其临床-脑电图特征变化较大，从没有癫痫发作到ESES综合征（慢波睡眠期癫痫性电持续状态），与年龄相关良性局灶性儿童癫痫或局灶性或全面性症状性癫痫，如Lennox-Gastaut综合征。预后很大程度上依赖于脑电图。

癫痫和染色体疾病

虽然染色体疾病是癫痫的罕见病因，但染色体疾病经常出现癫痫发作。染色体疾病通常与智力低下和畸形有关。癫痫可能是其表现。以下讨论一些具有特征的癫痫发作形式和/或脑电图改变。

· 天使综合征

天使综合征（"快乐木偶综合征"）在75%的病例中与母体15q11-13号染色体微缺失有关。其特点是严重的智力低下、特定的面部畸形、语言受损、共济失调、微笑、睡眠紊乱、癫痫及快速发作的皮质肌阵挛（通常报告为震颤）。癫痫通常不是持续的，严重程度不同，并且可能在青春期部分缓解。对此类患者可以增加肌电图检查，因为肌阵挛发作很频繁，有时出现肌阵挛持续状态或不稳定肌阵挛。皮质起源的肌阵挛通过反向平均技术可以明确（Guerrini等，1996）。

脑电图具有特征性，清醒时高波幅（200～500μV）慢波活动复合棘慢波长程发放。睡眠期异常放电持续存在（Miano等，2004），在深睡眠时频率变得更慢（1～2Hz），而且不太明显。

· 20号环状染色体综合征

20号环状染色体综合征（Inoue等，1997）与20号染色体端粒缺乏导致的染色体出现环状有关。嵌合体是规则的，在排除诊断之前必须检查到至少100个有丝分裂。患者通常无畸形，智商范围从正常到中度低下，可能存在行为问题，癫痫发作很常见，并且具有特征性，基于癫痫发作和脑电图可以明确诊断。通常，癫痫发作始于儿童时期，表现为长期的反应迟钝或失神状态。可能会出现强直-阵挛或局灶性运动发作。药物治疗效果不佳。电-临床表现通常是这种染色体异常的典型表现，因此，该综合征通过核型可以很容易地识别和确认。发作间期脑电图正常或有一些慢波、棘波或棘慢波出现，没有明确的局灶特征。发作期脑电图非常有特点，表现为连续的θ或θ-δ慢波，伴或不伴棘波，患儿表现为反应迟钝。

· 21-三体综合征（唐氏综合征）

唐氏综合征是最常见的染色体疾病，增加了发作和癫痫的风险。虽然高热惊厥并不常见，但发病率有所增加（按时间顺序）：

－婴儿痉挛症，通常具有相对良性的过程，10个月或者1岁左右出现发作。

－一种特殊类型的Lennox-Gastaut综合征，8～10岁发病，发病较晚，并且经常出现反射性发作（Ferlazzo等，2009）。

－所有年龄段，反射性癫痫发作（突然的噪声，任何意外的刺激）。

－所有年龄段的局灶性癫痫，严重程度不一。

－40岁以后的患者，与阿尔茨海默病、老年肌阵挛性癫痫有关，起病时表现为清醒期肌阵挛发作，随后是GTCS。脑电图可见全面多棘慢波，有时伴有光敏性、不稳定肌阵挛、痴呆，5～10年内死亡（Genton和Paglia，1994；De Simone等，2010）。

· 脆性X综合征

脆性X综合征是先天性智力低下的常见原因，可能与癫痫有关。该病通常是良性的，在学龄男孩中类似于Rolandic癫痫。然而癫痫可能不会缓解，在某些情况下可能会很严重。

· Klinefelter综合征

Klinefelter综合征（XXY核型和变异，有时具有嵌合体）是一种性腺发育不全的疾病，可能与智力低下、雄激素不足和畸形有关。癫痫发生的可能性高于正常人，可能有与IGE相似的全面性棘慢波放电（Tatum等，1998）。

· Wolf-Hirschorn综合征或部分4p单体（4p综合征）

Wolf-Hirschorn综合征是由4号染色体（4p16.3）短臂远端半合子缺失所致。患儿有多种畸形（小头畸形和面部、心脏、肺部和消化道畸形）。70%患有癫痫，1岁前发病，表现为局部运动症状、单侧肌阵挛和GTCS，以及癫痫持续状态。脑电图显示3～4Hz的高波幅慢波。儿童期闭眼可能会引发伴有肌阵挛的不典型失神。

反射性发作和反射性癫痫

反射性癫痫比较少见，约占所有癫痫的1%；这种癫痫患者几乎所有发作都是由特定的刺激引起的。然而在癫痫患者中发现反射性癫痫发作的比例要大得多。反射性发作不直接等同于反射性癫痫。该病包含的问题如下：严重程度不一且可见于所有类型的癫痫，即全面性和局灶性，以及特发性和症状性。

在反射性癫痫和反射性发作中，通常将那些由"复杂"刺激引发的癫痫和"简单"刺激的引发的发作分开。在简单的反射性癫痫中，癫痫发作是由精确的、基本的、特定的或非特定的感觉刺激诱发。在复杂的反射性癫痫中，癫痫发作可由多种成分的刺激诱发。

·简单的躯体感觉刺激

"光敏性"癫痫是迄今最常见的类型。闪光是最常见的刺激类型，但也可以通过几何图案或光暗交替引起癫痫发作（如光敏性癫痫发作）。常见的机制是脑内原始视觉区域抑制功能障碍，随着重复刺激，会引起诱发反应增加（Porciatti等，2000）。通过自主诱发（在光源前自主眨眼或快速手部动作）可以发作，即使患者的心理评估是正常的。女性比男性更容易出现光敏性，青春期前和青春期的青少年出现光敏感的情况也多于其他年龄组。在日常环境中，诱发因素是多种多样的：电视和电脑屏幕、迪斯科舞厅的频闪灯、阳光（反射在雪或水上、或通过树枝感知）等。在脑电图室中，间断闪光刺激的光敏性最大频率为10～25Hz。在健康受试者中，约1/400可出现光阵发性反应，白种人比黑种人更常见。但在癫痫患者中，光阵发性反应的发生率要高得多。

在临床实践中，光敏性与IGE密切相关：多见于青少年肌阵挛性癫痫，但也见于失神和其他形式的癫痫。在进行性肌阵挛性癫痫和其他癫痫性脑病，如Dravet综合征中也很常见。它也可以在某些局灶性癫痫中发现，常为一种特定形式的特发性光敏性枕叶癫痫，在青少年中已有描述（Guerrini等，1995）。在某些情况下，可由闪光刺激引起的癫痫发作实际上是由多种因素引起的，如与电子游戏相关的癫痫发作（Ferrie等，1994）。"单纯的"光敏性癫痫，其中癫痫发作仅在对光刺激的反应中发生，通常属于IGE组。

在视觉刺激引发癫痫发作的情况下，应评估光敏性的范围。流程已在本图集的第一卷中进行了详细说明。

不太常见的是，其他"简单"刺激可引发癫痫发作，主要发生在局灶性癫痫中：可能是听觉的、前庭的、嗅觉的等。惊吓性癫痫（Alajouanine & Gastaut，1955）有自己的特点：在大多数脑损伤患者中，如患有婴儿偏瘫，各种意想不到的简单刺激（接触、噪声、光线等），通常组合在一起，可能会引发异常惊吓，甚至是强直或偏侧强直，可能起源于额叶。

·复杂的感官刺激

复杂的感觉刺激也会引起癫痫发作，而这种临床情况出现了许多不同形式的反射性癫痫。具体如下。

Inoue & Wolf（2019）研究发现，初级阅读性癫痫发作类型包括感觉异常、肌阵挛发作或强直运动表现，影响大声朗读或简单讨论所涉及的肌肉群。如果刺激（阅读）继续，可能会发生GTCS。脑电图显示双侧对称或局灶性（右、左、移位）或双侧的变化但不对称。与这种形式的癫痫密切相关的是，越来越多的病例被描述伴有肌阵挛发作、失神发作和强直-阵挛发作（以前称为"心理活动性癫痫"）。由"实践"触发，即同时具有运动和智力成分的活动（Inoue等，1994），如算盘、拼字游戏、国际象棋或跳棋等。

－由进食诱发的癫痫发作常见于边缘系统癫痫。

－由音乐诱发的癫痫，被报道为最纯粹的"音乐性癫痫"，通常是颞叶内侧起源（Gélisse等，2003）。

－热水癫痫症是印度南部报道的最典型形式，通常在有遗传倾向的人中出现。将很热的水倒在这些人头上时，会出现复杂的局灶性癫痫发作。在其他情况下，癫痫发作也可以由沐浴或面部突然接触水导致，如Dravet综合征。

临床提示

　　患儿，男，11月龄。因热性惊厥持续状态住院。他第一次惊厥发作持续45分钟，氯硝西泮治疗3天后癫痫发作停止。2天后，由于每天数次意识丧失而再次服用氯硝西泮和丙戊酸钠，治疗效果良好。腰椎穿刺和头颅MRI未见异常。4个月后进行脑电图检查，脑电图显示正常。2岁时患儿再次发生高热惊厥。4岁时患儿停用丙戊酸钠。7岁时，患儿复诊时没有癫痫发作。

脑电图特征

　　脑电图记录到一次非惊厥发作，表现为凝视和全身张力减低。记录开始时，患者脑电图背景是正常的。A：清醒期。发作起始额极可见节律性活动，波幅逐渐增加并扩布至额区。注意在发作起始，Pz和枕区电极可见运动伪差。随后放电频率降低，双侧前头部出现棘慢波，后头部出现慢波。B：30秒后。灵敏度20μV/mm。广泛性高波幅棘慢波出现。注意此时没有出现肢体抽搐，没有肌电伪差。C：40秒后。脑电图可见广泛性棘慢波。发作模式未改变。放电频率逐渐降低。发作结束棘慢波突然消失。发作后期可见慢波。

评注

　　这是复杂高热惊厥一个例子，非惊厥发作。事实上，这个孩子出现一次长时间癫痫发作（＞15分钟），并且同期出现多次癫痫发作。在复杂高热惊厥中，建议对所有患者进行腰椎穿刺、神经影像学和脑电图检查（Capovilla等，2009）。

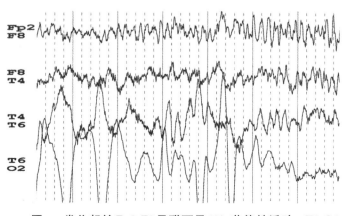

图a　发作起始Fp2-F8导联可见6Hz节律性活动，T6-O2
导联可见运动伪差

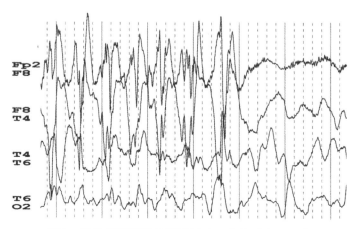

图b　发作后期可见棘慢波活动，发作后出现慢波

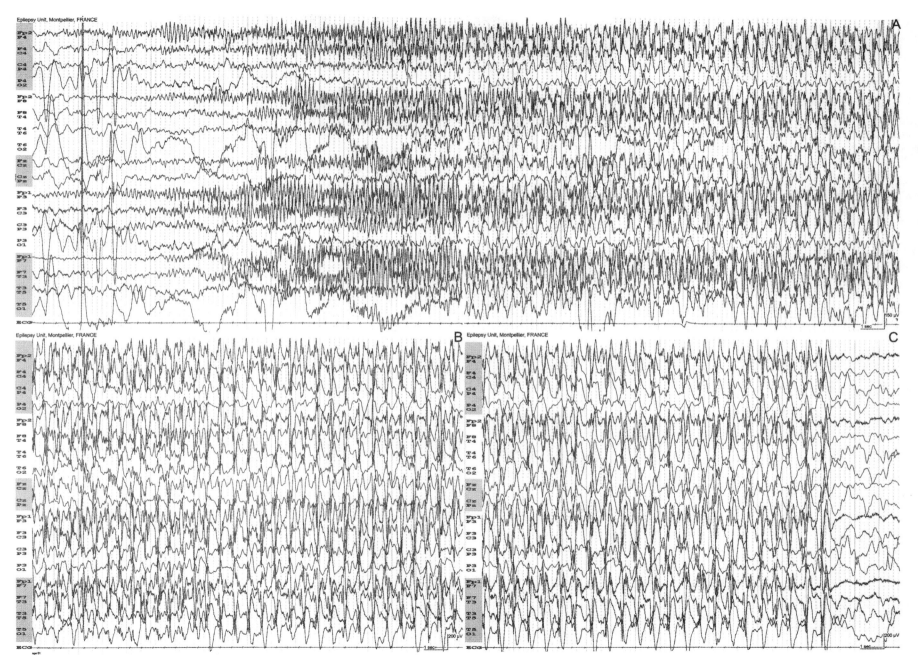

临床提示

患儿，女，9岁。因难治性癫痫拟行术前评估就诊。患儿8岁起病。既往体健。发作表现为右腿

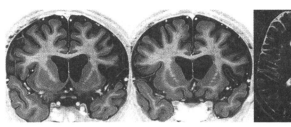

MRI显示左侧半球萎缩，主要在岛叶和中央区。发作间期的SPECT显示左侧中央区大量低灌注

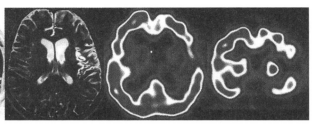

运动症状。当右腿出现运动症状后，出现部分性癫痫持续状态，有右足和口周肌肉不规则的阵挛。脑电图可见左侧导联节律逐渐减慢，右腿远端轻微运动障碍。

脑电图特征

左：患者清醒睁眼。左侧导联以慢波为主，尤其是在侧裂上至顶区。右足伸肌表面肌电图显示足部阵挛性抽动，频率和强度各不相同。中：NREM睡眠2期。睡眠期纺锤波具有不对称性，右前头部明显，顶区和左侧导联不明显。侧裂上的不对称性更为明显，并混有δ波。肌电图记录到不同强度的肌阵挛。右：REM睡眠期（在发作开始时出现肌肉抽搐）。左侧侧裂上脑电活动变慢，出现频率较低且强度较低的肌阵挛。

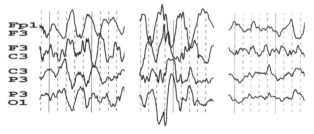

图a　左侧外侧裂上慢波（清醒期、NREM睡眠2期及REM睡眠期）

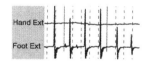

图b　右足阵挛

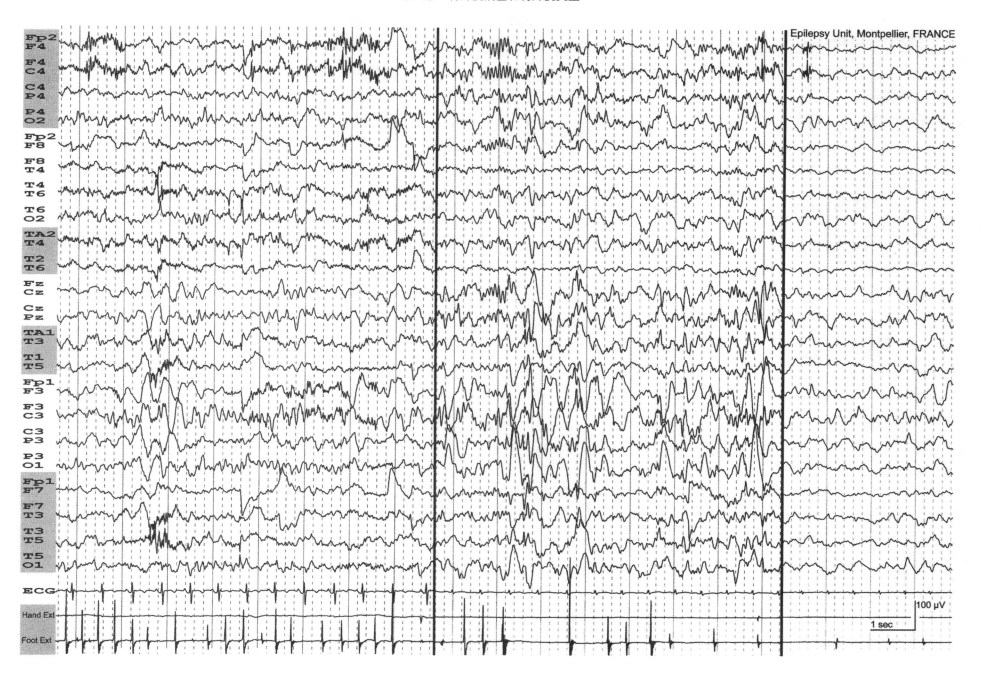

临床提示

患儿，男，11岁。因Rasmussen综合征拟行癫痫术前评估就诊。患者8岁时出现发作，表现为右臂及面部阵挛，快速进展为右足、右腿阵挛，然后迅速演变为部分性发作持续状态，并伴有认知功能下降和中度右侧偏瘫。孩子右足出现不稳定肌阵挛，并且存在反射性发作，由右足运动诱发。

脑电图特征

NREM睡眠2期（右侧额区纺锤波）。左半球脑电频率变慢，具有明显不对称。睡眠纺锤波在Fz-Cz上变钝，只在左侧前额区出现。姆短伸肌肌电图可见孤立的抽搐。在发作的第3秒，有更快的节律性阵挛，伴波幅增加，这些与左旁中央小叶发作有关。5秒后，阵挛减慢并幅度逐渐减小。头皮脑电图没有明显的阵发性变化，但慢波幅度减小，这是癫痫发作发生在较深部位的间接表现。癫痫发作仍然局限于旁中央小叶。患儿有很多次这种类型的癫痫发作，如果没有多导联电极记录，发作可能不会被注意到。

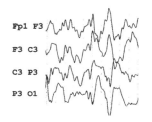

图a　左外侧裂上慢波

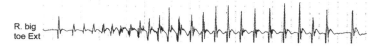

图b　姆趾孤立的阵挛，随后出现波幅逐渐增加的节律性阵挛（癫痫发作）

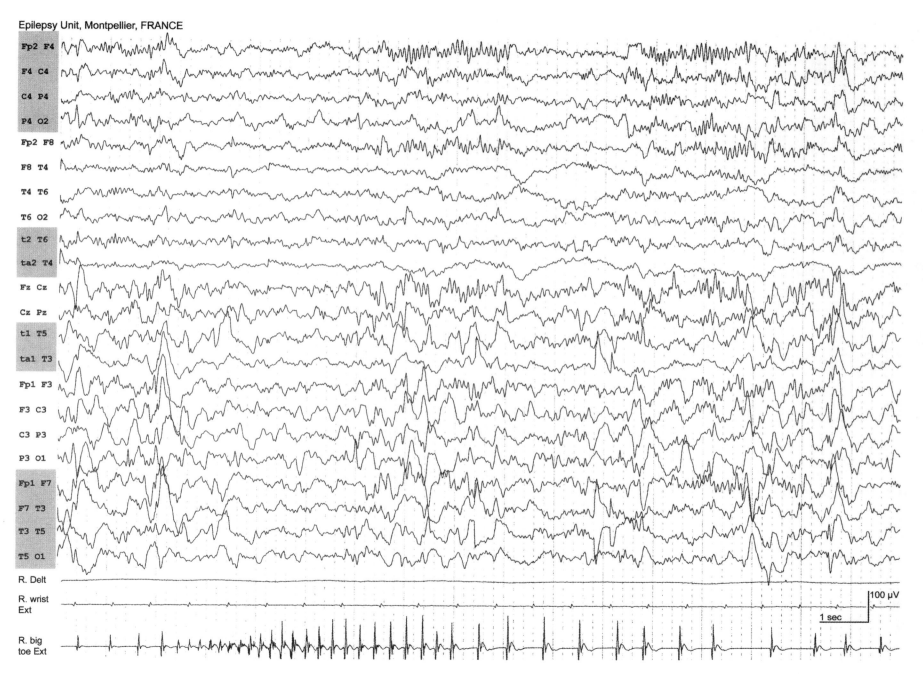

Epilepsy Unit, Montpellier, FRANCE

VIII · 4 Rasmussen脑炎（3）

临床提示

患儿，男，6岁。为明确是否为Rasmussen脑炎而被转诊。患者在3岁6个月时出现癫痫发作，伴有偏侧肢体发作，随后是发作后肢体功能障碍。6岁时病情恶化，出现部分性癫痫持续状态。癫痫发作始于左侧臂-面部，并且可以扩散到左腿。发作之间的最大时间间隔为4小时。MRI显示右半球萎缩。

脑电图特征

A：癫痫发作始于左手（手指过度屈曲，然后是手腕），随后左臂出现阵挛。患者清醒状态，脑电背景活动减慢，右侧更慢。癫痫发作从第1秒开始，肌电显示左拇指和手腕的屈肌收缩。脑电图显示右侧中央和顶区发作性电活动。中央区的电活动比顶区更快，可见节律性θ波，频率逐渐增加，随后逐渐降低。右中央区可见节律性棘波。发作期活动逐渐扩布至左中央区。继而出现阵挛。B：癫痫发作过程中。右中央区节律性棘波活动变得碎片化。可以清晰地看到阵挛，波幅和频率逐渐降低。手腕和拇指阵挛是不同步的。C：20秒后。癫痫发作结束，右中央区出现慢波活动混杂棘波。仍然有一些阵挛，但它们不那么频繁，仍然是不同步的。

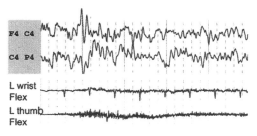

图a　左侧拇屈肌和腕屈肌节律性收缩，发作起始可见9Hz低波幅节律性电活动（A）

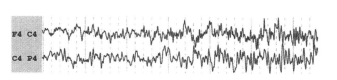

图b　低波幅快活动演变为多棘波（B）

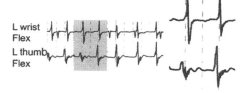

图c　间断阵挛至发作结束。灰色区域可以看到手腕和拇指阵挛不同步（C）

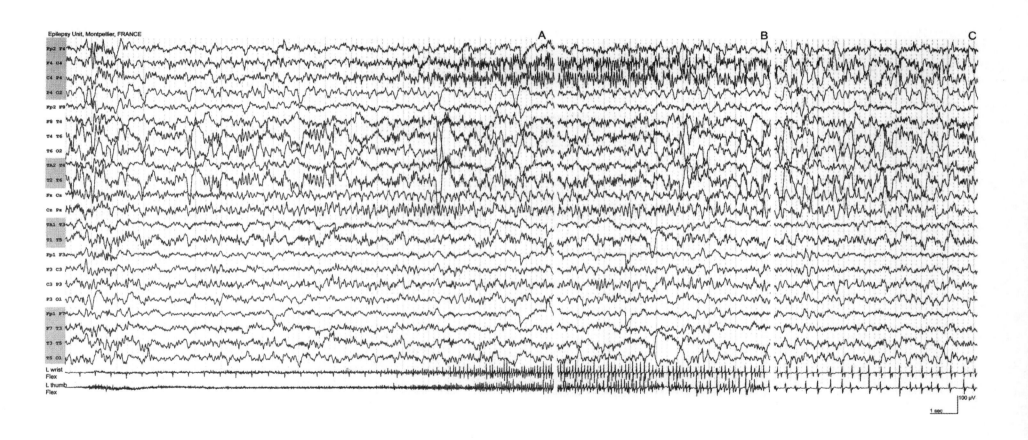

临床提示

左：患者，女，23岁；右：患儿，女，13岁。两名患者（无亲戚关系）都是一级亲属结婚所生，并且患有生物学证实的Unverricht-Lundborg病，该病由胱抑素B基因突变导致。症状出现在9～11岁，伴有轻度肌阵挛，第一次就诊发生在第一次出现GTCS之后。这位23岁的女性在发病10多年后没有智力障碍。

脑电图特征

左：第一段，患者闭眼休息状态。背景活动为低波幅α波活动，形态单一，没有肌阵挛。第二段：睁眼诱发肌阵挛。没有相应的脑电图变化。第三段，ILS诱发棘慢波，顶区为著，右侧伸肌阵挛。大多数肌阵挛发作与伴随的脑电图变化无关。右：A.全面性棘慢波，以前头部和顶区为著，没有相关的肌阵挛。B.左右有不同步的、不规则的肌阵挛，然后是与脑电图上广泛的棘慢波放电相关的双侧肌阵挛。

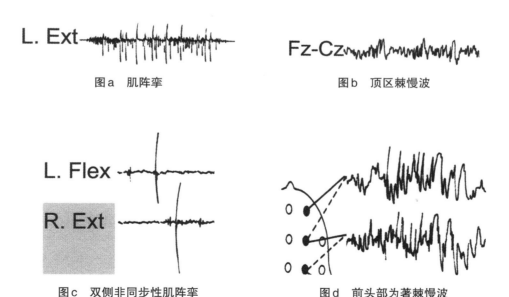

图a　肌阵挛　　　　　　　　　　　图b　顶区棘慢波

图c　双侧非同步性肌阵挛　　　　　图d　前头部为著棘慢波

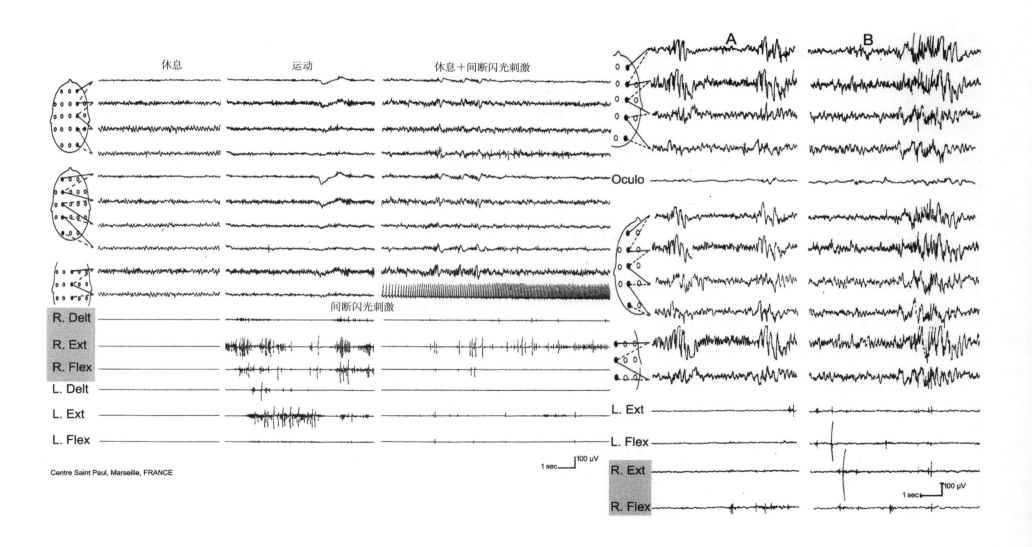

休息　　　运动　　　休息＋间断闪光刺激

A　　　B

Oculo

间断闪光刺激

R. Delt
R. Ext
R. Flex
L. Delt
L. Ext
L. Flex

L. Ext
L. Flex
R. Ext
R. Flex

Centre Saint Paul, Marseille, FRANCE

1 sec　100 µV

1 sec　100 µV

临床提示

患儿，男，13岁。11岁时出现GTCS，在接下来的几个月中，肌阵挛逐渐变得明显。由于运动性肌阵挛的出现和其姐弟Unverricht-Lundborg病的可能性，他的首次诊断IGE出现了变化。分子生物学明确了这3个患者的诊断。

脑电图特征

左：闭眼后第6秒睁开。脑电图背景活动显示轻度慢波并向前扩散，可见广泛性棘慢波放电。需要注意的是，棘波持续时间很短。中：睁眼。闭眼与暴发的广泛性棘慢波有关。右：在闪断闪光刺激期间闭眼，闪光频率为17Hz。可见弥漫性多棘慢波暴发，持续时间少于1秒。患者在闭眼进行闪光刺激时，光敏性范围为4～19Hz。

评注

在Unverricht-Lundborg病中，光敏性很常见，但通常在发病后10～20年消失。

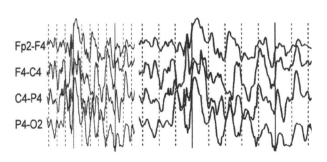

图a　棘慢波伴快速棘波成分（记录速度左侧15mm/s、右侧30mm/s）

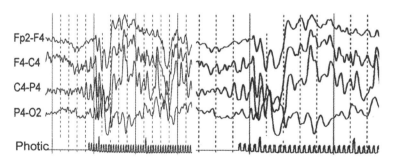

图b　闭眼状态，棘慢波由17Hz的闪光刺激触发（记录速度左侧15mm/s、右侧30mm/s）

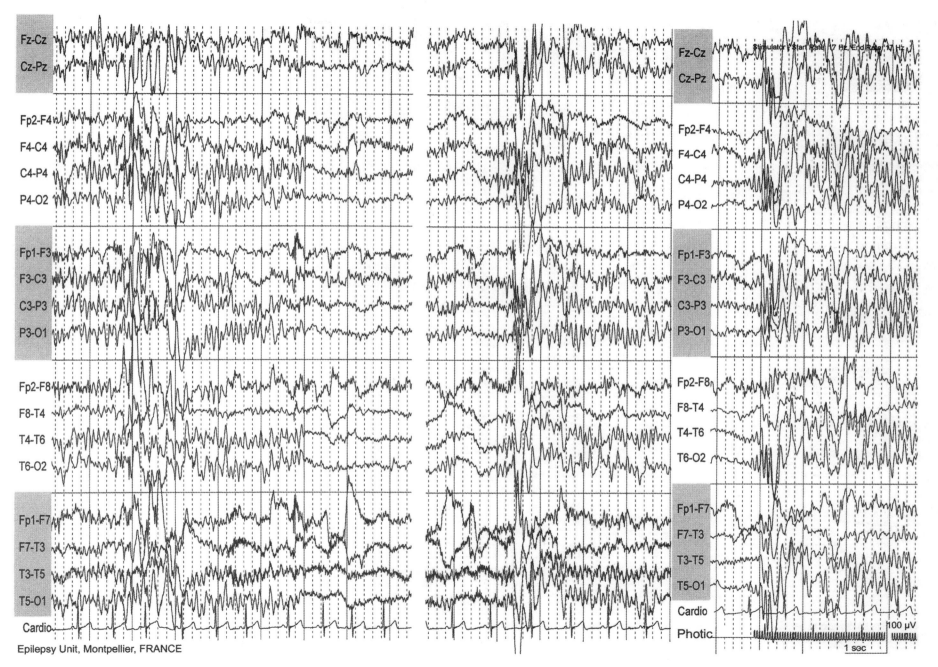

Epilepsy Unit, Montpellier, FRANCE

临床提示

患者，男，40岁。7岁时开始出现GTCS。症状表现为肌阵挛。16岁起坐轮椅。认知能力没有下降。Unverricht-Lundborg分子生物学阴性。

脑电图特征

REM睡眠期。可见肌肉抽搐的低波幅肌电活动。顶区和额中央区暴发性棘波、非常快的棘波成分，随后暴发更加弥散。双侧三角肌肌电可见不稳定的低波幅肌阵挛肌电活动。患者在REM睡眠期经常出现抽搐。

评注

钾通道突变引起的肌阵挛性癫痫和共济失调（myoclonus epilepsy and ataxia，MEAK）是一种罕见的肌阵挛性癫痫综合征，由类似于Unverricht-Lundborg病的*KCNC1*突变引起（Oliver等，2017）。大多数情况下，脑电图显示有光敏性的广泛性棘波和多棘波放电。虽然本例患者存在严重肌阵挛，但发作间期异常放电并不多见。REM睡眠期的特征是顶区出现棘波暴发。REM睡眠期棘波和棘慢波存在于与动作性肌阵挛相关的疾病中，如Unverricht-Lundborg病、Lance-Adams综合征或MERRF。

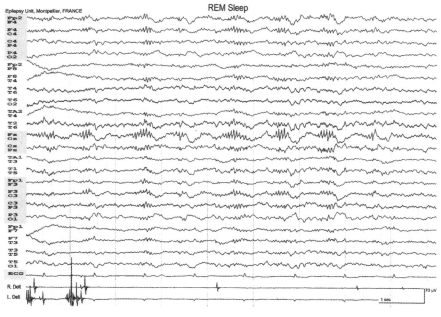

图a　记录速度30mm/s。REM期顶区棘波暴发，三角肌肌电可见肌阵挛

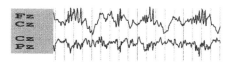

图b　顶区棘波暴发

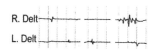

图c　不稳定的独立的肌阵挛

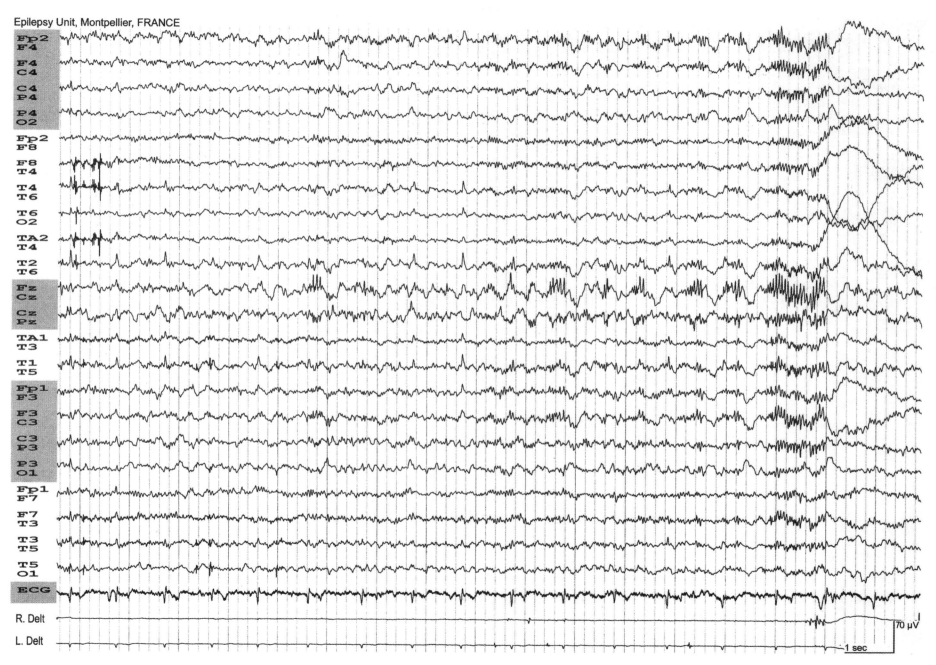

Epilepsy Unit, Montpellier, FRANCE

临床提示

　　一名Lafora病患者5年的脑电图演变。这个女孩的病情演变符合经典的Lafora病，12岁时首次出现GTCS，发病后开始智力减退，肌阵挛逐渐增加。20岁去世（恶病质和肌阵挛性癫痫持续状态）。

脑电图特征

　　患者的脑电图背景活动在12.5岁时已经变慢，右侧半球的波幅高于左侧。患者的脑电背景节律逐渐恶化，表现为前后规律性消失，16岁和17岁时全脑电活动减慢尤为突出。13岁开始，后头部有快速的棘波与慢波混合。随着疾病进展，棘波变得更加频繁，波幅更高，频率依然很快。17岁时，弥漫性多棘波以后头部为著。

评注

　　进行性肌阵挛性癫痫患者可见相当快的棘波。在Lafora病的早期阶段可能很难看到，因为波幅极低，且在那个阶段患者脑电背景活动并没有减慢。

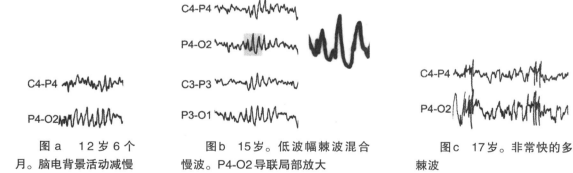

图a　12岁6个月。脑电背景活动减慢

图b　15岁。低波幅棘波混合慢波。P4-O2导联局部放大

图c　17岁。非常快的多棘波

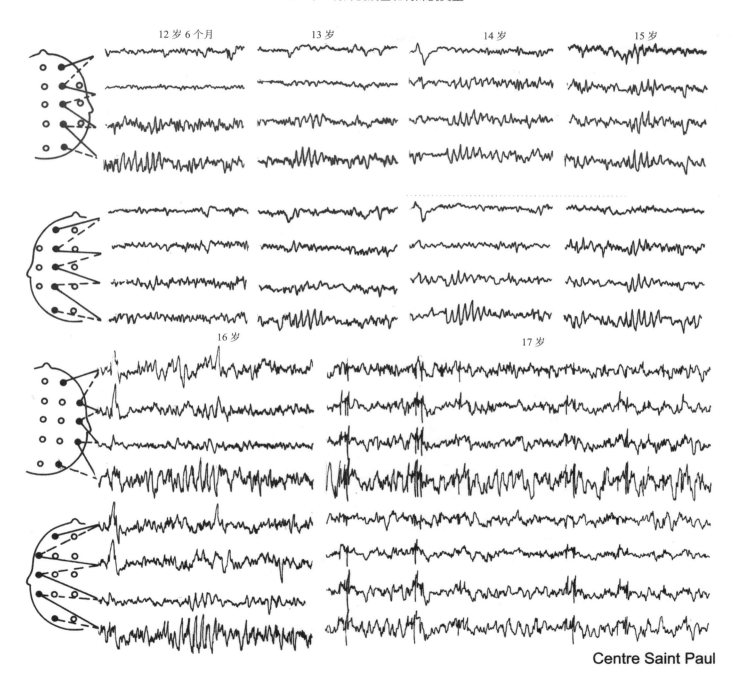

12 岁 6 个月　　13 岁　　14 岁　　15 岁

16 岁　　17 岁

Centre Saint Paul

临床提示

患有Lafora病的15岁女孩（3年前发病）和患有Lafora病的16岁男孩（4年前发病）。

脑电图特征

左：患者的脑电背景活动很慢。高频间断闪光刺激诱发出现多棘波和肌阵挛，肌阵挛可以在双侧三角肌表面肌电图上看到。右：患者的脑电背景活动很慢。后头部以低波幅的棘波为主，尤其是在左侧半球有快速棘波成分。患者移动左臂，在肌电图记录中，右臂有不规则的肌阵挛，与运动无关（即静止性肌阵挛），并且记录到左臂运动性肌阵挛，在强直收缩时叠加不稳定的肌阵挛。

评注

在Lafora病发作时，弥漫性棘波放电可能被误认为是特发性全面性癫痫，尤其是光敏性。起病时，患者大多有全面性癫痫发作。患者可能缺乏特征性的视觉症状，即短暂的黑矇或幻觉，且患者的脑电背景活动仍然正常。高频棘波、枕区尖波和缺乏前头部优势（通常在特发性全面性癫痫中出现）是该病的特征。

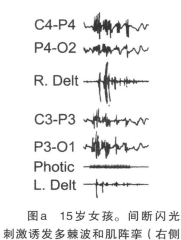

图a 15岁女孩。间断闪光刺激诱发多棘波和肌阵挛（右侧和左侧三角肌）

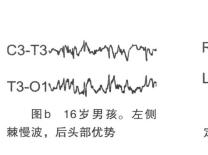

图b 16岁男孩。左侧棘慢波，后头部优势

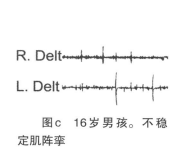

图c 16岁男孩。不稳定肌阵挛

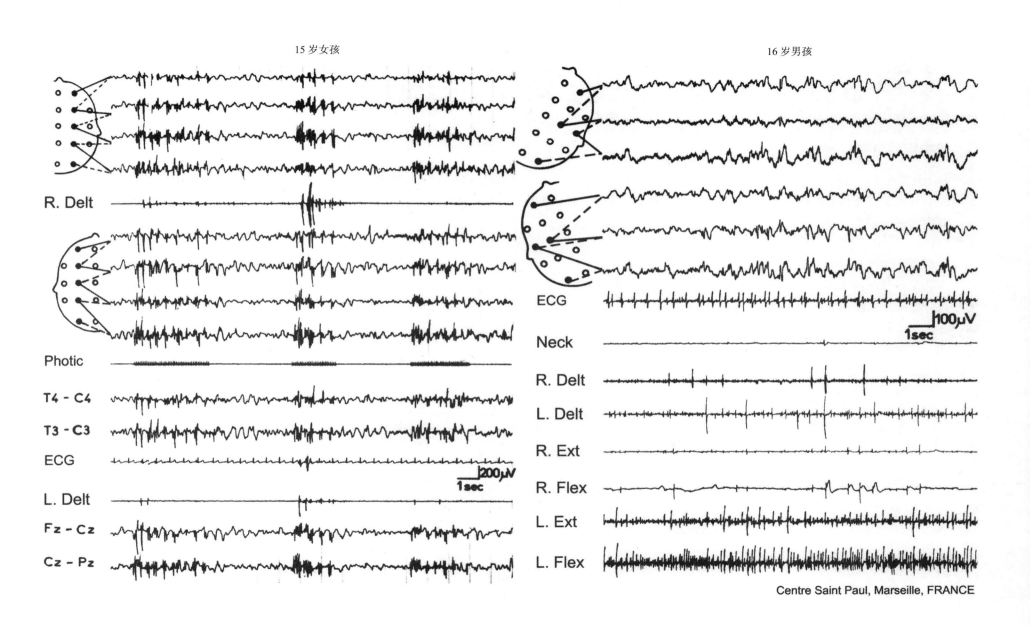

15 岁女孩

16 岁男孩

R. Delt

Photic

T4 - C4

T3 - C3

ECG

L. Delt

Fz - Cz

Cz - Pz

ECG

Neck

R. Delt

L. Delt

R. Ext

R. Flex

L. Ext

L. Flex

100μV
1sec

200μV
1sec

Centre Saint Paul, Marseille, FRANCE

Ⅷ · 10　进行性肌阵挛性癫痫：肌阵挛性癫痫伴破碎红纤维（MERRF）

临床提示

患者，男，17岁。因患有MERRF就诊。这名少年从小就有进行性智力低下，伴有隐匿性肌阵挛、负性肌阵挛和惊厥性癫痫发作。他的整体状况很差，体重较轻，肌肉萎缩。肌肉活检异常，肌肉生化证实特殊的缺陷。

脑电图特征

A：患者处于清醒状态。脑电图可见具有快速棘波成分的全面性棘波。B：患者举起双臂。脑电图可见全面性多棘慢波放电，近段肌肉出现失张力（负性肌阵挛）。C：动作性肌阵挛。D：从NREM睡眠3期中微觉醒，患者右前臂屈肌和伸肌阵挛。E：REM睡眠期。注意眼肌肌电图上出现快速眼球运动。发作间期放电明显增多，顶区和中央区出现快速的棘波、棘慢波和多棘慢波。

评注

负性肌阵挛只能表现为肌紧张活动的中断。负性肌阵挛与涉及运动控制的皮质区域的异常放电有关。负性肌阵挛是进行性肌阵挛性癫痫的常见症状，常被误认为阳性肌阵挛或共济失调。肌电图的详细研究和反向平均技术的使用通常对于发现这种特殊的临床现象十分重要。在REM睡眠期及在Unverricht-Lundborg病中记录的棘波具有相似性。

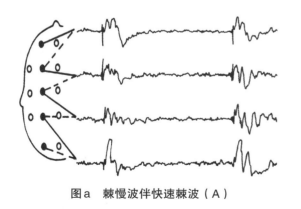

图a　棘慢波伴快速棘波（A）

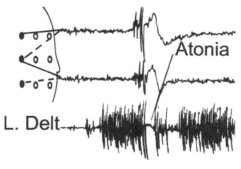

图b　多棘慢波，失张力发作（负性肌阵挛）（B）

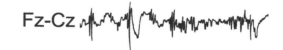

图c　顶区棘慢波和多棘波。注意棘波的快速成分（E）

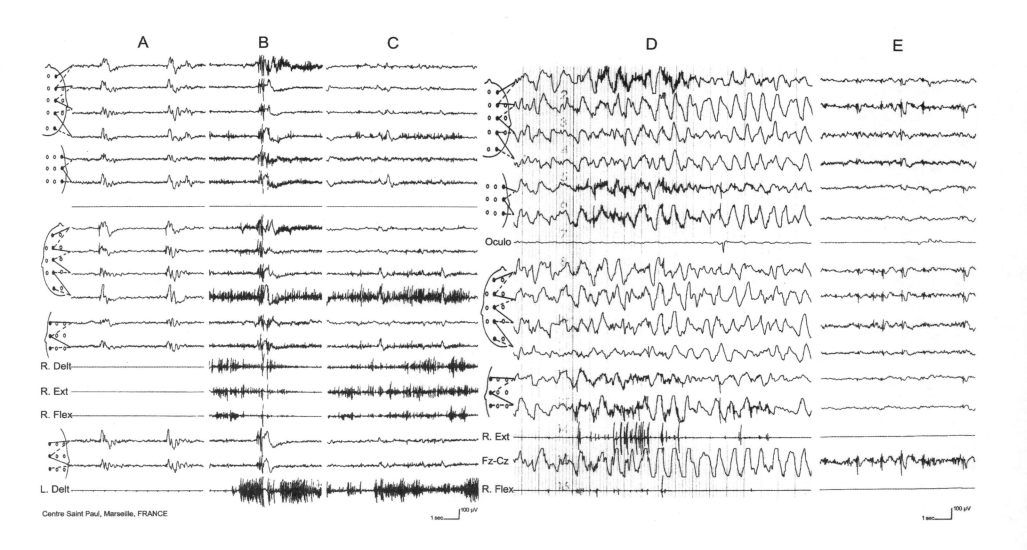

A B C D E

Oculo

R. Delt
R. Ext
R. Flex

L. Delt

R. Ext
Fz-Cz
R. Flex

Centre Saint Paul, Marseille, FRANCE

1 sec 100 μV

1 sec 100 μV

临床提示

患儿，男，12岁6个月。因患有戈谢病（神经病或Ⅲ型）就诊。

脑电图特征

左：患者处于闭眼状态。后头部可见棘波、多棘波和棘慢波。注意棘波的高频部分。睁眼时棘波消失。肌电图显示左侧和右侧肌阵挛不同步。右：清醒期安静休息状态。出现更持续的肌阵挛，近乎是强直收缩，尤其是在脑电图的后半部分。脑电图显示棘波以后头部为著，少量弥漫性棘波/多棘慢波。

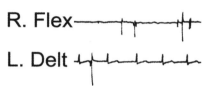

图b　右侧和左侧非同步肌阵挛。注意左侧三角肌肌电伪差

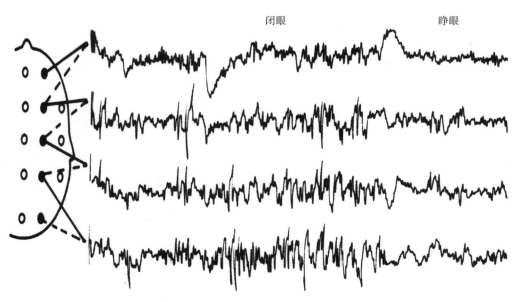

闭眼　　　睁眼

图a　睁眼时棘波、棘慢波消失。注意后头部优势

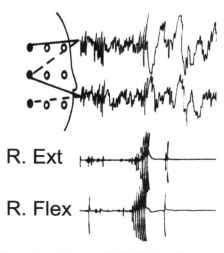

图c　脑电图显示多棘慢波伴持续的肌阵挛

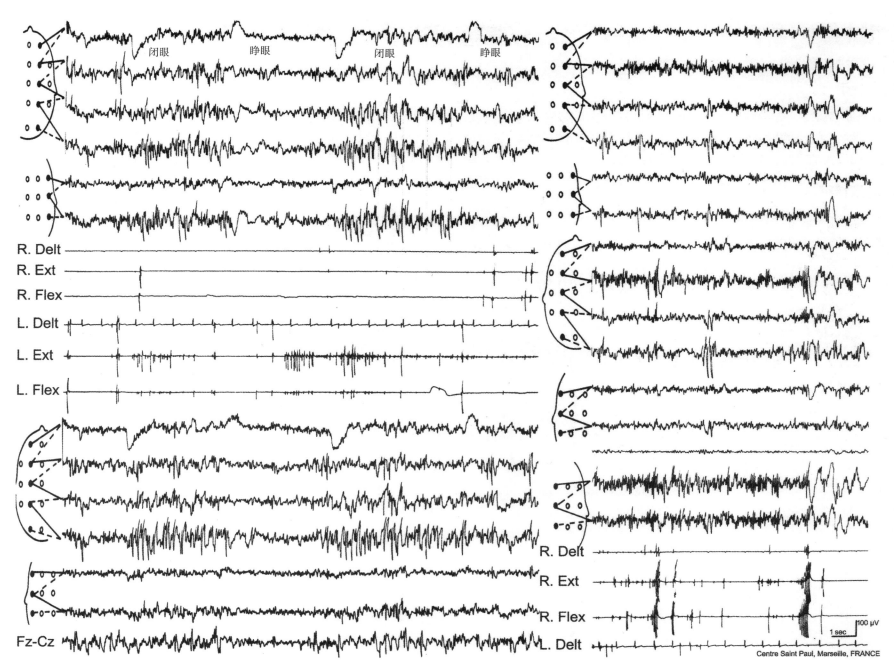

R. Delt
R. Ext
R. Flex
L. Delt
L. Ext
L. Flex

Fz-Cz

R. Delt
R. Ext
R. Flex
L. Delt

闭眼　　睁眼　　闭眼　　睁眼

100 μV
1 sec

Centre Saint Paul, Marseille, FRANCE

临床提示

患者，女，14岁。在上学的最初几年出现进行性智力低下。8岁时出现GTCS。11岁时精神发育迟滞很明显，并且出现神经系统异常，伴有锥体束征、小脑相关体征和下肢肌萎缩。代谢检查呈阴性。癫痫发作难以控制，常出现GTCS、肌阵挛发作和节段性肌阵挛。她的姨妈存在异常运动和进行性精神障碍，支持DRPLA的诊断，分子遗传学证实该病的诊断。

脑电图特征

左：患者处于清醒状态。脑电背景活动变慢，可见2个棘慢波，第二个棘慢波与双侧肌阵挛有关。在棘慢波之后，有弥漫性慢－棘慢波。右：脑电图开始有弥漫性棘慢波放电，没有相关的肌阵挛。3秒后，ILS诱发不规则的弥漫性慢－棘慢波，出现不对称肌阵挛，左上肢明显。

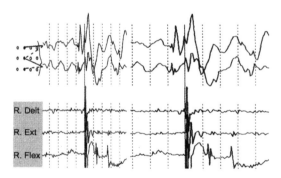

图a　棘慢波伴随肌阵挛发作（记录速度左侧15mm/s、右侧30mm/s）

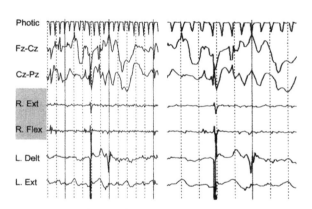

图b　间断闪光刺激过程中，棘慢波伴随非对称肌阵挛（记录速度左侧15mm/s、右侧30mm/s）

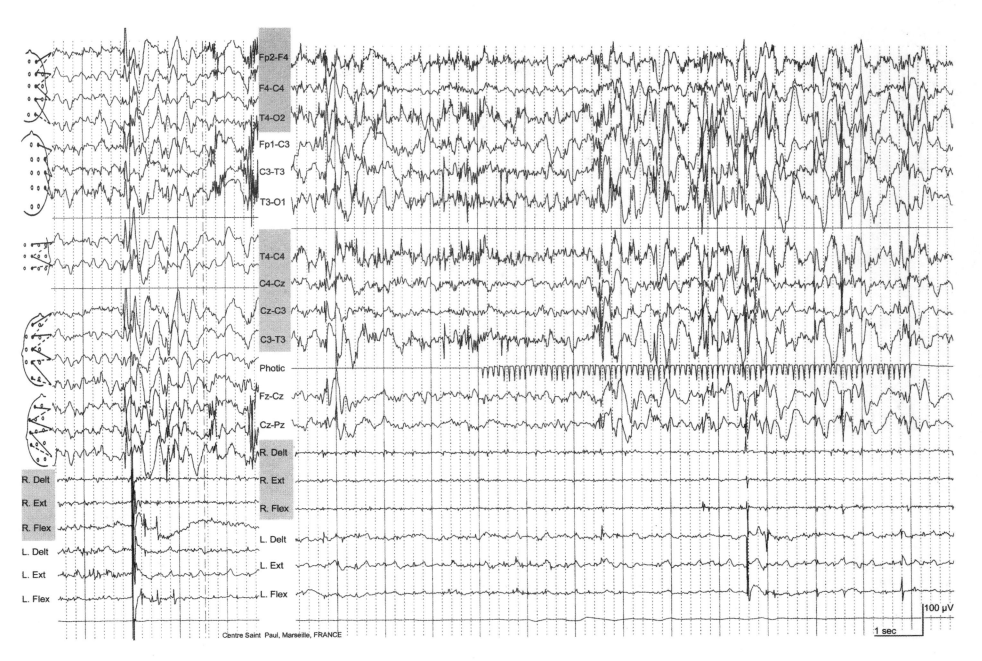

Centre Saint Paul, Marseille, FRANCE

100 μV

1 sec

Ⅷ·13 进行性肌阵挛性癫痫：神经元蜡样质脂褐质沉积症2型（晚期婴儿型，Jansky-Bielschowsky病）

临床提示

5岁10个月男孩和4岁6个月儿童，患有晚期婴儿型神经元蜡样质脂褐质沉积症。

脑电图特征

5岁10个月男孩：背景活动为杂乱的弥漫性慢波。0.5Hz闪光刺激，枕部可见快速同步化棘波。还有一些棘波与闪光刺激不同步，并且分布范围更广（中央区）。棘波有时可表现为双相。

4岁6个月儿童：左，患儿在第4秒睁开眼睛（眼球伪差），脑电图可见睁眼抑制不完全。中央区和左侧导联可见快速棘波占优势，有时与多导肌电图上显示的肌阵挛同步。肌阵挛表现为节段性、不稳定性，且左右非同步。右，当患儿举起手臂时（多导联记录），肌肉收缩诱发肌阵挛（动作性肌阵挛）。

评注

单发或低频闪光刺激诱发出现枕区的阵发性反应是神经元蜡样质脂褐质沉积症的特征表现。

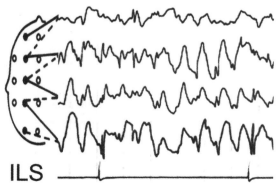

图a　与间断闪光刺激同步化的棘慢波（单次闪光反应）。注意棘波的快速成分

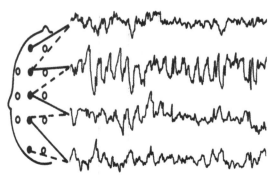

图b　背景活动杂乱，睁眼抑制不完全。左侧中央区棘慢波发放

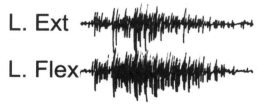

图c　动作性肌阵挛

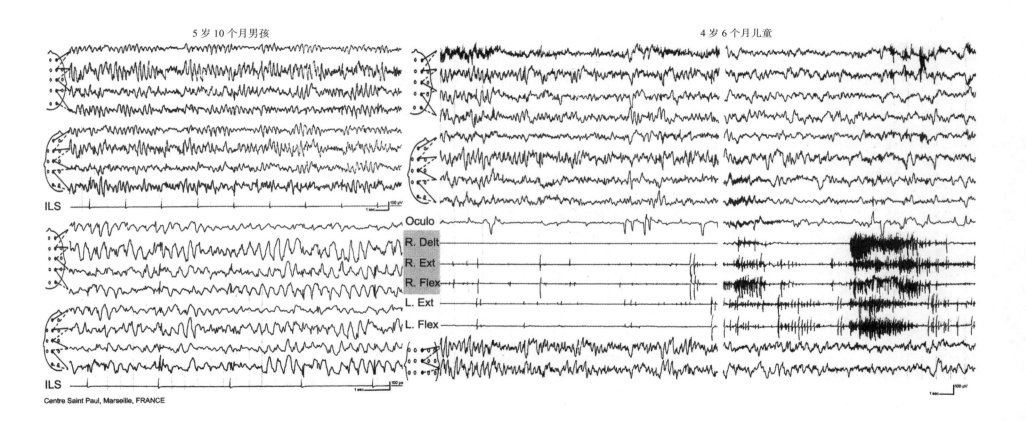

5 岁 10 个月男孩

4 岁 6 个月儿童

ILS

Oculo
R. Delt
R. Ext
R. Flex
L. Ext
L. Flex

ILS

Centre Saint Paul, Marseille, FRANCE

VIII·14 进行性肌阵挛性癫痫：神经元蜡样质脂褐质沉积症3型（青少年型，Spielmeyer-Vogt病）

临床提示

患者，女，19岁。因视网膜病变在7岁时开始出现进行性视力丧失，在做脑电图时已经失明，并出现进行性智力下降和行为异常。17岁时首次出现癫痫发作，表现为GTCS。基因检测提示*CLN3*基因缺失。

脑电图特征

患者处于清醒闭眼状态。脑电图可见棘慢波不对称暴发，可见棘波的快波成分且后头部为著。在图a中，棘慢波更弥漫，但棘波仍以后头部为著。

评注

GTCS是青少年型神经元蜡样质脂褐质沉积症3型的主要发作类型，也可出现局灶性癫痫发作。脑电图显示进行性背景紊乱和棘慢波（Nita等，2016）。

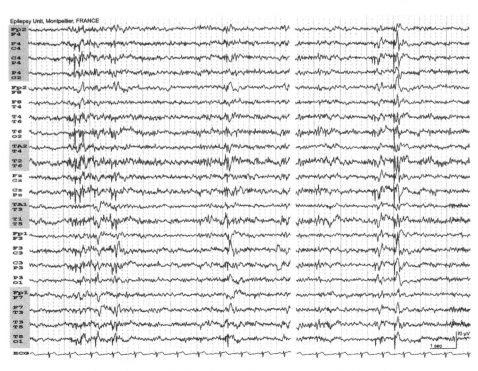

图a　记录速度15mm/s。第二段出现更加弥漫的棘慢波

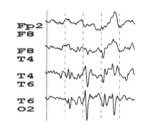

图b　右枕区为著的棘慢波

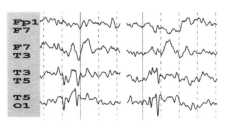

图c　左枕区为著的棘慢波

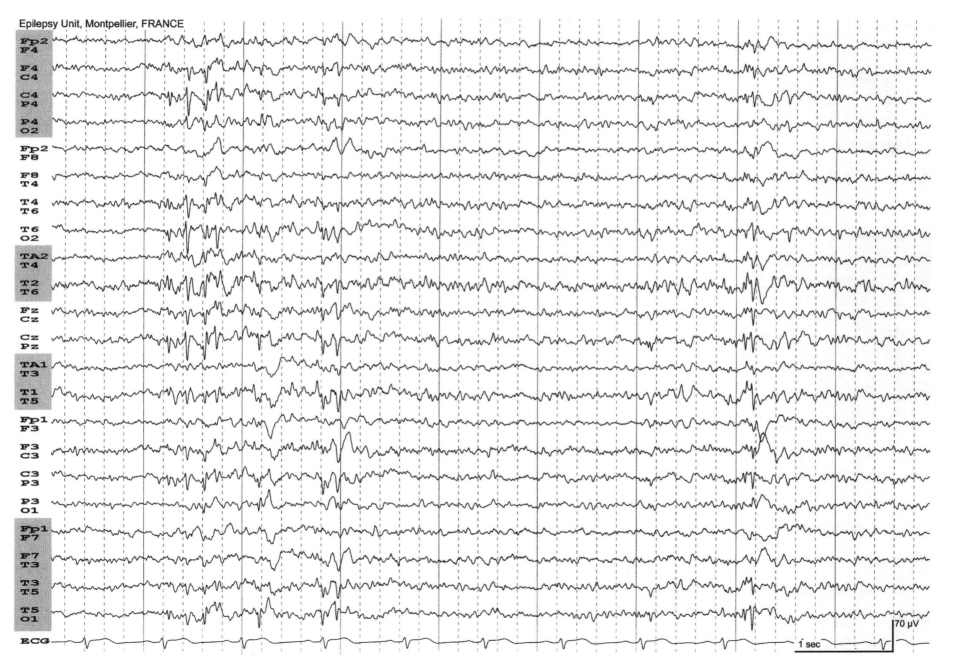

VIII · 15　代谢性疾病：黏多糖贮积症 II 型

临床提示

患者，男，15岁。因出现GTCS数月就诊。重度精神发育迟滞，需坐轮椅。

脑电图特征

清醒闭眼状态。双侧前头部可见大量复合波，入睡时复合波消失，清醒时再次出现。

评注

黏多糖贮积症（mucopolysaccharidosis）是一种由黏多糖降解缺陷导致溶酶体存储障碍的异质性疾病，目前已经确定了7种类型。黏多糖贮积症 II 型（Hunter综合征）几乎只发生在男性，发病年龄在18个月至4岁。患儿有口唇丰满、宽鼻梁、面颊大而圆、大舌头、头颅大、肝脾大、骨骼畸形、精神发育迟滞等表现，预期寿命为10～20岁。Jiménez-Arredondo等（2017）报告了9例患者中主要表现为睡眠时的低波幅和低电压的异常脑电图。Bonanni等（2012）描述了一名8岁男孩的非惊厥性癫痫持续状态和额部持续性2.5Hz棘慢波发放，服用乙琥胺治疗效果较好。

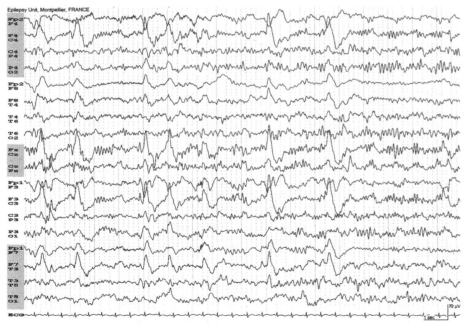

图a　记录速度15mm/s

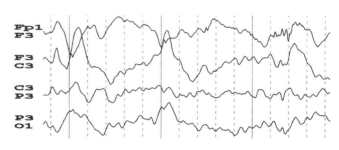

图b　3个多相复合波

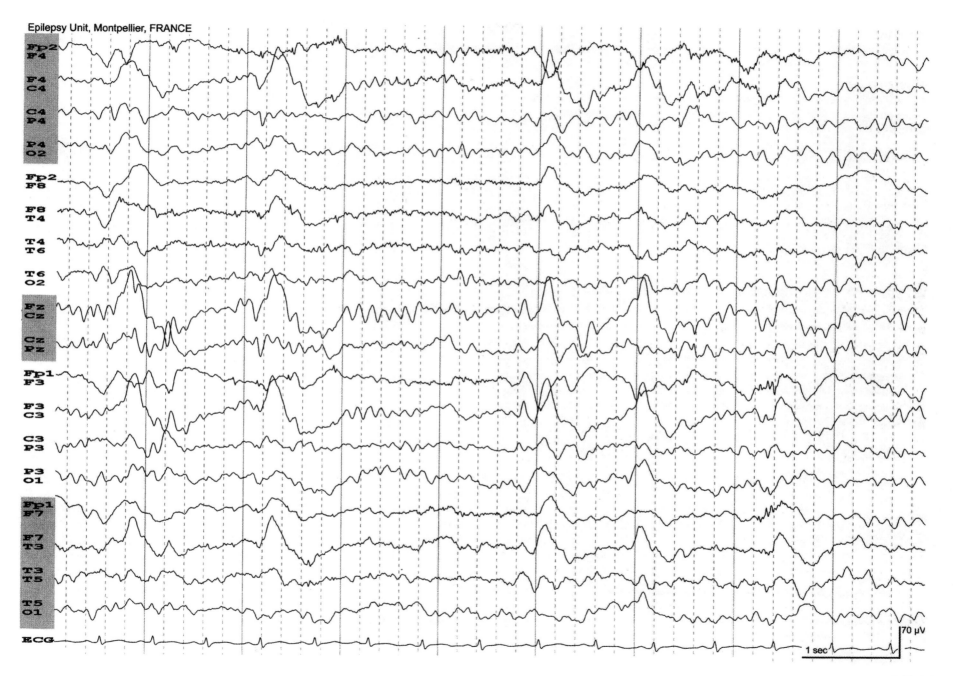

VIII · 16　代谢性疾病：Niemann-Pick病C型

临床提示

患儿，女，11岁。因出现进展性步态障碍和癫痫发作数月就诊。临床表现为猝倒发作和核上性凝视麻痹。

脑电图特征

A：患儿午睡后醒来，睁眼状态，首先在图形上开始出现广泛的尖波发放，随后出现双侧尖波，以顶区和左半球为著，发作的波形与典型的棘慢波不太一致。接下来的图形是伴随肌阵挛发作的弥漫性慢–棘慢波暴发（右三角肌肌电图）。NREM睡眠期的特征是大量异常的弥漫性复合波，没有多棘波和快节律。C和D：强直发作伴头前屈。脑电图表现为弥漫性复合波之后出现低电压，发作2.5秒后出现肌电伪差。发作结束时可见双侧弥漫性慢波。

评注

Niemann-Pick病C型是一种由*NPC1*或*NPC2*基因突变引起的溶酶体贮积症。这种罕见的常染色体隐性遗传病是一种进展性的影响寿命的疾病。大约1/3的患者有癫痫发作（局灶性发作、失神发作、肌阵挛或强直–阵挛发作）。发作严重的患者通常预后较差，寿命缩短（Geberhiwot等，2018）。

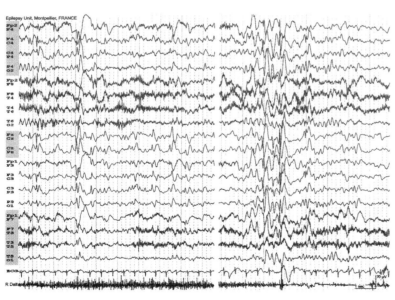

图a　记录速度15mm/s（A）

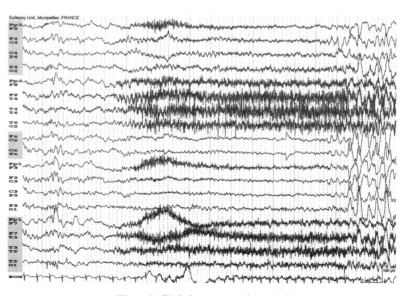

图b　记录速度15mm/s（C、D）

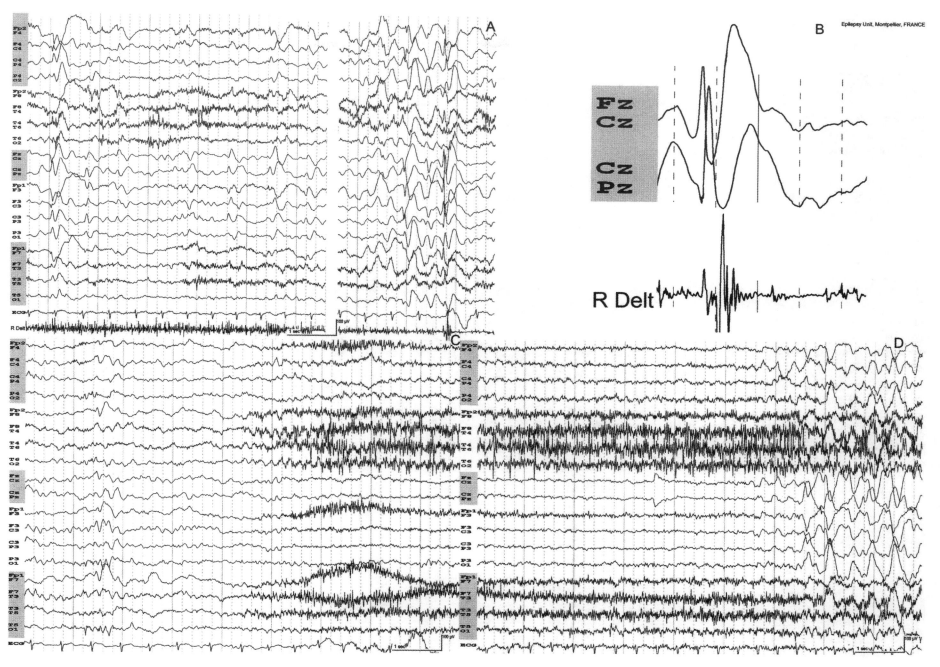

临床提示

患儿，女，7月龄。因患有艾卡迪综合征就诊。

脑电图特征

左：清醒状态，背景活动不对称，左半球背景节律更好，为6～7Hz。脑电图可见明显的改变，表现为右半球出现多棘波后伴随低电压，左半球出现非同步的棘波。右：睡眠状态，未见生理性睡眠节律。右枕区可见棘波、多棘波和快波活动。双侧半球独立出现，只有少数是双侧同步的，但也是不对称的。这些短暂的放电比清醒时更明显，且在睡眠时以左侧为著。

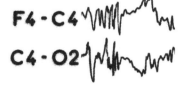

图a　多棘波后出现低电压活动

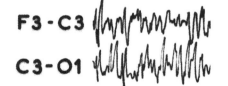

图b　左侧的背景节律更好，棘波混合慢波

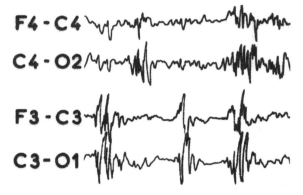

图c　右侧导联快波活动，左侧导联多棘波后出现低电压

Centre Saint Paul, Marseille, FRANCE

清醒期　　　　　　　　　　　　　　　　　　　　　NREM 睡眠期

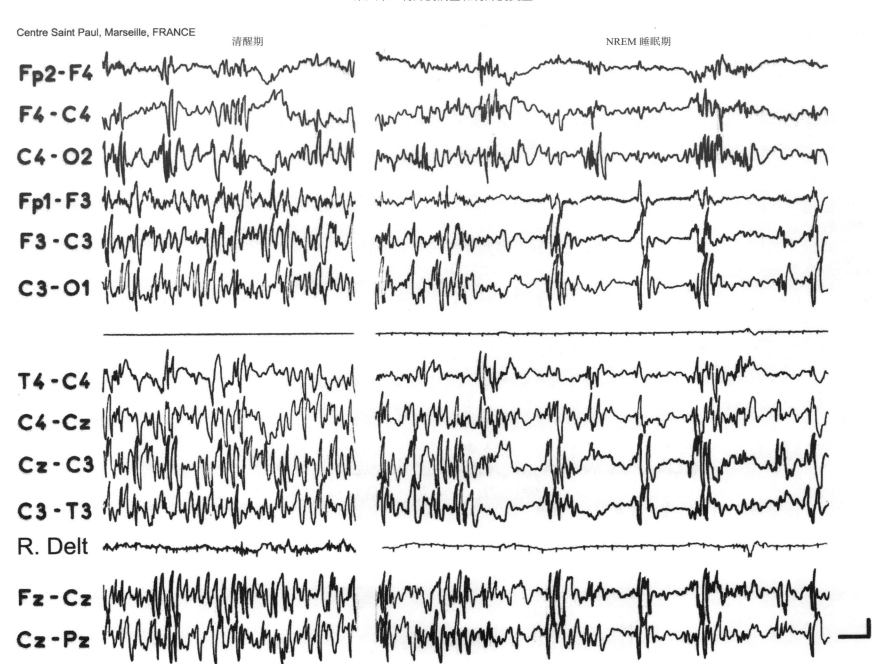

Fp2-F4

F4-C4

C4-O2

Fp1-F3

F3-C3

C3-O1

T4-C4

C4-Cz

Cz-C3

C3-T3

R. Delt

Fz-Cz

Cz-Pz

临床提示

患儿，女，4月龄。先天发育迟缓，近期有动作异常、阵发性意识丧失，初步诊断为婴儿痉挛和局灶性癫痫。经神经影像学及眼底镜检查确诊为艾卡迪综合征。这个诊断曾经被怀疑，因患儿同时存在不同的发作类型（婴儿痉挛和局灶发作），并且两侧大脑半球的脑电存在明显的非同步性。

脑电图特征

左：肌电图导联（三角肌）可见一系列痉挛发作。脑电图表现相当典型：前头部为著的叠加低波幅快活动的复合波。第一次痉挛发作大约4秒后出现弥漫性棘慢波，之后左额区出现节律性电活动，并持续在第二次痉挛发作的整个过程，第三次痉挛发作时该节律性电活动似乎停止，提示左额区电活动没有明显的临床相关症状。右：在前面一系列痉挛发作的2分钟后，可见痉挛发作典型的脑电图和肌电图特征，在某些复合波上叠加快活动，其发作的脑电图是非同步的。虽然有明显的慢波活动和多灶的阵发性改变，但没有高度节律失调现象。

评注

在一系列痉挛发作时存在局灶性放电，可能与痉挛发作无关，是两种独立现象的共存（一方面是痉挛发作，另一方面是局灶性发作），或者存在具有临床和脑电图相关的现象，如痉挛＋局灶性发作。痉挛发作＋局灶性发作的组合可见于其他情况，如与局灶性病变相关的West综合征。

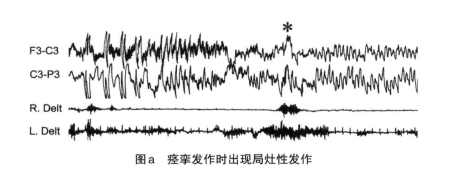

图a 痉挛发作时出现局灶性发作

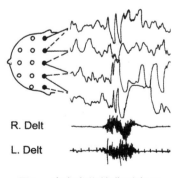

图b 痉挛发作的典型表现

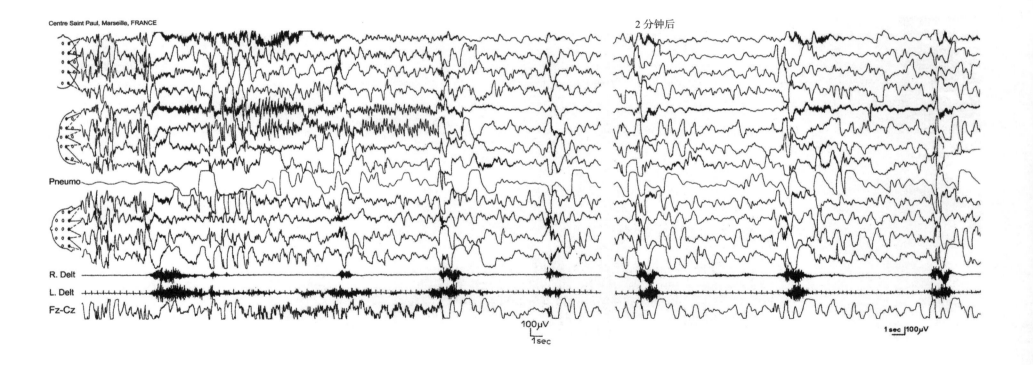

Centre Saint Paul, Marseille, FRANCE

2 分钟后

Pneumo

R. Delt

L. Delt

Fz-Cz

100μV
1sec

1sec 100μV

临床提示

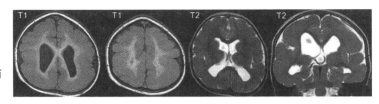

头MRI提示无脑回畸形

　　患儿，2岁7个月。足月出生，原发性发育迟缓。4个月大时出现痉挛发作。在录制这段记录时，患儿大约每周出现2次短暂意识丧失发作。头颅MRI显示后头部为著的无脑回畸形伴脑回肥厚。遗传学研究证实 *LIS1* 基因突变（与典型无脑回畸形相关的基因）。

脑电图特征

　　患儿清醒闭眼状态，灵敏度20μV/mm，右侧导联可见弥漫性低波幅快节律，后头部的背景节律为8～10Hz，这种α样背景节律在这个年龄是不正常的，提示发育异常节律。在图形记录的第6秒，患儿头动并睁眼，背景节律出现波幅轻微降低，睁眼出现部分抑制反应。左侧顶区、前头部和中央区可见节律较差的电活动持续存在，没有演变。同样的现象在第16秒再次出现。

评注

　　发作间期可见快速、高波幅α或β波，睁眼几乎没有反应，高度提示大脑弥漫性发育不良，如无脑回畸形。

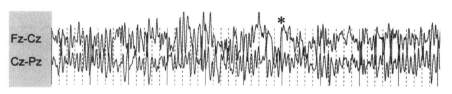

图a　10～11Hz的快波节律，对睁眼或头部运动几乎没有反应（＊）

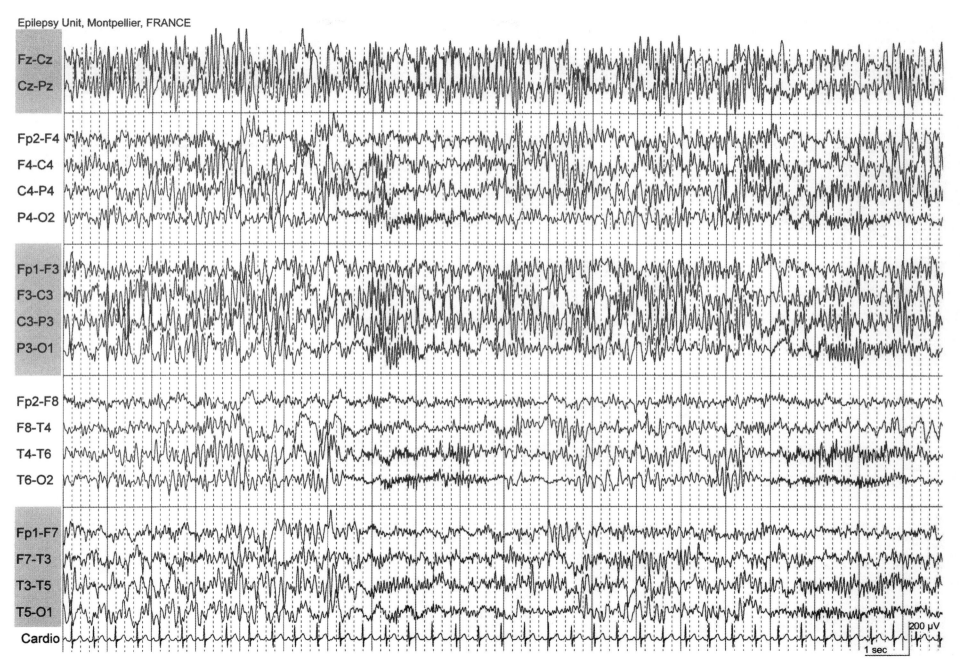

Epilepsy Unit, Montpellier, FRANCE

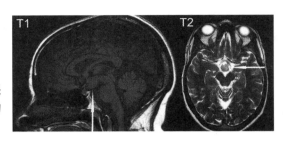

头MRI提示下丘脑错构瘤（箭头处）

临床提示

患者，女，41岁。患有药物难治性癫痫。9岁时出现癫痫发作，个人史无特殊，有GTCS和局灶性发作，包括意识丧失、痴笑和上肢不自主运动。MRI显示下丘脑错构瘤。

脑电图特征

左：患者处于NREM睡眠2期。可见成串的棘慢波和多棘慢波，其后跟随低电压活动。右：患者处于放松状态，突然出现发作，表现为挺直身体、面带笑容、意识丧失、右臂不自主运动。脑电图可见带切迹慢波，随后出现一个高波幅的棘波，然后是多棘波，左侧导联为著。多棘波之后出现弥漫低电压，继而快波活动波幅逐渐增加、频率逐渐降低。左颞区放电起始（T1-T5，F7-T3，T3-T5）。注意到发作时可见右侧颞肌肌电伪差（右侧脸部收缩）。癫痫发作在第14秒突然结束，脑电图恢复到背景节律，没有出现发作后的慢波。

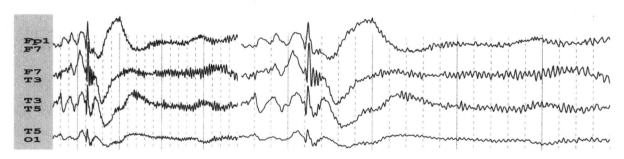

图a　发作起始可见带切迹慢波，波幅增加，然后是多棘波、电压减低，随后出现快波活动，波幅逐渐增加（记录速度左侧15mm/s、右侧30mm/s）

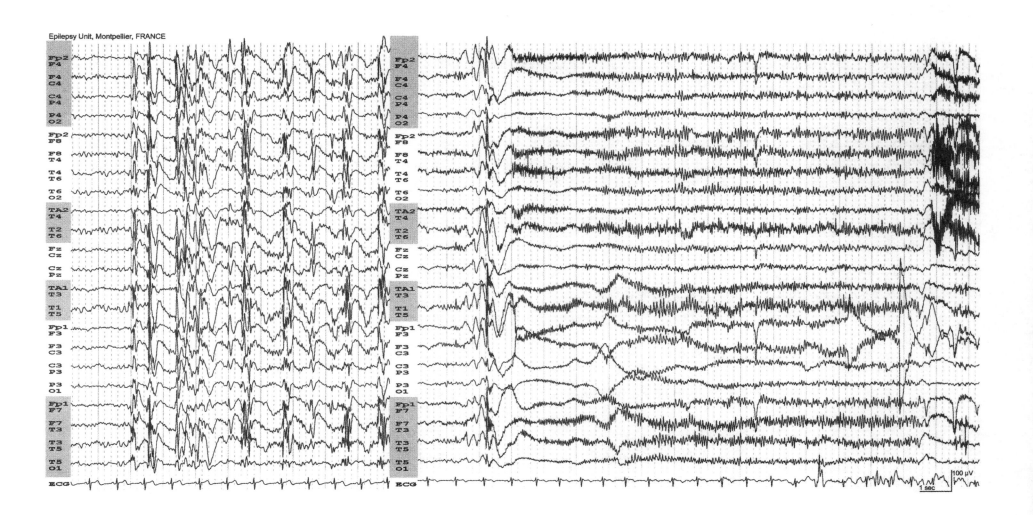

Epilepsy Unit, Montpellier, FRANCE

临床提示

　　患儿，女，10岁。因难治性癫痫药物治疗效果不佳就诊。既往史无特殊。6岁时开始出现癫痫发作，表现为恐惧、哭泣、幻觉（她看到蜘蛛在她身上爬行）、脱衣、旋转，然后逐渐恢复正常状态。8岁开始学习成绩下降，大约在每天下午的同一时间，开始出现持续几个小时的反应迟钝。基因检测提示20号环状（ring）染色体有17%出现嵌合体（共200次有丝分裂）。

脑电图特征

　　记录到一次失神持续状态。A：图起始处可见4Hz左右尖波。在第3秒，出现5～6Hz棘慢波节律。棘波的波幅比慢波低，其主要分布在前头部，也可见于颞区。最后，颞区依然是节律性活动，前头部放电不太规则。在临床表现上，患儿表情淡漠，回答问题的速度很慢，并且不能执行指定任务。B、C、D：分别在发作30、50、70秒后记录，可见中颞区为著的尖波持续发放。D：脑电发作接近尾声时，尖波波幅和频率轻度降低，之后放电突然结束。

评注

　　这种意识模糊状态持续了3小时，与状态相关的波动持续1至数分钟，中间有正常阶段。这样的事情几乎总是发生在下午早些时候，她的父母认为她只是累了。这种长时间失神持续状态及脑电图出现形态和部位波动的慢波是20号环状染色体综合征的特征，故通过脑电图的特征表现可得出诊断，在没有先天畸形或其他典型临床特征的情况下，可通过染色体核型检查确认。

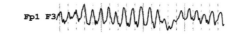

图a　左前头部5～6Hz棘慢波节律性发放（A）

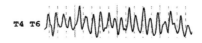

图b　右中颞节律性放电（B）

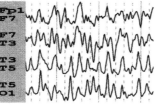

图c　左颞尖波发放（C）

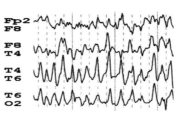

图d　右颞尖波发放（D）

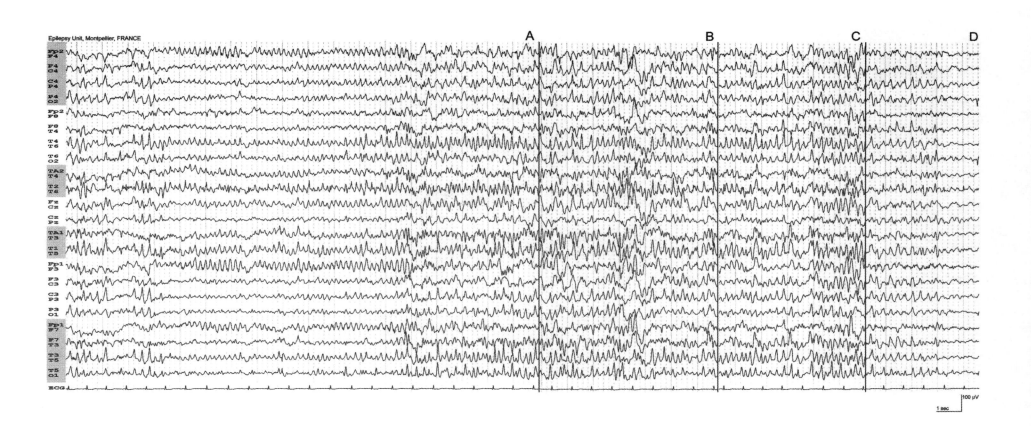

临床提示

患儿，女，8岁。因癫痫发作进行脑电图复查就诊。5岁时出现癫痫发作，主要表现为恐惧、哭泣和意识丧失，意识可逐渐自行恢复。每周发作2～3次，失神持续1～2小时，发作期间她心不在焉，反应慢。因存在认知问题，她接受的是特殊教育。通过临床表现和染色体核型检查诊断为20号环状染色体综合征。

脑电图特征

患儿清醒状态。2秒后开始出现3～4Hz的高波幅棘慢波发放，前头部为著。异常放电突然出现，持续15秒后在最后3秒内随着棘慢波的减少而逐渐结束。持续时间为1～2分钟，可记录到数次这样的异常放电。在这些异常放电期间，患儿意识和行为没有发生变化。

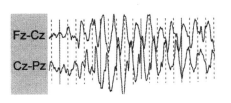

图a　顶区3～4Hz棘慢波发放

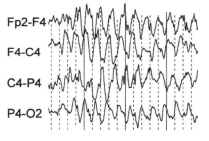

图b　右额3～4Hz棘慢波发放

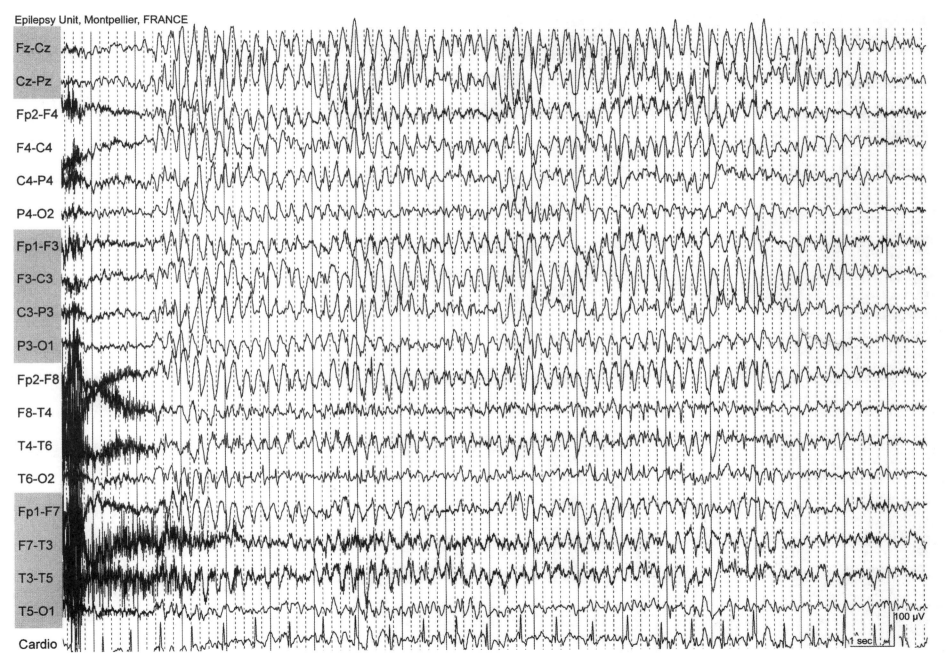

Epilepsy Unit, Montpellier, FRANCE

临床提示

患儿，女，10月龄。发育迟缓。20个月时通过分子生物学检查确诊天使（angelman）综合征。3岁时首次出现以意识丧失为表现的癫痫发作。5岁时在NREM睡眠期脑电图可见双侧后头部高波幅棘慢波暴发。

脑电图特征

A：睁眼状态。灵敏度15μV/mm。在前头部可见单一形态的正弦样4.5Hz的θ活动，右枕区可见δ波发放。B：清醒闭眼状态，灵敏度20μV/mm。可见单一形态的高波幅正弦样5Hz的θ波。

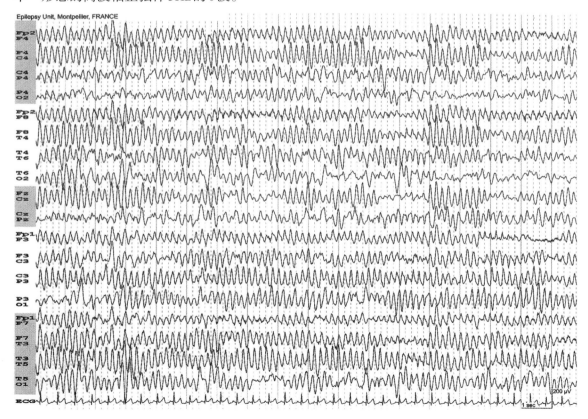

图a　记录速度15mm/s（A）

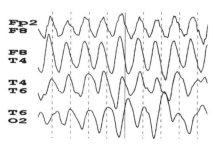

图b　单一形态的正弦样5Hz θ波（B）

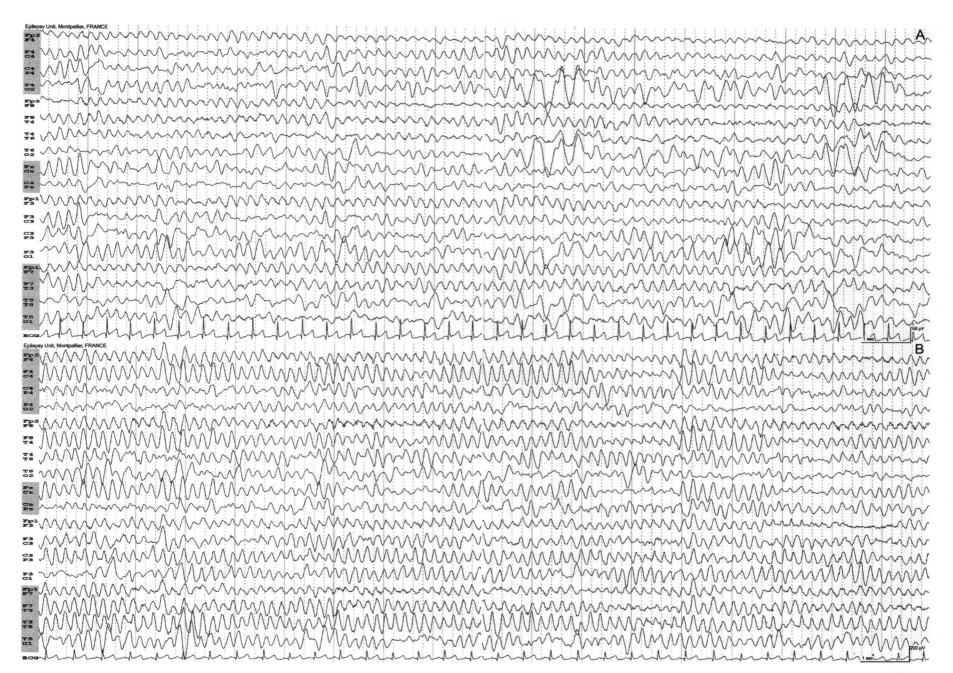

临床提示

患者，女，23 岁。因分子生物学检查确诊天使综合征就诊。

脑电图特征

失神持续状态，脑电图可见弥漫性慢 - 棘慢波，频率为 2Hz，为非癫痫失神发作。慢 - 棘慢波双侧同步发放，前头部为著。当记录速度为 15mm/s 时，棘波的波幅是变化的，在本图中间先降低后升高。三角肌未记录到暴发肌电活动。棘慢波的形态很特别，呈现三相波。

评注

天使综合征患者的脑电图有三种模式：①不受闭眼影响的广泛性 4 ～ 6Hz 节律性活动。②前头部 2 ～ 3Hz 的节律性 δ 波。③由闭眼诱发的后头部为著的混合 3 ～ 4Hz 高幅棘波和尖波（Genton 等，2019）。

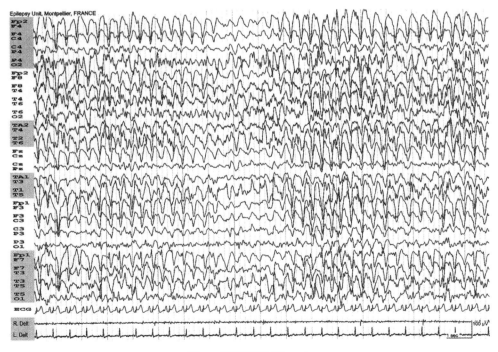

图 a　记录速度 15mm/s

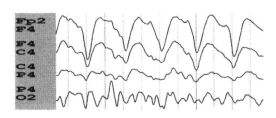

图 b　与三相波相似的慢 - 棘慢波

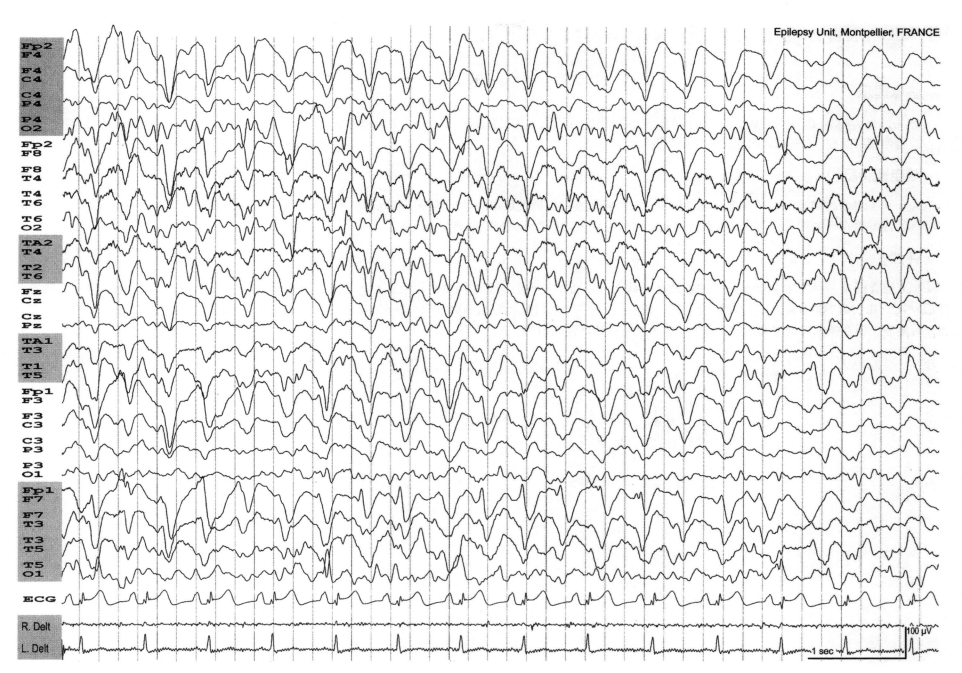

Epilepsy Unit, Montpellier, FRANCE

临床提示

患儿，女，7岁。因表现为典型的Rett综合征就诊。出生后前几个月发育基本正常，几个月后出现语言功能障碍、手部刻板活动、营养不良及过度通气和呼吸暂停交替出现。7岁开始出现失神发作和偶发GTCS。

脑电图特征

左：可见棘慢波发放，临床表现为动作停止。右：自发性过度通气后出现呼吸暂停。脑电图显示在发作后期出现弥漫性慢波。当时患者面色发绀，这种呼吸暂停发生在一系列低通气和呼吸暂停期间。这种呼吸模式是Rett综合征的典型表现。

评注

Rett综合征是一种发生在女孩身上的特殊性脑病，可以通过分子生物学来确诊。可根据临床表现和视频脑电图特征诊断。记录脑电图时应系统监测呼吸情况。患者通常在4岁左右出现癫痫发作。随着生理性睡眠节律的消失，脑电图背景逐渐减慢。可以观察到不同的脑电图模式，通常表现为弥漫性慢-棘慢波，但在睡眠期增多的4 ～ 6Hz中央区棘波是其特征性表现。

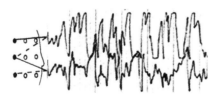

图a　棘慢波发放，临床可见动作停止

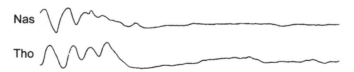

图b　自发性过度通气后出现呼吸暂停

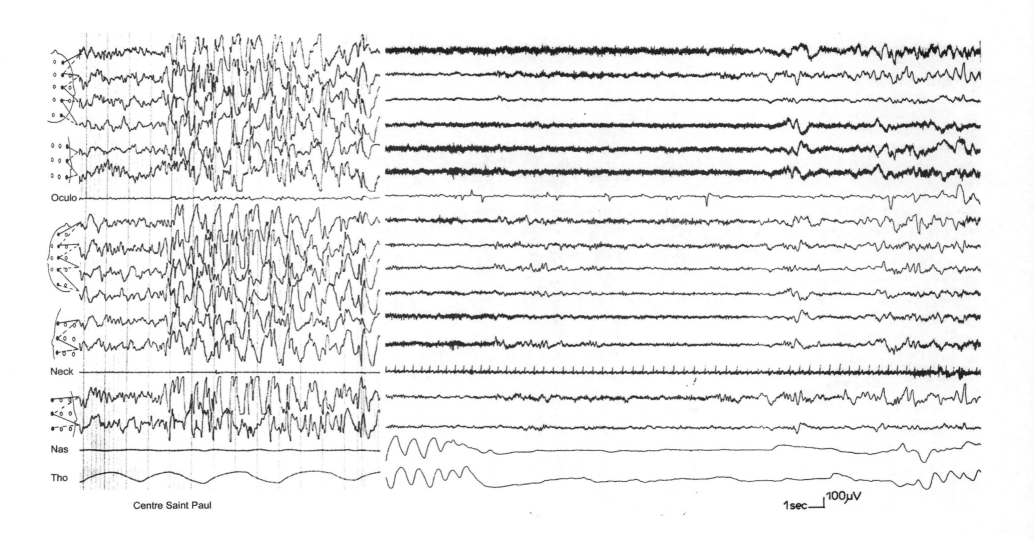

Oculo

Neck

Nas

Tho

Centre Saint Paul

1sec 100μV

临床提示

患儿，女，11岁。因患有Rett综合征就诊。

脑电图特征

脑电图可见双侧δ波发放，以顶区及左半球为著，有些δ波为尖波。右半球可见肌电伪差。

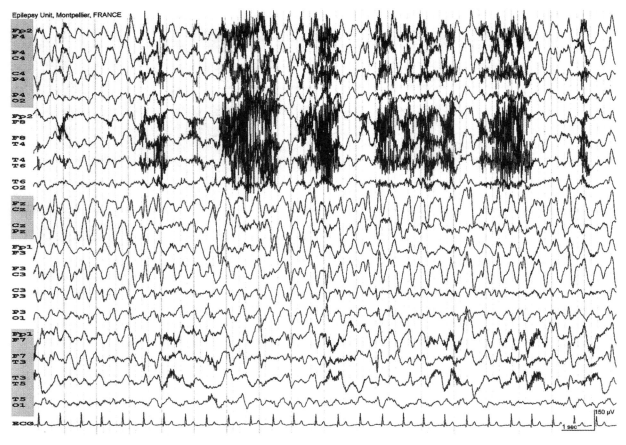

图a　记录速度15mm/s

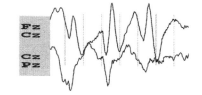

图b　尖样δ波

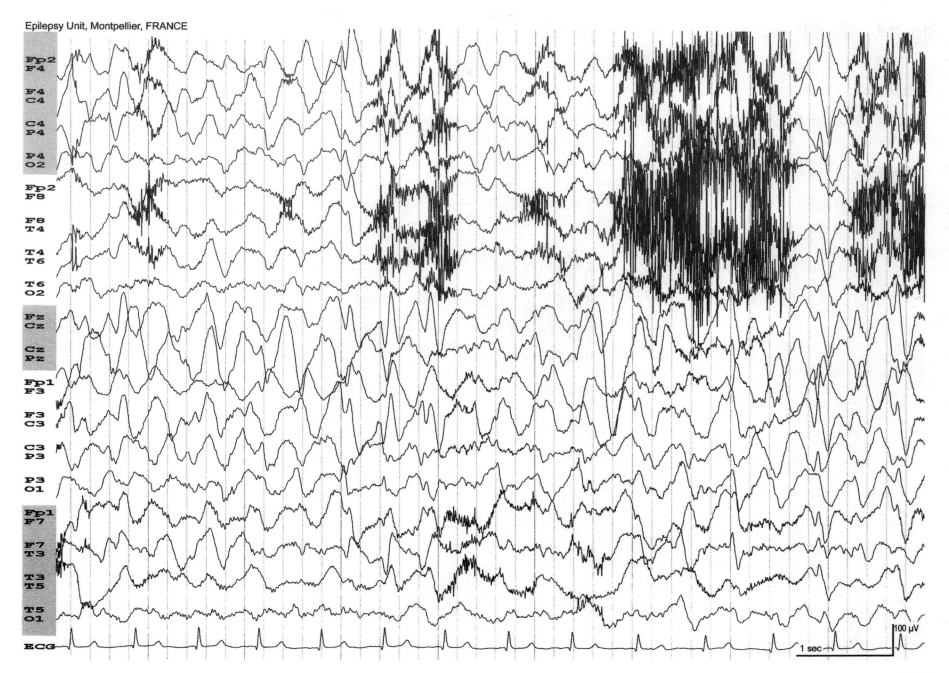

Epilepsy Unit, Montpellier, FRANCE

临床提示

IGE患者随访。患者无其他病史，无发育畸形，认知水平和学习成绩正常，成年时诊断为无嵌合体的Klinefelter综合征（47，XXY），伴有不孕和睾丸萎缩。癫痫发作于4岁6个月开始，典型失神发作，18岁时出现GTCS。丙戊酸钠单药治疗控制良好，偶尔因依从性不好而出现GTCS。

脑电图特征

左：患者思睡状态。亚临床发作，脑电图可见广泛性不规则棘慢波发放。右：同一段时间的记录，亚临床发作，脑电图可见4Hz棘慢波发放。

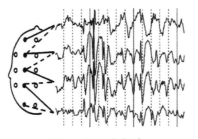
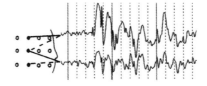

图a　棘慢波发放　　　　　图b　4Hz棘慢波

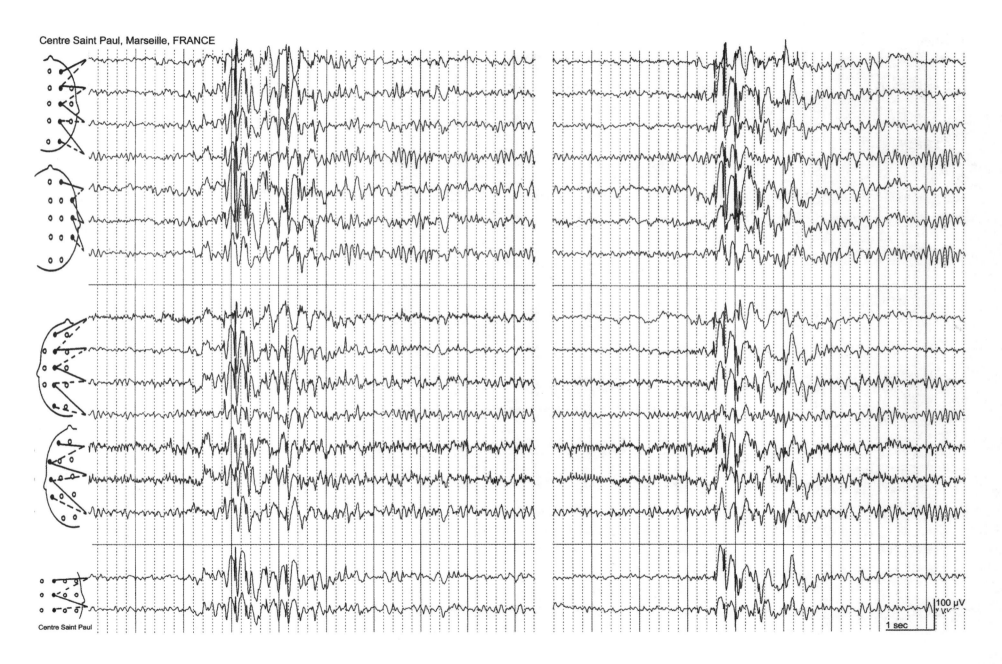

Centre Saint Paul, Marseille, FRANCE

Centre Saint Paul

100 µV

1 sec

临床提示

对一个发育迟缓的女孩进行随访。患者父母没有癫痫发作。基因分析提示 *SYNGAP1* 基因发生突变。

脑电图特征

A: 2 岁 6 个月时的脑电图。灵敏度 25μV/mm。闭眼状态，枕部可见节律性高波幅 δ 活动。图的第一部分可见弥漫性 δ 波，枕区和中颞导联可见棘波发放。闪光刺激为阴性。B: 9 岁 9 个月时的脑电图。患儿闭眼状态（眼球向下偏转）。额区可见肌电伪差，后头部可见棘慢波暴发。C: 10 岁 3 个月时的脑电图。患儿闭眼状态（眼球向下偏转）。后头部可见棘慢波暴发，然后出现不规则的锯齿状 θ 波与棘波混合发放。D: 与 C 相同的记录。患儿闭眼，19Hz 闪光刺激，可见广泛性棘慢波发放。右颞区出现 δ 波，放电逐渐结束。

评注

SYNGAP1 基因突变已被证实与全面性癫痫发作相关，包括失神发作、GTCS、肌阵挛发作和眼睑肌阵挛（Okazaki 等，2017）。

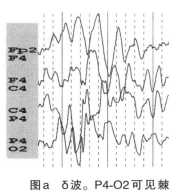

图a　δ 波。P4-O2 可见棘波发放（A）

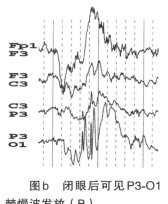

图b　闭眼后可见 P3-O1 棘慢波发放（B）

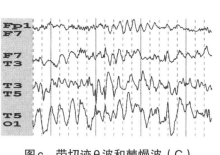

图c　带切迹 θ 波和棘慢波（C）

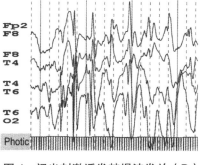

图d　闪光刺激诱发棘慢波发放（D）

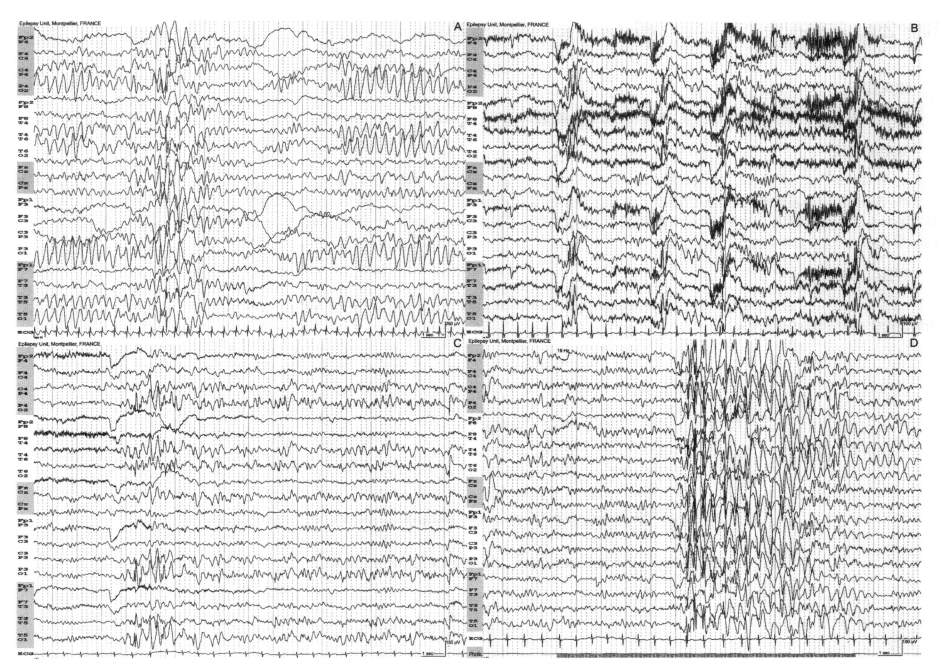

临床提示

患者,男,26岁。因*MECP2*基因重复,重度精神发育迟滞就诊。18岁时开始出现GTCS,脑电图检查时,每天有数次点头发作和意识丧失发作。

脑电图特征

A:睁眼状态,慢波背景活动伴弥漫性棘慢波和慢-棘慢波发放。B:睁眼状态,颈部肌电图显示头部强直性屈曲,导致痉挛发作,发作起始时未累及三角肌。脑电图可见弥漫性多相复合波后出现弥漫性低电压活动(a)。此时,患者轻微抬起左臂(左三角肌收缩),继而出现双侧棘慢波/δ波。发作持续10秒。在24小时的视频脑电图监测中,共记录到5次独立的痉挛发作。本例患者的睡眠特征是广泛性多棘波暴发,在暴发之间有一段低电压,但没有出现像Lennox-Gastaut综合征那样的快节律或强直发作。

评注

Caumes等(2014)报道了8例癫痫患者。癫痫发作的中位年龄为6岁(范围:2.5 ~ 17岁)。一半的患者表现为晚发痉挛的电临床特征,而另一组表现为局灶性或不能分类的全面性癫痫。

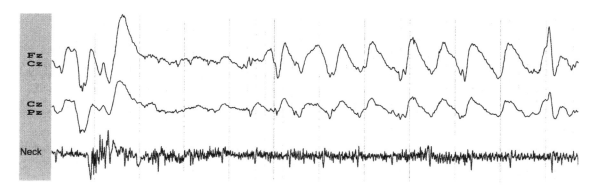

图a　痉挛发作,先出现多相复合波发放,然后是低波幅快活动,随后是棘慢波发放,持续6.5秒

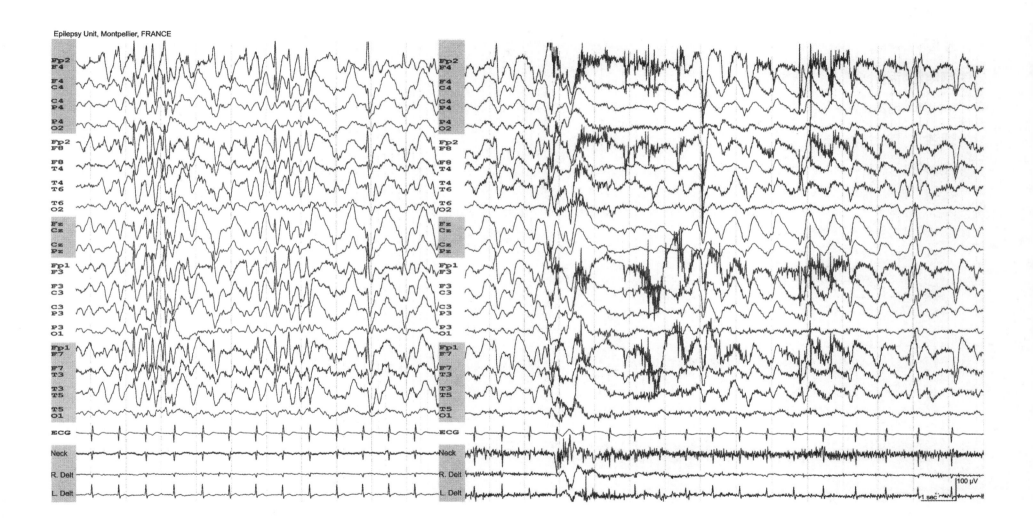

Epilepsy Unit, Montpellier, FRANCE

临床提示

患儿，女，8岁。因严重发育迟缓就诊。出生不久父母发现患儿有睡眠呼吸暂停，3岁时有可疑癫痫发作。基因检测显示：*PURA*基因发生新生突变。

脑电图特征

清醒期脑电图正常。NREM睡眠1期可见左枕区连续性棘慢波发放，并向顶区和对侧枕区扩布。NREM睡眠期出现大量具有相同形态的棘慢波。

评注

　　PURA综合征是一种新近发现的罕见疾病（Shimojima等，2010），*PURA*基因位于5号染色体长臂上。临床特征包括严重的发育迟缓、肌张力下降、睡眠呼吸暂停、喂养困难，半数患者出现癫痫发作（Reijnders等，2018）。癫痫发作始于2～4岁（范围：6个月～15岁），发作类型包括GTCS、局灶性发作、失神发作、痉挛发作、强直发作、失张力发作、Lennox-Gastaut综合征等发作类型。Shimojima等（2010）描述了一名没有癫痫发作的患者，但在正常睡眠时脑电图可见右侧后头部和枕区有棘慢波发放。

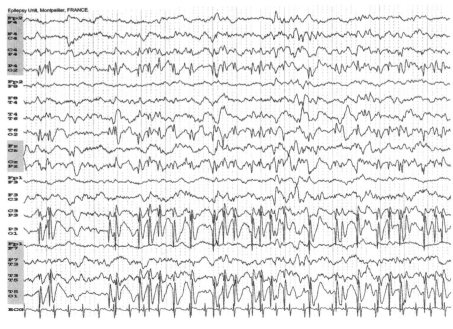

图a　记录速度15mm/s

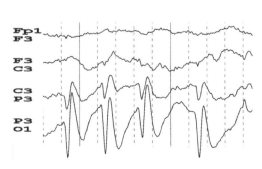

图b　左枕区棘慢波发放

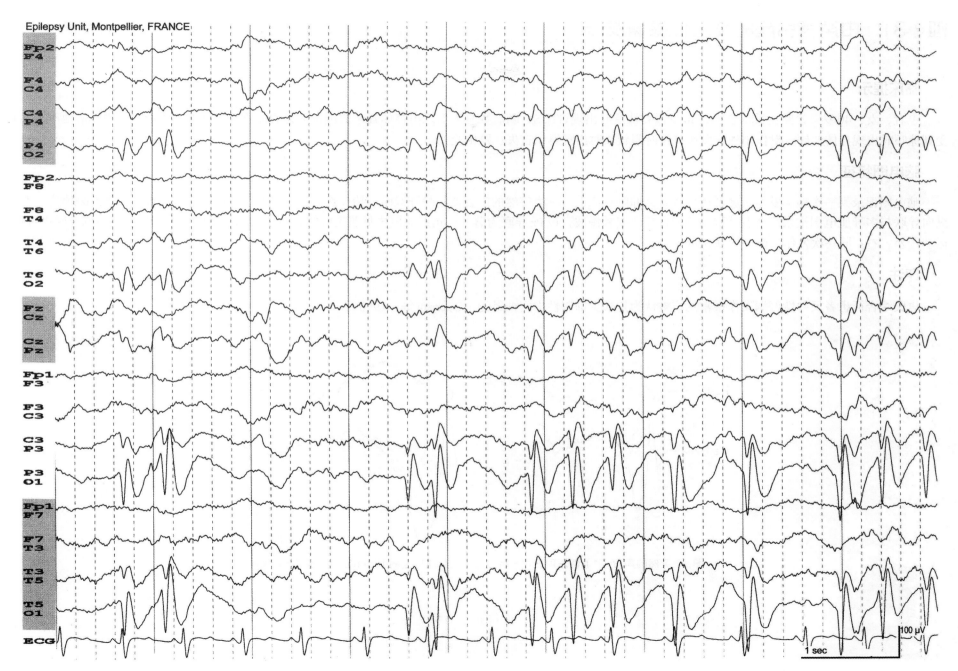

Epilepsy Unit, Montpellier, FRANCE

临床提示

患者，女，40岁。诊断唐氏综合征，30岁左右清醒时出现GTCS，随后数月内出现由突如其来的声音引起的惊吓反应（如电话铃响、物体落地声）。当受到惊吓时出现身体僵硬。发作剧烈或发作持续时间较长时出现意识丧失、跌倒受伤。

脑电图特征

脑电图记录到一次癫痫发作。患者休息状态，仰卧在床上。一个突然的声音使她睁开双眼，抬头然后突然坐起。癫痫发作时间很短，无意识障碍。左：纵向导联与多导肌电图记录。声音诱发出现1Hz高波幅棘慢波，以Pz导联为著。三角肌肌电未见肌肉收缩，由于头部运动出现一些伪差。心电导联也可见运动伪差。右：同一次发作，横向导联显示。

评注

唐氏综合征患者反射性癫痫发作很常见。被认为是缺少抑制性中间神经元（Guerrini等，1990）。

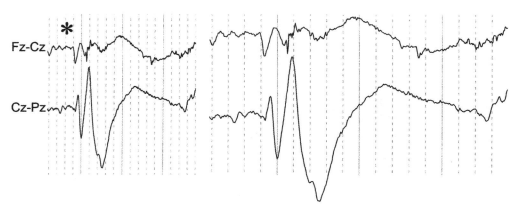

图a　突然的声音（＊）诱发顶区慢–棘慢波（记录速度左侧15mm/s、右侧30mm/s）

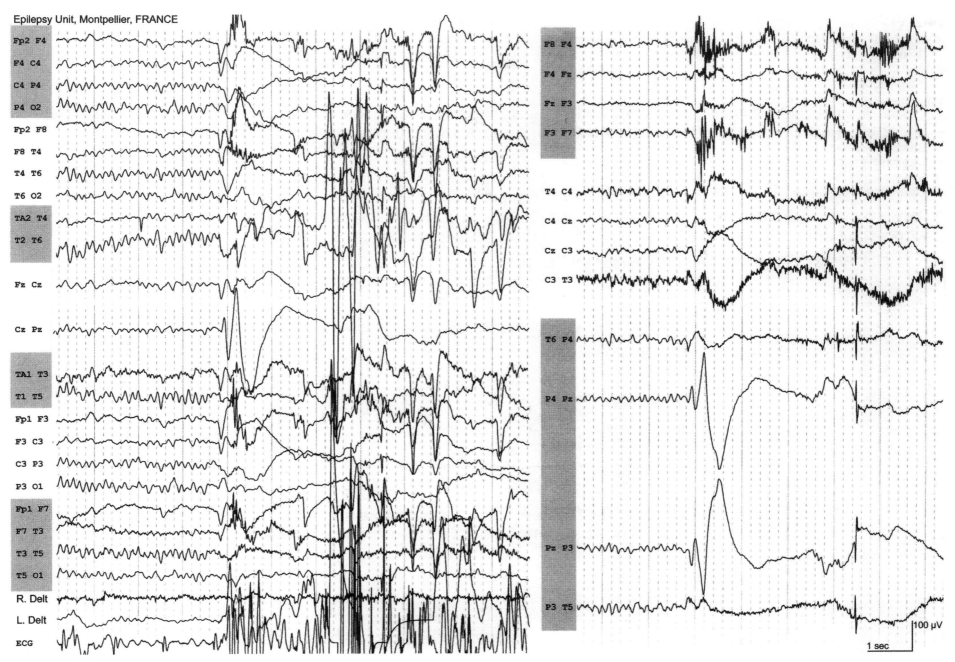

临床提示

患者，男，20岁。因第一次出现GTCS就诊。既往史无特殊。在阅读时出现下颌抽搐，下颌抽搐1～3次，患者停止阅读。就诊前几周他在读连环画时，由于坚持尝试地读一个单词而诱发下颌抽搐，醒来发现自己躺在地板上，肌肉酸痛，舌上有一处咬伤。也曾出现讲话诱发下颌抽搐。头MRI正常。

脑电图特征

清醒和睡眠期脑电图正常。患者进行了不同的阅读测试。患者默默地读着德语（一种他不懂的语言）的文章时出现咬肌阵挛。每次测试都在第一次出现肌阵挛时终止。A：弥漫性低波幅尖波。患者正在阅读，没有出现肌阵挛。B：出现一次肌阵挛，脑电图显示弥漫性低波幅棘慢波，以左侧为著。肌电图显示右侧咬肌肌电活动增强。为了区分棘慢波和肌阵挛产生的肌电伪差，顶区脑电识别非常关键，因为顶区无肌电伪差。C：另一次肌阵挛发作，右侧咬肌肌电活动更明显。脑电图可见广泛性低波幅棘慢波，以左侧为著。

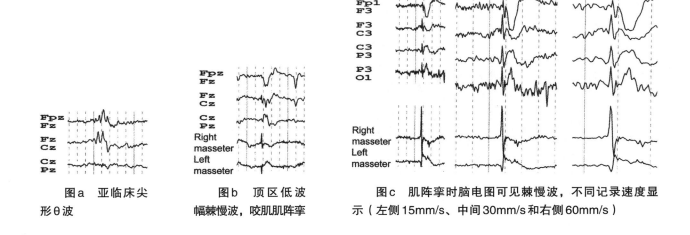

图a　亚临床尖形θ波

图b　顶区低波幅棘慢波，咬肌肌阵挛

图c　肌阵挛时脑电图可见棘慢波，不同记录速度显示（左侧15mm/s、中间30mm/s和右侧60mm/s）

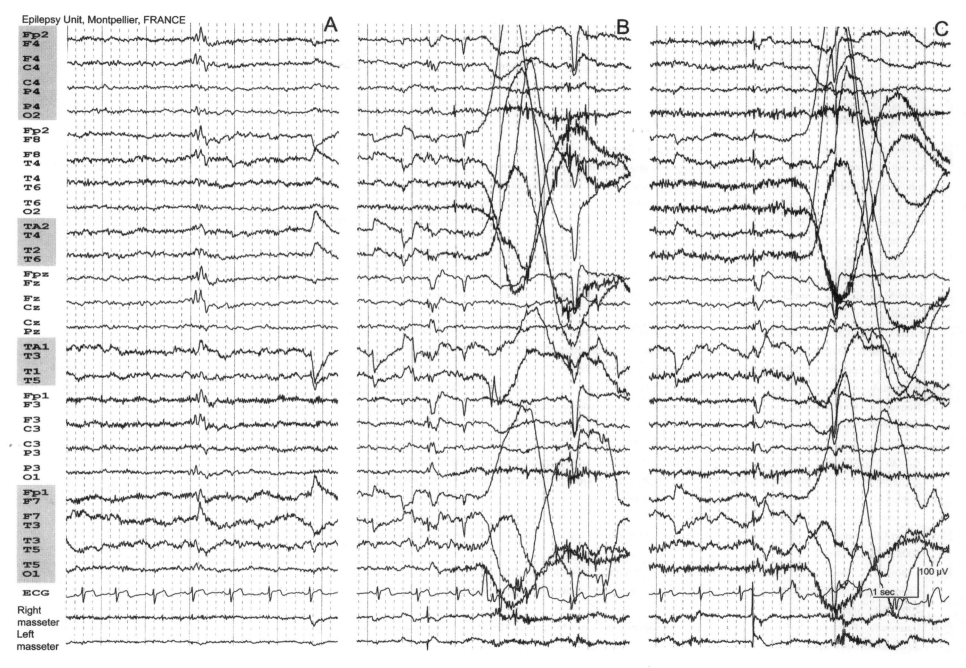

参 考 文 献

［1］ Agathonikou A，Panayiotopoulos CP，Giannakodimos S，Koutroumanidis M. Typical absence status in adults：diagnostic and syndromic considerations. *Epilepsia* 1998；39：1265-76.

［2］ Aicardi J，Ohtahara S. Severe neonatal epilepsies with suppression-burst pattern. In Roger J，Bureau M，Dravet C，Genton P，Tassinari CA，Wolf P（editors）. *Epileptic Syndromes in Infancy，Childhood and Adolescence（4th ed）*. Montrouge：John Libbey Eurotext Ltd，2005：pp. 39-50.

［3］ Aird RB，Gastaut Y. Occipital and posterior electroencephalographic rhythms. *Electroenceph Clin Neurophysiol* 1959；11：s637-56.

［4］ Alajouanine T，Gastaut H. Syncinésie-sursaut et sursaut épileptique déclenchés par des stimulations sensorielles et sensitives inattendues. I. Données anatomo-cliniques dans 15 cas. *Rev Neurol*（Paris）1955；93：29-41.

［5］ Baldy-Moulinier M，Touchon J，Billiard M，Carriere A，Besset A. Nocturnal sleep studies in the Lennox-Gastaut syndrome. In：Niedermeyer E，Degen R（editors）. *The Lennox-Gastaut Syndrome*. New York：Allan R. Liss. Inc，1988：pp. 243-60.

［6］ Baldy-Moulinier M，Crespel A. Differential aspects of sleep epilepsies and awakening epilepsies. In：Bazil CW，Malow BA，Sammaritano MR（editors）. *Sleep and Epilepsy：the clinical spectrum*. Amsterdam：Elsevier，2002：pp. 205-6.

［7］ Barcia G，Fleming MR，Deligniere A，et al. De novo gain-of-function KCNT1 channel mutations cause malignant migrating partial seizures of infancy. *Nat Genet* 2012；44：1255-9.

［8］ Beaumanoir A，Inderwildi B，Zagury S. Paroxysms EEG "non epileptiques". *Med. Hyg* 1981；39：1911-8.

［9］ Billiard M. Epilepsies and the sleep-wake cycle. In：Sterman MB，Shouse MN，Passouant P，（editors）. Sleep and Epilepsy. New York：Academic Press，1982：pp. 269-86.

［10］ Biraben A，Allain H，Scarabin JM，Schück S，Edan G. Exacerbation of juvenile myoclonic epilepsy with lamotrigine. *Neurology* 2000；55：1758.

［11］ Bonanni P，Gubernale M，Martinez F，et al. Non-convulsive status epilepticus of frontal origin in mucopolysaccharidosis type II successfully treated with ethosuximide. *Dev Med Child Neurol* 2012；54：961-4.

［12］ Brodie MJ. Modern management of juvenile myoclonic epilepsy. *Expert Rev Neurother* 2016；16：681-8.

［13］ Bureau M，Maton B. Valeur de l'EEG dans le pronostic précoce des épilepsies partielles non idiopathiques de l'enfant. In：Bureau M，Kahane P，Munari C（editors）. *Epilepsies partielles graves pharmacorésitantes de l'enfant：stratégie diagnostiques et traitements chirurgicaux*. Montrouge：John Libbey Eurotext，1998：pp. 67-78.

［14］ Bureau M，Tassinari CA. Myoclonic absences and absences with myoclonias. In：Bureau M，Genton P，Dravet C，Delgado-Escueta A，Tassinari CA，Thomas P，Wolf P（editors）. *Epileptic Syndromes in Infancy，Childhood and Adolescence（5th ed）*. Montrouge：John Libbey Eurotext Ltd，2012：pp. 297-304.

［15］ Butler CR，Zeman AZ. Recent insights into the impairment of memory in epilepsy：transient epileptic amnesia，accelerated long-term forgetting and remote memory impairment. *Brain* 2008；131：2243-63.

［16］ Capovilla G，Beccaria F. Benign partial epilepsy in infancy and early childhood with vertex spikes and waves during sleep：a new epileptic form. *Brain* Dev 2000；22：93-8.

［17］ Capovilla G，Mastrangelo M，Romeo A，Vigevano F. Recommendations for the management of "febrile seizures"：Ad Hoc Task Force of LICE Guidelines Commission. *Epilepsia* 2009；50（Suppl 1）：2-6.

［18］ Caumes R，Boespflug-Tanguy O，et al. Late onset epileptic spasms is frequent in MECP2 gene duplication：electroclinical features and long-term follow-up of 8 epilepsy patients. *Eur J Paediatr Neurol* 2014；18：475-81.

［19］Chaix Y，Daquin G，Monteiro F，Villeneuve N，Laguitton V，Genton P．Absence epilepsy with onset before age three years：a heterogeneous and often severe condition．*Epilepsia* 2003；44：944-49．

［20］Commission on classification and terminology of the international League Against Epilepsy：Proposal for revised classification of epilepsies and epileptic syndromes．Commissionon Classification and Terminology of the International League Against Epilepsy．*Epilepsia* 1989；30：389-99．

［21］Coppola G，Plouin P，Chiron C，Robain O，Dulac O．Migrating partial seizures in infancy：a malignant disorder with developmental arrest．*Epilepsia* 1995；36：1017-24．

［22］Crespel A，Baldy-Moulinier M，Coubes P．The relationship between sleep and epilepsy in frontaland temporal lobe epilepsies：practical and physiopathologic considerations．*Epilepsia* 1998；39：150-7．

［23］Crespel A，Coubes P，Baldy-Moulinier M．Sleep influence on seizures and epilepsy effects on sleep in partial frontal and temporal lobe epilepsies．*Clin Neurophysiol* 2000；111（Suppl 2）：54-9．

［24］Crespel A，Genton P，Berramdane M，et al．Lamotrigine associated with exacerbation or de novo myoclonus in idiopathic generalized epilepsies．*Neurology* 2005；65：762-4．

［25］Crespel A，Velizarova R，Genton P，Coubes P，Gélisse P．Wicket spikes misinterpreted as focal abnormalities in idiopathic generalized epilepsy with prescription of carbamazepine leading to paradoxical aggravation．*Neurophysiol Clin* 2009；39：139-42．

［26］Crespel A，Gélisse P，Reed RC，et al．Management of juvenile myoclonic epilepsy．*Epilepsy Behav* 2013；28（Suppl 1）：81-6．

［27］Crespel A，Gélisse P，Macorig G，Nikanorova M，Ferlazzo E，Genton P．The Lennox-Gastaut syndrome．In：Bureau M，Genton P，Dravet C，Delgado-Escueta AV，Guerrini R，Tassinari CA，Thomas P，Wolf P（editors）．*Epileptic Syndromes in Infancy，Childhood and Adolescence*（6ᵗʰ *ed*）．Montrouge：John Libbey Eurotext，2019：pp．189-218．

［28］De Simone R，Puig XS，Gélisse P，Crespel A，Genton P．Senile myoclonic epilepsy：delineation of a common condition associated with Alzheimer's disease in Down syndrome．*Seizure* 2010；19：383-9．

［29］Dehan M，Quillerou D，Navelet Y，et al．Les convulsions du cinquième jour de vie：un nouveau syndrome ?［Convulsions in the fifth day of life：a new syndrome?］．*Arch Fr Pediatr* 1977；34：730-42．

［30］Demirbilek V，Bureau M，Cokar O，Panayiotopoulos CP．Self-limited focal epilepsies in childhood．In：Bureau M，Genton P，Dravet C，Delgado-Escueta AV，Guerrini R，Tassinari CA，Thomas P，Wolf P（editors）．*Epileptic Syndromes in Infancy，Childhood and Adolescence*（6ᵗʰ *ed*）．Montrouge：John Libbey Eurotext，2019：pp．219-60．

［31］Dravet C．Les épilepsies graves de l'enfant．*Vie Med* 1978；8：543-8．

［32］Dravet C，Bureau M．L'épilepsie myoclonique bénigne du nourrisson．*Rev EEGNeurophysiol* 1981；11：438-44．

［33］Dravet C，Bureau M．Benign myoclonic epilepsy in infancy．In：Roger J，Bureau M，Dravet C，Genton P，Tassinari CA，Wolf P（editors）．*Epileptic Syndromes in Infancy，Childhood and Adolescence*（4ᵗʰ *ed*）．Montrouge：John Libbey Eurotext Ltd，2005：pp．77-88．

［34］Dravet C，Bureau M，Oguni H，Cokar O，Guerrini R．Dravet syndrome（Severe myoclonic epilepsy in infancy）．In：Bureau M，Genton P，Dravet C，Delgado-Escueta AV，Guerrini R，Tassinari CA，Thomas P，Wolf P（editors）．*Epileptic Syndromes in Infancy，Childhood and Adolescence*（6ᵗʰ *ed*）．Montrouge：John Libbey Eurotext，2019：pp．139-72．

［35］Dulac O，Tuxhorn I．Infantile spasms and West syndrome．In：Roger J，Bureau M，Dravet C，Genton P，Tassinari CA，Wolf P（eds）．*Epileptic Syndromes in Infancy，Childhood and Adolescence*（4ᵗʰ *ed*）．Montrouge：John Libbey Eurotext Ltd，2005：pp．53-72．

［36］Engel J Jr；International League Against Epilepsy（ILAE）．A proposed diagnostic scheme for people with epileptic seizures and with epilepsy：report of the ILAE Task Force on Classificationand Terminology．*Epilepsia* 2001；42：796-803．

［37］Ferlazzo E，Adjien CK，Guerrini R，et al．Lennox-Gastaut syndrome with late-onset and prominent reflex seizures in trisomy 21 patients．*Epilepsia* 2009；50：1587-95．

［38］Fernández-Torre JL，Kaplan PW．Development of permanent brain damage after subacute encephalopathy with seizures in alcoholics（SESA Syndrome）．*J Neurol Sci* 2019 23；399：186．

［39］Fernández-Torre JL，Kaplan PW．Subacute encephalopathy with seizures in alcoholics（SESA syndrome）revisited．*Seizure* 2014；23：393-6．

［40］Ferrie CD，De Marco P，Grunewald RA，Giannakodimos S，Panayiotopoulos CP. Video game induced seizures. *J Neurol Neurosurg Psychiatry* 1994；57：925-31.

［41］Flesler S，Sakr D，Cersósimo R，Caraballo R. Benign infantile focal epilepsy with midline spikes and waves during sleep：a new epileptic syndrome or a variant of benign focal epilepsy？ *Epileptic Disord* 2010；12：205-11.

［42］Fusco L，Chiron C，Trivisano M，Vigevano F，Chugani HT. Infantile spasms. In：Bureau M，Genton P，Dravet C，Delgado-Escueta AV，Guerrini R，Tassinari CA，Thomas P，Wolf P（editors）. *Epileptic Syndromes in Infancy，Childhood and Adolescence*（6th ed）. Montrouge：John Libbey Eurotext，2019：pp. 103-18.

［43］Gastaut H，Fischer-Williams M. The physiology of epileptic seizures. In Field J，Magoun HW，Hall VE（editors）. *Handbook of Physiology*. Baltimore：Williams and Wilkins，1959：pp. 329-64.

［44］Gastaut H，Poirier F，Payan H，Salomon G，Toga M，Vigoroux M. HHE syndrome：hemiconvulsions-hemiplegia-epilepsy. *Epilepsia* 1960；1：418-44.

［45］Gastaut H，Vigoroux M，Trevisan C，Regis H. Le syndrome "hémiconvulsion-hémiplégie-épilepsie"（syndrome HHE）. *Revue Neurologique*（Paris）1957；97：37-52.

［46］Gastaut H. A new type of epilepsy：benign partial epilepsy of child hood with occipital spike waves. *Clin Electroencephalogr* 1982；13：13-22.

［47］Gastaut H，Zifkin BG. Benign epilepsy of childhood with occipital spike and wave complexes. In：Andermann F，Lugaresi E（editors）. *Migraine and epilepsy*. Boston：Butterworths，1987：pp. 47-81.

［48］Geberhiwot T，Moro A，Dardis A，et al. ；International Niemann-Pick Disease Registry（INPDR）. Consensus clinical management guidelines for Niemann-Pick disease type C. *Orphanet J Rare Dis* 2018；13：50.

［49］Gélisse P，Genton P，Raybaud C，Thomas P，Dravet C. Structural brain lesions do not influence the prognosis of juvenile myoclonic epilepsy. *Acta Neurol Scand* 2000；102：188-91.

［50］Gélisse P，Malafosse A，Genton P，Thomas P，Moulard B，Baldy-Moulinier M. Aspects génétiquesde l'épilepsie myoclonique juvénile. Épilepsies 2001a；2：97-102.

［51］Gélisse P，Genton P，Thomas P，Rey M，Samuelian JC，Dravet C. Clinical factors of drug resistance in juvenile myoclonic epilepsy. *J Neurol Neurosurg Psychiatry* 2001b；70：240-3.

［52］Gélisse P，Corda D，Raybaud C，Bureau M，Dravet C，Genton P. Abnormal neuroimaging in patients with benign epilepsy with centrotemporal spikes. *Epilepsia* 2003a；44：372-8.

［53］Gélisse P，Thomas P，Padovani R，Hassan-Sebbag N，Pasquier J，Genton P. Ictal SPECT in a case of pure musicogenic epilepsy. *Epileptic Disord*，2003b；5：133-7.

［54］Gélisse P，Genton P，Kuate C，Pesenti A，Baldy-Moulinier M，Crespel A. Worsening of seizures by oxcarbazepine in juvenile idiopathic generalized epilepsies. *Epilepsia* 2004；45：1282-6.

［55］Gélisse P，Coubes P，Crespel A. Auras visuelles dans les épilepsies généralisées idiopathiques［Visual auras in idiopathic generalized epilepsy］. *Rev Neurol*（Paris）2008；164：258-63.

［56］Gélisse P，Serafini A，Velizarova R，Genton P，Crespel A. Temporal intermittent delta activity：a marker of juvenile absence epilepsy？ *Seizure* 2011；20：38-41.

［57］Gélisse P，Wolf P，Inoue Y. Juvenile absence epilepsy In：Bureau M，Genton P，Dravet Ch Delgado-Escueta A，Tassinari CA，Thomas P，Wolf P（editors）. *Epileptic Syndromes in Infancy，Childhood and Adolescence*（5th ed）. Montrouge：John Libbey Eurotext Ltd，2012：pp. 323-33.

［58］Gélisse P，Crespel A. Awake and sleep EEG. Activation procedure and artifacts. Atlas of Electroencephalography，volume 1（2nd edition）. *John Libbey Eurotext Ltd*，2017：406p.

［59］Gélisse P，Crespel A，Macorig G，Del Socorro Gonzalez Sanchez M，Thomas P，Genton P. Epilepsy with generalized tonic-clonic seizures alone. In：Bureau M，Genton P，Dravet C，Delgado-Escueta AV，Guerrini R，Tassinari CA，Thomas P，Wolf P（editors）. *Epileptic Syndromes in Infancy，Childhood and Adolescence*（6th ed）. Montrouge：John Libbey Eurotext，2019：inpress.

［60］Genton P，Maton B，Ogihara M，et al. Continuous focal spikes during REM sleep in a case of acquired aphasia（Landau-Kleffner syndrome）. *Sleep* 1992；15：454-60.

［61］Genton P，Paglia G. Épilepsie myoclonique sénile？ Myoclonies épileptiques d'apparition tardive dans le syndrome de Down. *Epilepsies*，1994；6：5-11.

［62］ Genton P，Puig XS，Tunon A，Lahoz C，Sanchez MDSG． Juvenile myoclonic epilepsy and related syndromes：clinical and neurophysiological aspects． In：Malafosse A，Genton P，HirschE，Marescaux C，Broglin D，Bernasconi R（editors）． *Idiopathic generalized epilepsies：clinical，experimental and genetic aspects*． London，UK：John Libbey and Company Ltd，1994：pp．253-65．

［63］ Genton P，Gonzalez Sanchez MS，Saltarelli A，Bureau M，C Dravet，Roger J． Misleading aspects of standard electro-encephalography in JME． *Neurophysiol Clin* 1995；25：283-90．

［64］ Genton P，Gélisse P，Thomas P． Juvenile myoclonic epilepsy today：current definitions and limits． In：Schmitz B，Sander T（editors）． *Juvenile Myoclonic Epilepsy：the Janz Syndrome*． Petersfield：Wrightson Biomedical Publishing，2000a：pp．11-32．

［65］ Genton P，Gélisse P，Thomas P，Dravet C． Do carbamazepine and phenytoin aggravate juvenile myoclonic epilepsy? *Neurology* 2000b；55：1106-9．

［66］ Genton P，Gélisse P． Premature death in Juvenile Myoclonic Epilepsy． *Acta Neurol Scand* 2001；104：125-9．

［67］ Genton P，Ferlazzo E，Thomas P． Absence status epilepsy：delineation of a distinct idiopathic generalized epilepsy syndrome． *Epilepsia* 2008；49：642-9．

［68］ Genton P，Thomas P，Kasteleijn-Nolst Trenité DG，Medina MT，Salas-Puig J． Clinical aspects of juvenile myoclonic epilepsy． *Epilepsy Behav* 2013；28：S8-14．

［69］ Genton P，Thomas P，Gélisse P，Serafini A，Medina MT，Yacubian EM． Juvenile myoclonic epilepsy In：Bureau M，Genton P，Dravet C，Delgado-Escueta AV，Guerrini R，Tassinari CA，Thomas P，Wolf P（editors）． *Epileptic Syndromes in Infancy，Childhood and Adolescence*（6th *ed*）． Montrouge：John Libbey Eurotext，2019：pp．329-56．

［70］ Genton P，Marini C，Bahi-Buisson N，Kaminska A，Elia M，Gobbi G． Epilepsies and chromosomal disorders． In：Bureau M，Genton P，Dravet C，Delgado-Escueta AV，Guerrini R，Tassinari CA，Thomas P，Wolf P（editors）． *Epileptic Syndromes in Infancy，Childhood and Adolescence*（6th *ed*）．

［71］ Montrouge：John Libbey Eurotext，2019：pp．537-70．

［72］ Guerrini R，Genton P，Bureau M，Dravet C，Roger J． Reflex seizures are frequent in patients with Down syndrome and epilepsy． *Epilepsia* 1990；31：406-17．

［73］ Guerrini R，Dravet C，Genton P，Bureau M，Bonanni P，Ferrari AR，Roger J． Idiopathic photosensitive occipital lobe epilepsy． *Epilepsia* 1995；36：883-91．

［74］ Guerrini R，De Lorey TM，Bonanni P，et al． Cortical myoclonus in Angelman syndrome． *AnnNeurol* 1996；40：39-48．

［75］ Guye M，Bartolomei F，Gastaut JL，Chauvel P，Dravet C． Absence epilepsy with fast rhythmic discharges during sleep：an intermediary form of generalized epilepsy? *Epilepsia* 2001；42：351-6．

［76］ Hirsch E，Marescaux C，Maquet P，et al． Landau-Kleffner syndrome：a clinical and EEG study offive cases． *Epilepsia*，1990：31：756-67．

［77］ Hrachovy RA，Frost JD Jr，Kellaway P． Hypsarrhythmia：variations on the theme． *Epilepsia* 1984；25：317-25．

［78］ Inoue Y，Seino M，Tanaka M，Kubota H，Yamakaku K，Yagi K． Epilepsy with praxis-induced epilepsy． In：Wolf P（editor）． *Epileptic seizures and syndromes*． London：John Libbey，1994：pp．81-91．

［79］ Inoue Y，Fujiwara T，Matsuda K，et al． Ring chromosome 20 and non convulsive status epilepticus． A new epileptic syndrome． Brain 1997；120：939-53． Inoue Y，Wolf P． Complex reflex epilepsies． In：Bureau M，Genton P，Dravet C，Delgado-Escueta AV，Guerrini R，Tassinari CA，Thomas P，Wolf P（editors）． *Epileptic Syndromes in Infancy，Childhood and Adolescence*（6th *ed*）． Montrouge：John Libbey Eurotext，2019：pp．521-36．

［80］ Ishii A，Kang JQ，Schornak CC，et al． A de novo missense mutation of GABRB2 causes early myoclonic encephalopathy． *J Med Genet* 2017；54：202-11．

［81］ Isnard J，Guenot M，Sindou M，Mauguiere F． Clinical manifestations of insular lobe seizures：a stereo-electroencephalographic study． *Epilepsia* 2004；45：1079-90． Janz D． Aufwach-Epilepsien． Arch Psychiat Nervenkrh 1953；191：73-98．

［82］ Janz D． The grand mal epilepsies and the sleeping-waking cycle． *Epilepsia* 1962；3：69-109．

［83］ Janz D． Epilepsy and the sleep waking cycle． In：Vinken PJ，Bruyn GW（editors）． *Handbook of Clinical Neurology vol 15*． Amsterdam：North Holland Publishing CO，1974：pp．457-90．

［84］ Janz D，Wolf P． Epilepsy with Grand Mal on Awakening． In Engel J，Pedley TA（editors）． *Epilepsy：A Comprehensive Texbook*． Philadelphia：Lippincott-Raven Publishers，

1997：pp. 2347-54.

［85］Jeavons PM. Nosological problems of myoclonic epilepsies in childhood and adolescence. *Dev Med Child Neurol* 1977；19：3-8.

［86］Jiménez-Arredondo RE，Brambila-Tapia AJ，et al. Association between brain structural anomalies，electroencephalogram and history of seizures in Mucopolysaccharidosis type II（Hunter syndrome）. *Neurol Sci* 2017；38：445-50.

［87］Kaminska A，Ickowicz A，Plouin P，Bru MF，Dellatolas G，Dulac O. Delineation of cryptogenic Lennox-Gastaut syndrome and myoclonic astatic epilepsy using multiple correspondence analysis. *Epilepsy Res* 1999；36：15-29.

［88］Kasteleijn-Nolst Trenite DG，Guerrini R，Binnie CD，Genton P. Visual sensitivity and epilepsy：a proposed terminology and classification for clinical and EEG phenomenology. *Epilepsia* 2001；42：692-701.

［89］Koutroumadis M. The Role of the EEG in the Diagnosis and Classification of the Epilepsy Syndromes. *A Tool for Clinical Practice by the ILAE Neurophysiology Task Force*. Montrouge：John Libbey Eurotext Ltd，2018：256p.

［90］Lancman ME，Asconapé JJ，Penry JK. Clinical and EEG asymmetries in juvenile myoclonic epilepsy. *Epilepsia* 1994；35：302-6.

［91］Lesca G，Rudolf G，Bruneau N，et al. GRIN2A mutations in acquired epileptic aphasia and related childhood focal epilepsies and encephalopathies with speech and language dysfunction. *Nat Genet* 2013；45：1061-6.

［92］Loiseau P，Panayiotopoulos CP，Hirsch E. Childhood absence epilepsy and related syndromes. In：Roger J，Bureau M，Dravet C，Genton P，Tassinari CA，Wolf P（editors）. *Epileptic Syndromes in Infancy，Childhood and Adolescence*（3th ed）. Eastleigh：John Libbey & Co Ltd，2002：pp. 285-303.

［93］Lombroso CT，Fejerman N. Benign myoclonus of early infancy. *Ann Neurol* 1977；1：138-43.

［94］Marini C，Darra F，Specchio N，et al. Focal seizures with affective symptoms are a major feature of PCDH19 gene-related epilepsy. *Epilepsia* 2012；53：2111-9.

［95］McTague A，Appleton R，Avula S，et al. Migrating partial seizures of infancy：expansion of the electroclinical，radiological and pathological disease spectrum. *Brain* 2013；136：1578-91

［96］Medina MT，Genton P，Bureau M，Hisrch E，Gélisse P，Wolf P，Tassinari CA. Absence epilepsies. In：Bureau M，Genton P，Dravet C，Delgado-Escueta AV，Guerrini R，Tassinari CA，Thomas P，Wolf P（editors）. *Epileptic Syndromes in Infancy，Childhood and Adolescence*（6th ed）. Montrouge：John Libbey Eurotext，2019：pp. 285-320.

［97］Miano S，Bruni O，Leuzzi V，Elia M，Verrillo E，Ferri R. Sleep polygraphy in Angelman syndrome. *Clin Neurophysiol* 2004；115：938-45.

［98］Michelucci R，Rubboli G，Passarelli D，et al. Electroclinical features of idiopathic generalised epilepsy with persisting absences in adult life. *J Neurol Neurosurg Psychiatry* 1996；61：471-77.

［99］Mirzaa GM，Conti V，Timms AE，et al. Characterisation of mutations of the phosphoinositide-3-kinase regulatory subunit，PIK3R2，in perisylvian polymicrogyria：a next-generation sequencing study. *Lancet Neurol* 2015；14：1182-95.

［100］Mizrahi EM，Milh M. Early severe neonatal and infantile epilepsies. In：Bureau M，Genton P，Dravet C，Delgado-Escueta AV，Guerrini R，Tassinari CA，Thomas P，Wolf P（editors）. *Epileptic Syndromes in Infancy，Childhood and Adolescence*（6th ed）. Montrouge：John LibbeyEurotext，2019：pp. 91-102.

［101］Möller JC，Hamer HM，Oertel WH，Rosenow F. Late-onset myoclonic epilepsy in Down'ssyndrome（LOMEDS）. *Seizure* 2001；10：303-6.

［102］Mosbah A，Tramoni E，Guedj E，et al. Clinical，neuropsychological，and metabolic characteristics of transient epileptic amnesia syndrome. *Epilepsia* 2014；55：699-706.

［103］Niedermeyer E，Freund G，Krumholz A. Subacute encephalopathy with seizures in alcoholics：a clinical-electroencephalographic study. *Clin Electroencephalogr* 1981；12：113-29. Nita DA，Mole SE，Minassian BA. Neuronal ceroid lipofuscinoses. *Epileptic Disord* 2016；18（S2）：73-88.

［104］Oğuz-Akarsu E，Aydin-Özemir Z，Bebek N，Gürses C，Gökyiğ it A，Baykan B. Status epilepticus in patients with juvenile myoclonic epilepsy：Frequency，precipitating factors and outcome. *Epilepsy Behav* 2016；64：127-32.

［105］Okazaki T，Saito Y，Hiraiwa R，et al. Pharmacoresistant epileptic eyelid twitching in a child with a mutation in SYNGAP1. *Epileptic Disord* 2017；19：339-44.

［106］Oliver KL, Franceschetti S, Milligan CJ. Myoclonus epilepsy and ataxia due to KCNC1 mutation: Analysis of 20 cases and K+ channel properties. *Ann Neurol* 2017; 81: 677-89.

［107］EEG Panayiotopoulos CP. Benign Nocturnal Childhood Occipital Epilepsy: A New Syndrome with Nocturnal Seizures, Tonic Deviation of the Eyes, and Vomiting. *J Child Neurol* 1989; 4: 43-9.

［108］Panayiotopoulos CP, Tahan R, Obeid T. Juvenile myoclonic epilepsy: factors of error involved in the diagnosis and treatment. *Epilepsia* 1991; 32: 672-6.

［109］Panayiotopoulos CP, Ferrie CD, Giannakodimos S, et al. Perioral myoclonia with absences: a new syndrome. In: Wolf P (editor). *Epileptic seizures and syndromes*. London: John Libbey &Company Ltd., 1994: pp. 143-53.

［110］Panayiotopoulos CP, Koutroumanidis M, Giannakodimos S, Agathonikou A. Idiopathic generalised epilepsy in adults manifested by phantom absences, generalised tonic-clonic seizures, and frequent absence status. *J Neurol Neurosurg Psychiatry* 1997; 63: 622-7.

［111］Panayiotopoulos CP. Syndromes of idiopathic generalized epilepsies not recognized by the International League Against Epilepsy. *Epilepsia* 2005; 46 (Suppl 9): 57-66.

［112］Panayiotopoulos CP. *A Clinical Guide to Epileptic Syndromes and their Treatment. Revised second edition.* Springer Healthcare Ltd, 2010: 654p.

［113］Passouant P, Besset A, Carriere A, Billiard M. Night sleep and generalized epilepsies. In: Levin P, Koella WP (editors). *Sleep*. Basel: Karger, 1974: pp. 185-6.

［114］Patry G, Lyagoubi S, Tassinari CA. Subclinical electrical status epilepticus induced by sleep in children. *Arch Neuro* 1971; 24: 242-52.

［115］Plouin P, Anderson E. Benign familial and non-familial neonatal seizures. In: Bureau M, Genton P, Dravet Ch, Delgado-Escueta A, Tassinari CA, Thomas P, Wolf P (editors). *Epileptic Syndromes in Infancy, Childhood and Adolescence* (5th ed). Montrouge: John Libbey Eurotext Ltd, 2012: pp. 77-88.

［116］Porciatti V, Bonanni P, Fiorentini A, Guerrini R. Lack of cortical contrast gain control in human photosensitive epilepsy. Nat Neurosci 2000; 3: 259-63. Porter RJ, Penry JK. Petit mal status. *Adv Neurol* 1983; 34: 61-7.

［117］Reijnders MRF, Janowski R, Alvi M, et al. PURA syndrome: clinical delineation and genotype-phenotype study in 32 individuals with review of published literature. *J Med Genet* 2018; 55: 104-13.

［118］Sammaritano MR. Focal epilepsy and sleep. In: Dinner DS, Lüders HO (editors). Epilepsy andSleep. *Physiological and clinical relationships*. San Diego: Academic Press, 2001: pp. 85-100.

［119］Scheffer IE, Berkovic S, Capovilla G, et al. ILAE classification of the epilepsies: Position paper of the ILAE Commission for Classification and Terminology. *Epilepsia* 2017; 58: 512-21.

［120］Schubert J, Paravidino R, Becker F, et al. PRRT2 mutations are the major cause of benign familial infantile seizures. *Hum Mutat* 2012; 33: 1439-43.

［121］Serafini A, Rubboli G, Gigli GL, Koutroumanidis M, Gélisse P. Neurophysiology of juvenile myoclonic epilepsy. *Epilepsy Behav* 2013; 28 (Suppl 1): 30-9.

［122］Shimojima K, Isidor B, Le Caignec C, et al. A new microdeletion syndrome of 5q31. 3characterized by severe developmental delays, distinctive facial features, and delayed myelination. *Am J Med Genet* 2011; 155: 732-6.

［123］Tassinari CA,Cantalupo G,Dalla Bernardina B,et al. Encephalopathy related to status epilepticus during slow sleep(ESES)including Landau-Kleffner syndrome In: Bureau M,Genton P, Dravet C, Delgado-Escueta AV, Guerrini R, Tassinari CA, Thomas P, Wolf P (editors). *Epileptic Syndromes in Infancy, Childhood and Adolescence* (6th ed). Montrouge: John Libbey Eurotext, 2019: pp. 261-84.

［124］Tassinari CA,Lyagoubi S,Santos V,et al. Etude des décharges de pointes ondes chez l'homme. II. Les aspects cliniques et electroencephalographiques des absences myocloniques. ［Study on spike and wave discharges in man. II. Clinical and electroencephalographic aspects of myoclonic absences］. *Rev Neurol* (Paris) 1969; 121: 379-83.

［125］Tatum WO, Passaro EA, Elia M, Guerrini R, Gieron M, Genton P. Seizures in Klinefelter's syndrome. *Pediatr Neurol* 1998; 19: 275-8.

［126］Thomas P, Beaumanoir A, Genton P, Dolisi C, Chatel M. 'De novo' absence status of late onset: report of 11 cases. *Neurology* 1992; 42: 104-10.

［127］Thomas P, Valton L, Genton P. Absence and myoclonic status epilepticus precipitated by antiepileptic drugs in idiopathic generalized epilepsy. *Brain* 2006; 129: 1281-92.

［128］Touchon J, Besset A, Baldy-Moulinier M, Billiard M, Uziel A, Passouant P. Aspects électrophysiologiques de l'épilepsie éthylique ［Electrophysiological aspects of alcoholic epilepsy]. *Rev Electroencephalogr Neurophysiol Clin* 1981；11：514-9.

[129] Touchon J. Effect of awakening on epileptic activity in primary generalized myoclonic epilepsy. In：Sterman MB，Shouse MN，Passouant P（editors）. *Sleep and Epilepsy*. New York：Academic Press，1982：pp. 239-47.

[130] Trivisano M，Pietrafusa N，Terracciano A，et al. Defining the electroclinical phenotype andoutcome of PCDH19-related epilepsy：A multicenter study. *Epilepsia*. 2018；59：2260-71.

[131] Velizarova R，Crespel A，Genton P，Serafini A，Gélisse P. Zonisamide for refractory juvenile absence epilepsy. Epilepsy Res 2014；108：1263-6. Vigevano F，Fusco L，Di Capua M，Ricci S，Sebastianelli R，Lucchini P. Benign infantile familial convulsions. *Eur J Pediatr* 1992；151：608-12.

[132] Vigevano F，De Liso P，Bureau M，Plouin P，Neubauer BA，Trivisano M. Benign neonatal and infantile seizures and epilepsies. In：Bureau M，Genton P，Dravet C，Delgado-Escueta AV，Guerrini R，Tassinari CA，Thomas P，Wolf P（editors）. *Epileptic Syndromes in Infancy*，*Childhood and Adolescence*（6th ed）. Montrouge：John Libbey Eurotext，2019：pp. 79-90.

[133] Wang D，Pascual JM，De Vivo D. Glucose Transporter Type 1 Deficiency Syndrome. 2002 Jul 30［updated 2018 Mar 1］. In：Adam MP，Ardinger HH，Pagon RA，Wallace SE，Bean LJH，Stephens K，Amemiya A（editors）. GeneReviews®［Internet］. Seattle（WA）：University of Washington，Seattle：pp. 1993-2019. Watanabe K，Negoro T，Aso K. Benign partial epilepsy with secondarily generalized seizures in infancy. Epilepsia 1993；34：635-38.

[134] Watanabe K，Yamamoto N，Negoro T，Takaesu E，Aso K，Furune S，Takahashi I. Benign complex partial epilepsies in infancy. *Pediatr Neurol* 1987；3：208-11.

[135] Wirrell EC，Laux L，Donner E，Jette N，Knupp K，Meskis MA，Miller I，Sullivan J，Welborn M，Berg AT. Optimizing the Diagnosis and Management of Dravet Syndrome：Recommendations From a North American Consensus Panel. *Pediatr Neurol* 2017；68：18-34. e3.

[136] Wolf P，Mayer T. Juvenile myoclonic epilepsy：a syndrome challenging syndromic concepts? In：Schmitz B，Sander T（editors）. *Juvenile Myoclonic Epilepsy：the Janz Syndrome*. Petersfield：Wrightson Biomedical Publishing，2000：pp. 33-9.

索　引